PROTOCOLOS CLÍNICOS EM URGÊNCIAS ODONTOLÓGICAS

PROTOCOLOS CLÍNICOS EM URGÊNCIAS ODONTOLÓGICAS

EDITOR

Antonio Miranda da Cruz Filho

MANOLE

Produção editorial: Sônia Midori Fujiyoshi e Soares Gestão Editorial
Projeto gráfico: Editora Manole
Diagramação: Luargraf Serviços Gráficos Ltda.
Ilustrações: Design Office Edição Ltda. e Luargraf Serviços Gráficos Ltda.
Imagens do miolo: gentilmente cedidas pelos autores
Capa: Plinio Ricca
Imagem da capa: istockphoto.com

CIP-BRASIL. CATALOGAÇÃO NA PUBLICAÇÃO
SINDICATO NACIONAL DOS EDITORES DE LIVROS, RJ

P96
Protocolos clínicos em urgências odontológicas / Antonio Miranda da Cruz Filho ...
[et al.] – 1. ed. – Santana de Parnaíba [SP] : Manole, 2021.
192 p. : il. ; 24 cm.

Inclui bibliografia e índice
ISBN 9786555761245

1. Odontologia. 2. Emergências odontológicas. 3. Emergências médicas.
I. Cruz Filho, Antonio Miranda da. II. Título.

21-71698 CDD: 617.026
CDU: 616.314-083.98

Leandra Felix da Cruz Candido – Bibliotecária – CRB-7/6135

Edição – 2021

Editora Manole Ltda.
Alameda América, 876 – Tamboré
Santana de Parnaíba
06543-315 – SP – Brasil
Tel.: (11) 4196-6000
www.manole.com.br
https://atendimento.manole.com.br/

Impresso no Brasil
Printed in Brazil

Sobre os autores

Antonio Miranda da Cruz Filho

Professor-associado do Departamento de Odontologia Restauradora da Faculdade de Odontologia de Ribeirão Preto da Universidade de São Paulo – FORP-USP. Mestre, doutor e livre-docente em Endodontia pela FORP-USP, especialista em Endodontia pela AORP. Responsável pela disciplina de Urgências em Odontologia da FORP-USP. Coordenador do programa de pós-graduação do Departamento de Odontologia Restauradora da FORP-USP. Professor do curso de especialização em Endodontia da FUNORP.

César Bataglion

Professor-associado do Departamento de Odontologia Restauradora da Faculdade de Odontologia de Ribeirão Preto da Universidade de São Paulo – FORP-USP. Especialista em Prótese Dentária e DTM e Dor Orofacial. Professor responsável pelas disciplinas de Oclusão e DTM e Dor Orofacial da FORP-USP. Professor do programa de pós-graduação do Departamento de Odontologia Restauradora da FORP-USP. Professor responsável pelo Atendimento de Extensão: DTM e Dor Orofacial da FORP-USP.

Daniela Bazan Palioto Bulle

Professora-associada do Departamento de Cirurgia e Traumatologia Bucomaxilofacial e Periodontia da Faculdade de Odontologia de Ribeirão Preto da Universidade de São Paulo – FORP-USP. Mestre, doutora em Periodontia (FOP-UNICAMP) e pós-doutora em Periodontia (UPENN).

Flávia Aparecida Chaves Furlaneto Messora

Professora doutora do Departamento de Cirurgia e Traumatologia Bucomaxilofacial e Periodontia da Faculdade de Odontologia de Ribeirão Preto da Universidade de São Paulo – FORP-USP. Especialista em Periodontia (ABO/MS), mestre, doutora em Periodontia (FOA-Unesp), *visiting scholar* da University of Texas Houston Dental Branch e pós-doutora em Periodontia (FORP-USP).

Jardel Francisco Mazzi Chaves

Professor doutor do Departamento de Odontologia Restauradora da Faculdade de Odontologia de Ribeirão Preto da Universidade de São Paulo – FORP-USP. Mestre, doutor e especialista em Endodontia pela FORP-USP.

Manoel Damião de Sousa Neto

Professor titular do Departamento de Odontologia Restauradora da Faculdade de Odontologia de Ribeirão Preto da Universidade de São Paulo – FORP-USP. Mestre, doutor e livre-docente em Endodontia pela FORP-USP. Coordenador do curso de especialização em Endodontia da Fundação Odontológica de Ribeirão Preto – USP. Coordenador adjunto da área de Odontologia junto à Capes (2018-2021). Editor do *Brazilian Dental Journal*. Bolsista de produtividade em pesquisa do CNPq – 1ª.

Mariza Akemi Matsumoto

Doutora em Patologia Bucal pela Faculdade de Odontologia de Bauru da Universidade de São Paulo (FOB/USP). Professora do curso de Odontologia e do programa de pós-graduação em Odontologia da Faculdade de Odontologia de Araçatuba (FOA/Unesp).

Michel Reis Messora

Professor-associado do Departamento de Cirurgia e Traumatologia Bucomaxilofacial e Periodontia da Faculdade de Odontologia de Ribeirão Preto da Universidade de São Paulo – FORP-USP. Mestre e doutor em Periodontia (FOA-Unesp). Pós-doutorado em Periodontia (FORP/USP).

Nataira Regina Momesso

Doutoranda em Cirurgia e Traumatologia Bucomaxilofacial da Faculdade de Odontologia de Araçatuba (FOA/Unesp). Professora dos cursos de especialização em Implantodontia da Sociedade de Promoção Social do Fissurado Lábio Palatal (PROFIS) e da Associação Paulista dos Cirurgiões-Dentistas (APCD – Bauru).

Orlando Aguirre Guedes

Professor doutor do Centro Universitário de Anápolis – UniEvangélica. Mestre pela Faculdade de Odontologia da Universidade Federal de Uberlândia. Doutor em Ciências da Saúde pela Faculdade de Medicina da Universidade Federal de Goiás. Especialista em Endodontia pela Associação Brasileira de Odontologia (ABO) – Secção Goiás, GO, Brasil.

Paulo Domingos Ribeiro-Junior

Doutor em Cirurgia e Traumatologia Bucomaxilofacial pela Faculdade de Odontologia de Araçatuba (FOA/Unesp). Coordenador dos cursos de especialização em Implantodontia da Sociedade de Promoção Social do Fissurado Lábio Palatal (PROFIS) e da Associação Paulista dos Cirurgiões-Dentistas (APCD – Bauru).

Ricardo Gariba Silva

Professor titular do Departamento de Odontologia Restauradora da Faculdade de Odontologia de Ribeirão Preto da Universidade de São Paulo – FORP-USP. Mestre, doutor em Reabilitação Oral (FORP-USP) e professor do programa de pós-graduação do Departamento de Odontologia Restauradora da FORP-USP. Professor do curso de especialização em Endodontia da FUNORP.

Ricardo Novak Savioli

Professor doutor do Departamento de Odontologia Restauradora da Faculdade de Odontologia de Ribeirão Preto da Universidade de São Paulo – FORP-USP. Mestre e doutor em Reabilitação Oral pela FORP-USP.

Yasmin Simões Dal'Acqua

Especialização em Periodontia (AORP) e mestrado em Periodontia pela Faculdade de Odontologia de Ribeirão Preto da Universidade de São Paulo – FORP/USP. Doutorando do programa de pós-graduação do Departamento de Cirurgia e Traumatologia Bucomaxilofacial e Periodontia da FORP-USP.

Dedicatória

A vida universitária é um caminho estreito, pavimentado com muito estudo, dedicação e perseverança. As constantes encruzilhadas durante a trajetória são dotadas de atalhos fáceis e rápidos para o comodismo. A persistência rumo aos nossos objetivos, vez ou outra, requer amparo, incentivo e compreensão daqueles que nos são próximos. Esta obra é dedicada à minha esposa, Cristiane, às minhas filhas, Roberta e Eduarda, e à minha enteada, Caroline, por todo o apoio incondicional.

Agradecimento

Agradeço humildemente aos autores colaboradores desta obra, ao mestre e amigo Dr. Jesus Djalma Pécora, à equipe de Endodontia da Faculdade de Odontologia da FORP-USP e sobretudo a Deus.

Sumário

Prefácio

As urgências odontológicas são situações bastante comuns no consultório dentário e caracterizam-se por apresentar circunstâncias imprevistas com necessidade de intervenção imediata. Diferente dos casos de emergência, os de urgência não apresentam risco iminente à vida do paciente. Ocorrem mais frequentemente em pessoas que não frequentam regularmente o cirurgião-dentista, mas podem surgir também durante ou após o tratamento odontológico.

O atendimento de urgência tem como principal objetivo promover o alívio da sintomatologia dolorosa decorrente das doenças inflamatórias e/ou infecciosas, bem como remediar as situações que comprometem a estética bucal.

Pacientes com quadro de dor aguda geralmente se encontram impossibilitados de desenvolver suas atividades rotineiras habituais, associado à dificuldade de raciocínio e à alteração do estado emocional. O diagnóstico preciso e o tratamento adequado e imediato devem ser realizados no sentido de melhorar a qualidade de vida e o restabelecimento do convívio social e familiar do paciente.

Importante que o clínico saiba diferenciar e tratar as patologias de origem dental, bem como as não odontogênicas. Conhecer os sinais e sintomas das principais afecções bucais agudas facilita sobremaneira a realização do diagnóstico e viabiliza o atendimento imediato. O propósito deste manual é abordar de forma clara e objetiva as características das principais afecções odontogênicas e não odontogênicas agudas e orientar na obtenção do diagnóstico. Encontram-se aqui sugestões de protocolos clínicos, descritos passo a passo, associados à terapêutica medicamentosa coadjuvante. As doenças agudas mais prevalentes na clínica diária relacionadas às áreas de Endodontia, Periodontia, Cirurgia e Disfunção Temporomandibular foram aqui descritas por especialistas experientes. Pretendemos, dessa forma, colaborar na formação e no aprendizado do graduando em Odontologia, bem como na atualização do cirurgião-dentista.

1

Dados para o diagnóstico

Antonio Miranda da Cruz Filho

INTRODUÇÃO

Neste capítulo iremos ressaltar a importância da anamnese e dos testes diagnósticos para o planejamento do tratamento imediato. Para obtenção do diagnóstico é necessário que o profissional saiba executar corretamente os testes preliminares e ponha em prática sua capacidade de observação. Além disso, o cirurgião-dentista deve conhecer as características básicas das enfermidades bucais. Por mais que determinados casos pareçam fáceis de serem resolvidos, na maioria das vezes, estabelecer o diagnóstico clínico correto é algo bastante árduo. O desfecho torna-se ainda mais complicado diante de pacientes com dores difusa ou reflexa e desordens neurológicas. Independentemente da situação, o diagnóstico é o pré-requisito essencial e indispensável para a realização do tratamento.

> "Se o diagnóstico não puder ser feito ou a causa não puder ser determinada, o tratamento não deve ser iniciado.[1]"
>
> (Hargreaves e Berman, 2017)

Casos de urgência, basicamente, estão vinculados a pacientes com dor. As dores apresentam causas bastante variadas, podendo ser odontogênicas ou não odontogênicas. No entanto, é bastante comum o paciente associar a sensação dolorosa a "problemas no canal". De certa forma, essa hipótese, ainda que aleatória, tem grande possibilidade de ocorrer. Oitenta e cinco por cento dos casos de urgência que apresentam sintomatologia dolorosa são decorrentes das pulpopatias ou periapicopatias.[2,3]

O sucesso para o desfecho do diagnóstico e a segurança na realização do tratamento está atrelado à minuciosa anamnese e obediência à sequência de testes diagnósticos. Essa etapa compreende a interpretação adequada da queixa principal do paciente, atenção à história médica, exame clínico detalhado, correlação dos testes diagnósticos com os sinais e sintomas das doenças bucais e análise do exame radiográfico complementar.

QUEIXA PRINCIPAL DO PACIENTE

Nos casos de urgências odontológicas a queixa principal recai, principalmente, sobre a sintomatologia dolorosa. A dor é uma experiência subjetiva e individual, dessa forma, a interpelação do paciente deve ser clara, com perguntas objetivas e de fácil interpretação, para maior compreensão das suas sensações. Deve-se ressaltar que um paciente com dor em geral apresenta-se bastante ansioso e abalado emocionalmente, podendo fornecer informações incorretas. Dessa forma, é fundamental saber escutar o paciente e "filtrar" as informações.

A história pregressa até o momento das condições atuais é importante para o entendimento e identificação das possíveis causas da dor. É relevante, também, reconhecer as características da sensação dolorosa (Quadro 1), especialmente para o diagnóstico das afecções de origem endodôntica, como veremos nos capítulos mais adiante. Simplesmente o paciente relatar que o dente ou região encontram-se doloridos é muito subjetivo e de pouca contribuição para se estabelecer o diagnóstico. A diferenciação entre as doenças que acometem o tecido pulpar ocorre essencialmente por meio da particularidade da sensação dolorosa. Por exemplo, a hiperemia da polpa, conhecida também como pulpite reversível, apresenta dor provocada e de declínio rápido. Já a inflamação pulpar aguda, denominada pulpite aguda ou pulpite irreversível, apresenta dor espontânea e contínua.

QUADRO 1 Características da dor segundo as condições de aparecimento, duração, frequência e local

Características da dor	
	Condições do aparecimento
Provocada	Espontânea
	Duração
Declínio rápido	Declínio lento
	Frequência
Intermitente	Contínua
	Local
Localizada	Difusa

HISTÓRIA MÉDICA

O estado de saúde geral, o histórico das doenças passadas e atual, assim como a medicação de uso recente do paciente, são informações preciosas e devem ser consideradas para o planejamento adequado do tratamento imediato. O profissional deve obter as informações mais relevantes sobre a saúde do paciente antes de iniciar o plano de tratamento. Na ânsia de realizar o tratamento, para o quanto antes sanar a sintomatologia dolorosa, podem passar desapercebidos dados importantes sobre a saúde do paciente. Assim, o profissional deve ter em mãos um questionário preestabelecido contendo as principais informações de ordem geral. Ao final da anamnese o formulário com as respostas deve ser assinado pelo paciente ou responsável, atestando a veracidade das informações.

Para identificação das alterações de frequência cardíaca, taxa glicêmica e de pressão arterial faz-se necessário conhecer os valores considerados normais para um paciente adulto. Assim, preparou-se um quadro (Tabela 1) de referência para orientação do cirurgião-dentista. A frequência cardíaca pouco acelerada, bem como a pressão arterial (PA) levemente elevada, pode ser uma condição normal para o paciente diante da urgência odontológica. Manter um diálogo otimista, enquanto o paciente repousa na cadeira odontológica, geralmente transmite tranquilidade e calma. No entanto, antes do início do tratamento a PA deve ser aferida novamente.

Durante a investigação da história médica o profissional deve estar atento a uma série de situações inerentes ao paciente para garantir o tratamento adequado e seguro. Por exemplo, pacientes diabéticos, hipertensos ou portadores de doenças cardíacas demandam cuidados em relação à anestesia local. Em portadores de cardioversor desfibrilador implantável (CDI) deve-se ter cautela com o uso de localizador eletrônico.[4] Ressalvas são realizadas na prescrição de analgésico, anti-inflamatório e quanto ao uso de anestésico local para a paciente gestante. Algumas condições de saúde de ordem geral requerem o uso de profilaxia antibiótica previamente ao atendimento. Medicamentos de uso permanente ou eventual pelo paciente podem influenciar negativamente a terapêutica clínica imediata, ou, ainda, promover interação medicamentosa com antibióticos ou anti-inflamatórios prescritos no pós-operatório. Além disso, sempre que se fizer necessária a prescrição de fármacos, o profissional deve investigar a história prévia de reações alérgicas ao princípio ativo. Nos capítulos destinados à terapêutica medicamentosa será abordado mais detalhadamente como e quando prescrever de acordo com o perfil do paciente. No entanto, deve-se estar ciente de que o cirurgião-dentista tem as suas limitações para decidir a conduta odontológica mais segura para pacientes que requerem cuidados médicos. Assim, nesse contexto, sempre que houver dúvida e oportunidade sugerimos o contato direto com o médico responsável.

TABELA 1 Valores de referência da pressão arterial, frequência cardíaca e glicemia para paciente adulto[5-7]

Pressão arterial		
Máxima (mmHg) < 120		Mínima (mmHg) < 80
	Pré-hipertensão	
Pressão arterial sistólica (mmHg) 120-139	ou	Pressão arterial diastólica (mmHg) 80-89
	Frequência cardíaca	
Batimentos por minuto (70-80)		
	Glicemia em jejum	
Normal: < 99 mg/dL		
Pré-diabetes: entre 100 e 125 mg/dL		

EXAMES EXTRA E INTRAORAL

No exame extraoral o profissional deve estar atento, principalmente, aos sinais de assimetria facial, sugestivos de edema. A tumefação geralmente é proveniente de abscesso endodôntico ou periodontal, ou, ainda, decorrente de procedimentos cirúrgicos traumáticos.

O exame intraoral consiste em examinar toda a cavidade bucal, com ênfase para o dente ou região doloridos. O exame de inspeção realizado com explorador clínico número 05 auxilia na detecção de restauração fraturada ou desadaptada e da presença de cárie, a qual pode induzir à inflamação do tecido pulpar. Os achados clínicos devem ser correlacionados com as características da sintomatologia e, desde já, identificadas as possibilidades de diagnóstico. Por exemplo, a presença de cárie e a queixa de dor provocada são compatíveis com polpa normal ou alterações pulpares reversíveis. No entanto, tecido cariado associado à sintomatologia espontânea e contínua é sugestivo de inflamação irreversível da polpa.

Durante a inspeção pode ser verificada a presença de abrasão, atrição ou retração gengival. Nesses casos é comum a exposição de tecido dentinário sensível, especialmente com a ingestão de líquido gelado e substância doce.[8] O diagnóstico de hipersensibilidade dentinária ou hiperestesia pode ser confirmado por meio do teste de vitalidade pulpar ao frio. A sensibilidade exagerada ao teste é acompanhada de declínio rápido da dor (poucos segundos após a remoção do estímulo).

A avaliação do grau de mobilidade dental irá auxiliar o profissional na identificação das patologias do periodonto de sustentação do dente. Mobilidade dental acima da fisiológica sugere problemas periodontais e/ou endodônticos. Nesses casos a sondagem periodontal é um exame de grande ajuda para o diagnóstico diferencial. A presença de bolsa periodontal, na maioria das vezes, é indicativa de periodontite.

Dentes com alteração da coloração da coroa dental devem ser investigados quanto à possibilidade de necrose pulpar, principalmente quando houver histórico de trauma associado. A coloração acinzentada pode ser indício de decomposição do tecido pulpar. O diagnóstico de necrose pulpar deve ser confirmado por meio do teste de vitalidade ao frio, com resposta negativa do paciente.

A presença de edema intraoral geralmente está associada à infecção aguda do periápice ou do periodonto. Torna-se importante diferenciar o edema de origem infecciosa do edema proveniente de procedimentos cirúrgicos traumáticos, como a extração dentária de dentes impactados. Nesse caso, o histórico de extração recente relatada pelo paciente facilita sobremaneira a investigação diagnóstica. As aparências do alvéolo e dos tecidos adjacentes verificadas durante o exame clínico devem ser confrontadas com os aspectos de normalidade dessas estruturas. De forma semelhante, para o diagnóstico das afecções periodontais agudas é indicado o exame comparativo entre os sinais característicos do tecido doente e a perspectiva de normalidade do periodonto. Em suma, para viabilizar o desfecho do diagnóstico é essencial que o cirurgião-dentista possa distinguir um tecido alterado do tecido normal.

O diagnóstico diferencial entre abscesso endodôntico e periodontal deve ser realizado com auxílio dos testes de vitalidade pulpar e de sondagem de bolsa. Deve-se observar ainda se há fístula cicatricial ou ativa sugestivas de infecção crônica e drenagem espontânea, respectivamente. Um recurso bastante útil no caso da fístula ativa é a inserção de um cone de guta-percha (conometria), de pequeno calibre (#20 ou #25), no trajeto fistuloso. O cone é inserido cuidadosamente, por meio de pinça clínica, sem pressão exagerada, até que ofereça resistência. A imagem fornecida pela radiografia periapical facilita a identificação da origem do foco infeccioso. A presença de fístula pode ocorrer intra e extraoral.

Vale ressaltar que a abordagem do exame clínico neste capítulo enfatiza os principais achados a serem observados para o diagnóstico das patologias odontogênicas agudas mais frequentes. Temos plena consciência da importância do exame clínico no atendimento inicial do paciente. Porém, não é o objetivo aqui minuciar os testes diagnósticos de forma semelhante ao que ocorre para o paciente assintomático e que busca o tratamento odontológico habitual. Assim, durante o exame do paciente deve-se considerar, ainda, a presença de outros sinais clínicos significantes como fratura dental, restauração com contato prematuro, lesões do tecido mole, entre outros achados.

TESTE DE PERCUSSÃO VERTICAL E LATERAL

Partindo do pressuposto de que no atendimento de urgência a grande maioria dos pacientes encontra-se com quadro agudo de dor, recomenda-se que o teste seja realizado, inicialmente, com leve pressão digital.[9] Caso o paciente não acuse exacerbação da sintomatologia, o teste deve ser repetido utilizando a extremidade livre do cabo de um instrumento, como o espelho clínico. A percussão deve ser realizada no dente referente à queixa principal, bem como nos dentes adjacentes, para análise comparativa. Primeiro o teste é feito no sentido do longo eixo do dente, diretamente na face incisal ou oclusal (percussão vertical) e, posteriormente, nas faces vestibular e lingual (percussão lateral). A sensibilidade a esses testes sugere inflamação do ligamento periodontal, geralmente causada por trauma físico, doença periodontal ou extensão da doença pulpar para os tecidos periapicais.[9] De forma geral, porém não conclusiva, a resposta positiva à percussão vertical está relacionada principalmente às periapicopatias, ao passo que a percussão lateral se relaciona às doenças periodontais.

TESTE DE VITALIDADE PULPAR

O teste de vitalidade pulpar é de suma importância para os casos de urgência de natureza odontogênica. Esse teste contribui para a identificação de dentes com polpa viva ou necrosada, sadia ou alterada. A avaliação da vitalidade do tecido pulpar ocorre por meio de resposta positiva ou negativa ao estímulo térmico. Diferentes técnicas e materiais têm sido empregados com essa finalidade. O bastão de guta-percha aquecido e o *spray* refrigerante (Endo-Frost Coltene®, Endo-ice Maquira®) são os utilizados com mais frequência como estímulos por meio do calor e do frio, respectivamente.

É importante salientar que um dente com vitalidade pulpar nem sempre responde positivamente ao teste térmico. A presença de câmara pulpar atrésica ou calcificada, dente com rizogênese incompleta, com coroa protética[10] ou recém-traumatizado[11] pode fornecer resposta negativa mesmo com o tecido pulpar sadio. Uma situação bastante comum é a de pacientes idosos. Esse público apresenta uma diminuição considerável do volume da câmara pulpar, causada por fatores extrínsecos ou, simplesmente, pela deposição fisiológica de dentina. Nesse caso, a maior espessura do tecido dentinário localizado entre a câmara pulpar e o meio externo dificulta ou impede o estímulo térmico de incitar o tecido pulpar.

Teste de vitalidade com calor

Para a realização do teste, inicialmente, providencia-se o isolamento relativo com rolete de algodão. O dente em questão e os adjacentes são secos com leves jatos de ar. Uma fina camada de vaselina sólida é aplicada sobre a face vestibular do dente, evitando que a guta-percha plastificada possa aderir à superfície seca do esmalte. A extremidade do bastão de guta-percha deve ser ligeiramente aquecida por tempo suficiente para que ocorra a plastificação do material. Imediatamente após, o bastão é aplicado sob a coroa dental próximo à cervical, tomando-se o cuidado de não tocar o tecido gengival. A porção cervical geralmente é a mais sensível por apresentar menor espessura de dentina que as demais.[12] O estímulo com calor pode gerar uma sensação altamente dolorida. Assim, sugerimos que o estímulo seja aplicado de forma intermitente. Ao sinal positivo do paciente à dor, o bastão é imediatamente removido. Dependendo da situação, o teste é realizado nos dentes adjacentes para efeito comparativo.

QUADRO 2 Sequência operatória do teste de vitalidade com guta-percha aquecida

Uso da guta-percha aquecida

1. Isolamento relativo da região com rolete de algodão
2. Secagem do dente e adjacentes com leves jatos de ar
3. Aplicar uma fina camada de vaselina na face vestibular, evitando a adesão da guta-percha plastificada
4. Aquecer ligeiramente a extremidade do bastão de guta-percha
5. Aplicar o bastão plastificado próximo à região cervical da coroa, sem tocar os tecidos moles
6. Em caso de dor, remover o bastão imediatamente

Teste de vitalidade com frio

Semelhante ao teste com calor, o primeiro passo é a realização do isolamento relativo com rolete de algodão e secagem do dente e adjacentes com leves jatos de ar. A permanência de saliva nas faces proximais pode transmitir o estímulo térmico para o dente adjacente, induzindo o paciente a uma resposta falso-positiva. A substância refrigerante é aplicada sob o dente por meio de uma bola de algodão de tamanho compatível com a coroa dental, segurada por pinça clínica. Essa opção é preferível ao uso de cotonete. Estudo comparativo revelou que a temperatura interna da câmara pulpar de incisivos inferiores mostrou-se mais baixa com a aplicação da bola de algodão refrigerada do que com o cotonete.[13] O *spray* deve ser borrifado (± 3 segundos) diretamente na bola de algodão. Imediatamente após, aplica-se a bola de algodão refrigerada sob a coroa próximo à cervical, tomando-se o cuidado de não tocar os tecidos moles. Diante da resposta positiva do paciente, remove-se de imediato o estímulo.

Jamais borrife o *spray* diretamente no dente. Além de o gás refrigerante atingir vários dentes ao mesmo tempo, a baixa temperatura (± -50 °C) pode provocar queimaduras do tecido mole.

QUADRO 3 Sequência operatória do teste de vitalidade com *spray* refrigerante

Uso do *spray* refrigerante

1. Isolamento relativo da região com rolete de algodão
2. Secar o dente e os adjacentes com leves jatos de ar
3. Borrifar (± 3 s) o *spray* refrigerante em uma bola de algodão de tamanho compatível com a coroa dental
4. Aplicar a bola de algodão próximo à porção cervical da coroa dental
5. Em caso de dor, remover o estímulo imediatamente

Interpretação do teste térmico

A polpa é um tecido conjuntivo frouxo diferenciado desprovido de receptores específicos para a sensação de pressão, frio e calor. Apesar de apresentar vários tipos de fibras nervosas sensoriais, o tecido pulpar reage exclusivamente por meio da sensação dolorosa, independentemente de o estímulo ser de natureza química, mecânica ou térmica.[14-17] Assim, um dente vital estimulado com frio ou com calor responde, exclusivamente, por meio da sensação de dor. A resposta positiva ao estímulo frio representa vitalidade do tecido pulpar em 100% dos casos. Em contrapartida, um dente necrosado jamais reagirá ao estímulo frio. A presença de vitalidade pulpar não implica necessariamente tecido pulpar sadio. O teste térmico não revela o real estágio da higidez pulpar.[18] Dessa forma, o tecido pulpar normal, ou ainda com alterações reversíveis ou irreversíveis, tende a responder positivamente ao estímulo frio. Com o calor a interpretação é bem diferente. Tanto dentes com vitalidade pulpar como necrosados podem induzir resposta positiva ao calor.[9]

Torna-se relevante esclarecer que o teste térmico pode ser feito em duas condições clínicas bastante distintas. Na primeira, o paciente relata dor anteriormente à consulta, no entanto, no momento do atendimento o dente encontra-se assintomático. Na segunda, o paciente comparece ao consultório odontológico com quadro agudo de dor. Essa situação representa verdadeiramente o perfil de paciente que requer atendimento de urgência. Seja em uma situação ou na outra, a resposta positiva ou negativa ao teste térmico apenas irá sugerir possíveis alterações reversíveis ou irreversíveis da polpa.

Resposta ao estímulo térmico em dentes assintomáticos e história pregressa de dor

1. Nesse tipo de avaliação o profissional deve estar atento à duração da sensibilidade dolorosa após a remoção do agente térmico, ou seja, se a dor originada pelo estímulo é de declínio rápido ou lento.
2. Resposta positiva ao frio ou ao calor com declínio rápido da sensação dolorosa sugere normalidade do tecido pulpar.
3. Nesse caso a dor relatada anteriormente pelo paciente não está relacionada ao dente estimulado. O teste deve ser realizado nos dentes adjacentes, bem como nos antagonistas. Se a resposta permanecer a mesma, a dor de origem dental deve ser descartada.
4. Resposta mais intensa ao frio do que ao calor, mas que cessa ao se remover o estímulo, sugere hiperemia ou alterações reversíveis da polpa.[19]
5. Diante dessa situação é importante que o profissional se atenha ao exame de inspeção. Dentes com hiperemia geralmente estão associados à presença de cárie ou restaurações infiltradas. A radiografia interproximal pode auxiliar na identificação de cáries proximais que eventualmente passaram desapercebidas durante o exame clínico. Área de dentina exposta deve ser investigada para o diagnóstico diferencial entre hiperemia e hipersensibilidade dentinária.
6. Resposta intensa ao frio com declínio prolongado após a remoção do estímulo é sugestiva de alterações pulpares irreversíveis.[19]
7. Esse tipo de resposta é compatível com a polpa na fase de transição. Esse assunto será abordado mais detalhadamente no capítulo referente ao "Diagnóstico e tratamento imediato da dor de origem pulpar".
8. Dente necrosado, por motivos óbvios, não responde ao teste de vitalidade.
9. Vale lembrar que um dente com vitalidade pulpar nem sempre irá reagir ao estímulo frio. Como comentado anteriormente, a resposta negativa ao teste térmico não pode ser interpretada como necrose pulpar. Há necessidade de outros testes para a constatação da morte pulpar.

Resposta ao estímulo térmico em dentes com dor espontânea

Tendo em vista que nesse caso o paciente encontra-se com dor, o estímulo térmico pode provocar 3 tipos de resposta:

A. Exacerbação da dor.
B. Alívio da dor.
C. Não alterar a sintomatologia.

Vale ressaltar que na fase inicial da inflamação aguda da polpa (pulpite) o estímulo frio exacerba a dor, e o calor a alivia. Não havendo a intervenção endodôntica nesse momento, o quadro inflamatório persiste e evolui. Nessa fase mais adiantada da inflamação pulpar o estímulo com calor exacerba a sintomatologia, ao passo que o frio a alivia.

Quando a sintomatologia não é alterada com teste térmico sugerem-se comprometimento dos tecidos periapicais e necrose pulpar.

Acredita-se que o estímulo com calor em dentes necrosados e com câmara pulpar fechada pode desencadear resposta positiva à dor. Isso se justifica porque na presença de calor há expansão de gases provenientes da putrefação pulpar, responsáveis pela compressão dos tecidos periapicais e pelo aparecimento da dor.[9] Consequentemente, em dentes necrosados e com câmara pulpar exposta ao meio bucal, tal situação não ocorre.

Na clínica diária o teste de vitalidade ao calor é pouco utilizado. O receio do profissional de causar lesão irreversível ao tecido pulpar, por meio de estímulo com temperatura excessivamente elevada, pode ser a principal causa. Sabe-se que, ao contrário do calor, o estímulo frio sobre a coroa dental não provoca danos à polpa ou ao tecido dental.[10] Além disso, estudo clínico mostrou que o teste frio é mais eficaz ao avaliar o *status* pulpar em dentes vitais e necrosados quando comparado aos testes com calor e elétrico.[20] Segundo revisão sistemática,[21] o teste de vitalidade pulpar com calor foi o método que apresentou menor precisão diagnóstica em comparação aos testes de vitalidade com frio, elétrico, fluxometria *laser* Doppler e oximetria de pulso.

PALPAÇÃO

Consiste no exame das estruturas bucais por meio das mãos, no sentido de identificar possíveis anormalidades como: gânglios linfáticos infartados (linfadenopatia), área com sensibilidade anormal, consistência do edema, aumento das glândulas salivares, entre outras. No caso de abscesso endodôntico agudo, a palpação é fundamental para a diferenciação entre a fase "em evolução" (edema endurecido) e a fase "evoluída" (edema com ponto de flutuação). Nesses casos é comum a presença de nódulos infartados e de temperatura corporal elevada, corroborando a presença de infecção.

A palpação tem sua importância, ainda, como auxiliar no diagnóstico da dor não odontogênica, como ocorre nos casos de disfunção temporomandibular (DTM). Por meio desse exame pode-se avaliar, principalmente, a sintomatologia e a tonicidade da musculatura, presença de edema e pontos-gatilho (*trigger points*).

SONDAGEM PERIODONTAL

A sondagem periodontal é o principal exame para obtenção de informações referentes ao estado de saúde periodontal, bem como sobre o nível de inserção dos tecidos de sustentação.[22] Apesar de a inflamação gengival ser facilmente identificada pelo exame visual, a perda óssea e a presença de bolsa periodontal são constatadas por meio da sondagem. A profundidade normal à sondagem deve ser menor ou igual a 3 mm. Profundidades maiores sugerem doenças de origem periodontal ou endoperiodontal, simultaneamente. A identificação da origem da doença pode ser realizada por meio de dois testes: vitalidade pulpar e sondagem. O teste de vitalidade pulpar negativo e ausência de bolsa sugerem envolvimento endodôntico, enquanto a presença de bolsa e de vitalidade está associada à afecção periodontal. Porém, dente desvitalizado e presença de bolsa periodontal, concomitantemente, são passíveis de doença endoperiodontal.

A presença de bolsa periodontal pode estar associada também à fratura radicular. Nesse caso, a bolsa é bem localizada, não havendo o envolvimento de outras regiões do dente. Dependendo do local e extensão da fratura, há presença de mobilidade dental. Geralmente, a dor é desencadeada durante a mastigação. A presença de fratura coronal ou radicular está intimamente relacionada com histórico de trauma.

EXAME RADIOGRÁFICO

Durante o atendimento de urgência a realização de cada exame semiotécnico tem sua finalidade e importância para o desfecho do diagnóstico. No entanto, o exame radiográfico complementar parece ser o que apresenta maior quantidade de informações úteis. A radiografia, ainda que limitada, permite a análise de estruturas não visualizadas ao exame clínico. Áreas sugestivas de rarefação óssea, fratura radicular, reabsorções internas e externas, lesões de cárie, malformações, calcificações, tratamento endodôntico insatisfatório, entre vários outros, são dados radiográficos que devem ser correlacionados com os achados clínicos para auxiliar no diagnóstico.

Tratando-se de atendimento de urgência, a conclusão rápida do diagnóstico e consequente intervenção clínica são essenciais para o alívio imediato da sintomatologia. Nesse aspecto, a radiografia digital oferece algumas vantagens em relação à convencional. O processamento radiográfico é bem mais simples, ágil e fácil de realizar. Além disso, a radiografia digital permite o ajuste de ferramentas como brilho e contraste sem influenciar a detecção de lesões.[23]

O recurso de imagem odontológica de maior acurácia e precisão em comparação com a radiografia periapical e panorâmica é a tomografia computadorizada de feixe cônico (TCFC), conhecida como tomografia Cone Beam.[24] No entanto, a TCFC ainda não é o exame adotado frequentemente no consultório odontológico, haja vista o custo elevado do aparelho, além de dispensar maior dose de radiação em comparação à radiografia convencional.[25] Em casos isolados nos quais a radiografia convencional apresenta limitações para visualização da imagem da estrutura a ser analisada, a tomografia geralmente é requerida a institutos especializados.

REFERÊNCIAS

1. Hargreaves KM, Berman LH (eds.). Cohen caminhos da polpa. 11.ed. Rio de Janeiro: Elsevier; 2017.
2. Hasselgren G, Calev D. Endodontics emergency treatment sound and simplified. N Y State Dent J. 1994;60(6):31-3.
3. Dorn SO, Cheung GS-P. Tratamento de emergências endodônticas. In: Hargreaves KM, Berman LH (eds.). Cohen caminhos da polpa. 11.ed. Rio de Janeiro: Elsevier; 2017. p.706-21.

4. AlRahabi MK, Ghabbani HM. Influence and safety of electronic apex locators in patients with cardiovascular implantable electronic devices: a systematic review. Libyan J Med. 2019;14(1):1-7.
5. American Diabetes Association. Standards of Medical Care in Diabetes. 2017;40(1):S1-S2. Disponível em: https://care.diabetesjournals.org; acessado em: 13 ago 2020.
6. Putra M, Balasooriya MM, Boscia AL, Dalkiran E, Sokol RJ. The impact of the new hypertension guidelines to low-dose aspirin prophylaxis eligibility for the prevention of preeclampsia: a cost-benefit analysis. Am J Perinatol. 2021;38(4):363-9.
7. Herman WW, Konzelman Jr JL, Prisant LM. Joint National Committee Prevention, Detection, Evaluation, and Treatment of High Blood Pressure. New national guidelines on hypertension: a summary for dentistry. JAMA. 2004;135(5):576-84.
8. Zero DT, Zandona AF, Vail MM, Spolnik KJ. Dental caries and pulpal disease. Dent Clin N Am. 2011;55(1):29-46.
9. Berman LH, Rotstein I. Diagnóstico. In: Hargreaves KM, Berman LH (eds.). Cohen caminhos da polpa. 11.ed. Rio de Janeiro: Elsevier; 2017. p.2-32.
10. Soares IJ, Goldberg F (eds.). Endodontia. Técnica e fundamentos. 2. ed. Porto Alegre: Artmed; 2011. p. 29-59.
11. Bastos JV, Goulard EM, de Souza Côrtes MI. Pulpal response to sensibility tests after traumatic dental injuries in permanent teeth. Dent Traumatol. 2014;30(3):188-92.
12. Jafarzadeh H, Abbot PV. Review of the pulp sensibility tests. Part I: General information and thermal tests. J Int Endod. 2010;43(9):738-62.
13. Jones DM. Effect of the type Carrier used on the results of dichlorodifluoromethane application to teeth. J Endod. 1999;25(10):692-4.
14. Hildebrand C, Fried K, Tuisku F, Johansson CS. Teeth and tooth nerves. Prog Neurobiol. 1995;45165-222.
15. Paik SK, Park KP, Lee SK, Ma SK, Cho YS, Kim YK et al. Light and electron microscopic analysis of the somata and parent axons innervating the rat upper molar and lower incisor pulp. Neuroscience. 2009;162(4):1279-86.
16. Kim TH, Park SK, Choi SY, Lee JS, Bae YC. Morphologic change of parvalbuminpositive myelinated axons in the human dental pulp. J Endod. 2017;43(6):977-81.
17. Bae YC, Yoshida A. Morphological foundations of pain processing in dental pulp. J Oral Sci. 2020;62(2):126-30.
18. Chiesa WMM, Araujo Filho WR, Cabreira MS. Diagnóstico e seleção de casos. In: Lopes & Siqueira (eds.). Endodontia. Biologia e técnica. 4.ed. Rio de Janeiro: Elsevier; 2015. p.95-125.
19. Imuram N, Zuolo ML (eds.). Endodontia para o clínico geral. São Paulo: Artes Médicas: EAP-APCD; 1998. v.10. p.3-14.
20. Silva T, Brasil SC, Armada-Dias L, Armada L. Eficácia dos testes térmicos e elétrico no registro do status pulpar: um estudo in vivo. Rev Bras Odontol. 2016;73(2):92-5.
21. Mainkar A, Kim SG. Diagnostic accuracy of 5 dental pulp tests: a systematic review and meta-analysis. J Endod. 2018;44(5):694-702.
22. Khan S, Cabanilla LL. Periodontal probing depth measurement: a review. Compend Contin Educ Dent. 2009;30(1):12-36.
23. Gaêta-Araujo H, Nascimento EHL, Brasil DM, Gomes AF, Freitas DQ, Oliveira-Santos C. Detection of simulated periapical lesion in intraowral digital radiography with diferente brightness and contrast. Eur Endod J. 2019;4(3):133-8.
24. Ramis-Alario A, Tarazona-Alvarez B, Cervera-Ballester J, Soto-Peñaloza D, Peñarrocha-Diagon M, Peñarrocha-Oltra D et al. Comparision of diagnostic accuracy between periapical and panoramic radiographs and cone beam computed tomography in measuring the periapical area of teeth scheduled for periapical surgery. A cross-sectional study. J Clin Exp Dent. 2019;11(8):e732-8.
25. European Commission. Radiation Protection n. 172. Cone beam CT for dental and maxillofacial radiology (Evidence-based guidelines). Disponível em: http://www.sedentexct.eu/files/radiation_protection_172.pdf; acessado em: 14 jan 2020.

2

Diagnóstico e tratamento imediato da dor de origem pulpar

Antonio Miranda da Cruz Filho
Ricardo Gariba Silva
Ricardo Novak Savioli

INTRODUÇÃO

A dor de origem pulpar está associada essencialmente à sensibilização de dois tipos de fibras nervosas sensoriais: as fibras A (alfa e beta) e do tipo C. Estudos revelam que 70-90% dos axônios pulpares são fibras "C" não mielinizadas e uma pequena porção compreende fibras "A" mielinizadas.[1,2] Os axônios mielinizados sofrem alterações morfológicas significantes durante sua trajetória na polpa.[3] Durante seu percurso, as fibras "A" perdem seu envoltório e se apresentam como terminações nervosas livres.[4] Cerca de 99% das fibras nervosas na porção periférica da polpa são amielínicas.[5]

As fibras "A" mielínicas são responsáveis pela dor de origem dentinária, como ocorre nos casos de hipersensibilidade. A dor originada é provocada e de curta duração, característica dos acometimentos reversíveis da polpa. Nessas patologias ocorre restabelecimento completo da saúde pulpar após a remoção do agente etiológico.

As fibras do tipo C amielínicas originam a dor espontânea severa, contínua e localizada característica das doenças pulpares irreversíveis. Exemplo clássico dessa situação é a pulpite aguda, na qual mesmo com a remoção do estímulo o tecido pulpar inflamado não regride para a normalidade e invariavelmente evolui para a necrose.[6]

A polpa dentária agredida, semelhante a outros tecidos, desencadeia uma reação de defesa como forma de eliminar patógenos e estimular a reparação. As alterações vasculares iniciais são essenciais para que ocorra a regeneração do complexo pulpar (patologia reversível). Caso contrário, há progressão do congestionamento vascular com evolução para a inflamação aguda (patologia irreversível) ou necrose pulpar.[7]

Os termos *agudo e crônico*, bem como *sintomático e assintomático*, são comuns no que se refere às patologias endodônticas. Do ponto de vista médico, o processo agudo tem início repentino, enquanto o crônico é uma condição que ocorre repetidamente ou por tempo prolongado. Os termos *sintomático* ou *assintomático* fazem referência simplesmente à presença ou ausência de sintomas de uma doença.[8]

Para determinar o diagnóstico das pulpopatias irreversíveis são empregados os termos: pulpite irreversível aguda/crônica ou pulpite irreversível sintomática/assintomática, dependendo da classificação.[8] Na verdade, essas classificações são utilizadas para nomear situações clínicas semelhantes entre si. No geral, a pulpite irreversível aguda é sintomática e se caracteriza por dor severa com início súbito e espontâneo,[8,9] ao passo que a pulpite irreversível crônica é assintomática, e a dor, caso surja, é branda e provocada por algum estímulo externo.[10]

Para facilitar o entendimento das doenças da polpa e suas características, propomos a seguinte organização:

1. Patologia pulpar reversível (hiperemia).
2. Fase de transição entre hiperemia e pulpite.
3. Patologia pulpar irreversível (pulpite).
4. Pulpite aguda (*apresenta sintomatologia dolorosa espontânea*).
5. Pulpite crônica (*assintomática*).

Antecipadamente, informamos que a fase de transição não é citada, normalmente, nos livros ou manuais de endodontia. A presente proposta não tem o intuito de introduzir uma nova classificação para as doenças que acometem a polpa. Visando em especial o profissional menos experimentado, entendemos que a conotação acadêmica atribuída a essa fase facilitará sobremaneira a compreensão das alterações patológicas que ocorrem no tecido pulpar e suas principais características, viabilizando o diagnóstico e o tratamento imediato.

A maioria dos textos que abordam o diagnóstico das pulpopatias faz referência a duas situações clínicas apenas, pulpite reversível (hiperemia) e irreversível (pulpite aguda/crônica). No entanto, o processo de evolução do quadro inflamatório desde a hiperemia até a pulpite pode demorar meses para ocorrer. Durante esse intervalo, não é nada fácil para o profissional decidir por um tratamento conservador ou radical. O receio maior é intervir endodonticamente em um dente ainda em processo de alteração pulpar reversível. Observações histológicas mostram não existir correlação entre o diagnóstico clínico e o estado pulpar.[11,12] Estudo anterior[13] revelou que casos clínicos diagnosticados como pulpite irreversível não apresentavam inflamação severa da polpa. Deve-se ressaltar, ainda, que o processo de evolução da hiperemia nem sempre é a pulpite. O tecido pulpar envolvido pode necrosar lenta ou rapidamente, mesmo com a remoção da cárie.[14] Dessa forma, dentes necrosados em pacientes com pequena ou nenhuma sensibilidade podem ser erroneamente diagnosticados como inflamação reversível.[7] Assim, a abordagem da fase de transição neste capítulo almeja, principalmente, reconhecer suas principais características sintomatológicas e propor um tratamento mais seguro e conservador.

PATOLOGIA PULPAR REVERSÍVEL

A hiperemia é a alteração vascular do tecido pulpar decorrente do aumento do aporte sanguíneo em virtude da vasodilatação. Essa condição pulpar não apresenta dor espontânea e não necessita de tratamento imediato de urgência. A queixa principal do paciente costuma ser dor leve localizada e de curta duração, em resposta aos estímulos que rotineiramente não desencadeiam sintomatologia.[15] O quadro clínico pode ser interpretado como um "aviso" de que o órgão pulpar está sofrendo agressão. Com a evolução da cárie, principal agente etiológico, pode haver sensibilidade provocada por substâncias frias, quentes e doces.[16] Normalmente, a remoção do agente causal é acompanhada do rápido restabelecimento pulpar, sem necessidade do tratamento endodôntico convencional.[9] No entanto, a permanência de agentes irritantes pode acentuar as alterações vasculares e o quadro evoluir para a patologia pulpar irreversível. Assim, o reconhecimento precoce dos sinais e sintomas da hiperemia certamente ajuda o profissional a decidir sobre a abordagem de tratamento mais conservador.

O teste de vitalidade ao frio, realizado mediante o uso de *spray* refrigerante, provoca dor aguda e localizada, que cessa imediatamente após a remoção do estímulo.[9,16] Porém, essa condição também é percebida em dentes portadores de polpa sadia e naqueles com hipersensibilidade dentinária. A inspeção do elemento dental durante o exame clínico irá contribuir para o diagnóstico diferencial entre as três situações. A cárie de profundidade média a grande é o principal agente etiológico da hiperemia. Por outro lado, a presença de dentina exposta sugere o diagnóstico de hiperestesia, ao passo que a polpa normal está associada ao dente hígido ou restaurado satisfatoriamente.

QUADRO 1 Sinais e sintomas característicos da hiperemia

Sinais e sintomas da hiperemia
▪ Apresenta dor provocada
▪ A dor é desencadeada com o frio e cessa rapidamente com a remoção do estímulo
▪ Não há sensibilidade à percussão vertical nem à palpação
▪ Radiograficamente, o periodonto encontra-se normal
▪ Geralmente apresenta cárie associada e ou restauração defeituosa

TRATAMENTO DA POLPA HIPERÊMICA

O tratamento da hiperemia consiste, essencialmente, na remoção de todo o tecido cariado com broca esférica carbide, de baixa rotação. Após anestesia com lidocaína 2% com vasoconstritor, é realizado o isolamento absoluto do dente seguido da antissepsia do campo operatório com clorexidina 2%. Deve-se ter cuidado com o uso de soluções iodadas, pois podem manchar a dentina ou impregnar as luvas do operador, comprometendo, posteriormente, a estética do material restaurador.

Não sugerimos a utilização de hipoclorito de sódio para essa fase, uma vez que a solução age sobre a estrutura orgânica dentinária, prejudicando a resistência de união de materiais adesivos.[17] Além disso, a literatura relata não haver comprovação científica de que o hipoclorito seja superior à clorexidina para essa finalidade.[18] Casos nos quais há presença de restauração, o isolamento absoluto pode ser realizado após a remoção de todo o material restaurador.

A remoção total da restauração é primordial, mesmo quando o operador julgar ter removido toda a cárie. Restos de tecido cariado não detectados visualmente podem permanecer sob o remanescente da restauração, com a preservação do agente irritante e a contaminação do órgão pulpar.[19]

Inicialmente, a cárie é removida das paredes laterais, seguida da região do assoalho da cavidade. Cárie profunda próxima à câmara pulpar é removida com cureta ou colher de dentina. Estrutura de esmalte sem suporte dentinário apresenta-se enfraquecida e friável, portanto, deve ser removida.

Após a remoção completa da cárie, a cavidade é irrigada com clorexidina 0,12% e seca com leves jatos de ar ou com papel absorvente, preferencialmente. Visando à proteção do complexo dentina-polpa, uma camada de cimento de hidróxido de cálcio (pasta/pasta) é aplicada sobre o assoalho da cavidade, tomando-se o cuidado de não inserir o material nas paredes laterais do preparo. Na sequência, a cavidade é preenchida com cimento provisório de ionômero de vidro (CIV), seguido de uma fina camada de adesivo dentinário sobre o material. Após a polimerização do adesivo, o isolamento absoluto é removido e a oclusão testada, por meio de papel-carbono. A presença de contato prematuro devido ao excesso de material restaurador pode resultar em pericementite traumática.

Eventualmente há necessidade da prescrição de analgésico e/ou anti-inflamatório no pós-operatório. Quando presente, a sintomatologia geralmente decorre do trauma relacionado aos procedimentos clínicos executados para a remoção do tecido cariado, que deixam o dente mais sensível. Nesse caso a prescrição de paracetamol (500 ou 750 mg) de 6/6 h, durante 2 dias, ou de dipirona sódica (500 mg) de 6/6 h, durante 2 dias, é o suficiente para o controle da sensibilidade.

Concluídos os procedimentos operatórios, o paciente será orientado a retornar dois ou três dias após para a realização da restauração definitiva. O período de observação é necessário apenas nos casos de cárie profunda. Irritantes bacterianos em contiguidade da câmara pulpar podem gerar alterações teciduais mais graves. Casos de polpa hiperêmica, oriundos de lesão cariosa de profundidade rasa a média, em geral são restaurados definitivamente na mesma sessão.

QUADRO 2 Sequência operatória do tratamento imediato da hiperemia

Tratamento da polpa hiperêmica

1. Anestesia local com lidocaína 2% com vasoconstritor
2. Remoção de todo o material restaurador
3. Isolamento absoluto com lençol de borracha
4. Antissepsia do campo operatório com clorexidina 2%
5. Remoção de todo o tecido cariado com broca esférica carbide de baixa rotação. Se necessário, utilizar cureta ou colher de dentina
6. Irrigação da cavidade com clorexidina 0,12%
7. Secagem da cavidade com papel absorvente, preferencialmente
8. Proteção do complexo dentina-polpa com cimento de hidróxido de cálcio (pasta/pasta)
9. Preenchimento da cavidade com cimento de ionômero de vidro (CIV)
10. Aplicação de adesivo dentinário sobre o CIV e polimerização
11. Remoção do isolamento absoluto
12. Verificar a oclusão com papel-carbono
13. Verificar a necessidade de prescrição de analgésico
14. Marcar retorno do paciente (2-3 dias) para restaurar definitivamente o dente ou realizar na mesma sessão

E se a sensibilidade não cessar?

Normalmente o tratamento da hiperemia responde muito bem à terapia restauradora. No entanto, como comentado anteriormente, após os procedimentos clínicos pode ocorrer leve sintomatologia dolorosa, decorrente do trauma operatório. Esse tipo de sensibilidade tende a desaparecer em curto espaço de tempo e pode ser sanado com o uso de analgésico. Porém, uma restauração provisória insatisfatória, com deficiência de vedação, contribui para a permanência da sintomatologia. Nesse caso, a dor é desencadeada principalmente com a mastigação, ou com a ingestão de líquido gelado. Outra situação bastante comum, com sensação semelhante ao referido anteriormente, é encontrada com a ausência ou falha da proteção do complexo dentina-polpa. O contato direto do material restaurador com o tecido dentinário favorece a transmissão de estímulos térmicos à polpa dental. Em ambos os casos, o profissional deve refazer o procedimento insatisfatório.

No período entre sessões em que o paciente permanece com a restauração provisória, pode haver deslocamento ou mesmo fratura do material. Assim, caso não seja utilizado o CIV, sugerimos que o selador provisório apresente boa resistência mecânica, principalmente na restauração de cavidades com poucas paredes dentinárias.

O que ocorre se a cárie não for totalmente removida?

A cárie, principal fator desencadeante da hiperemia pulpar, quando não removida totalmente, mantém a agressão ao tecido pulpar, aumentando a permeabilidade vascular e induzindo a formação de edema. A polpa passa por um processo de evolução das alterações vasculares até chegar à inflamação propriamente dita. Dependendo da intensidade do estímulo bacteriano, a fase de evolução pode ocorrer de forma rápida ou lenta e gradualmente. Essa fase compreendida entre a hiperemia e a pulpite, denominada fase de transição, apresenta diferentes características sintomatológicas ao longo do seu desenvolvimento. Comentaremos aqui a progressão da fase de transição até o estabelecimento da inflamação aguda (pulpite aguda), ressaltando que a abordagem sobre inflamação crônica não é nosso objetivo.

- No início da fase de transição, a dor é provocada e localizada, semelhante à hiperemia; porém, quando estimulada com o frio, a dor demora para cessar após a remoção do agente térmico.
- Com o tempo, a sensibilidade dolorosa de intensidade moderada surge espontaneamente. Nesse estágio, a sintomatologia pode ser facilmente controlada com a administração de analgésico. Os episódios de dor ocorrem em intervalos longos entre um surto e outro.
- À medida que as alterações vasculares se agravam, a intensidade da dor aumenta e os surtos tendem a se repetir em intervalos cada vez mais curtos. A partir dessa fase, o uso de analgésicos já não surte mais efeito.
- A sintomatologia continua a se manifestar de forma intermitente (surge e desaparece) e aumenta em intensidade a cada novo surto. A dor, geralmente localizada, pode ser ainda reflexa, dependendo do dente envolvido.
- No epílogo da fase de transição, a pressão hidrostática pulpar eleva-se e a resposta inflamatória sobressai, especialmente na área tecidual próxima ao agente agressor. A dor, até então intermitente, torna-se contínua e lancinante, caracterizando um novo quadro, a pulpite aguda.

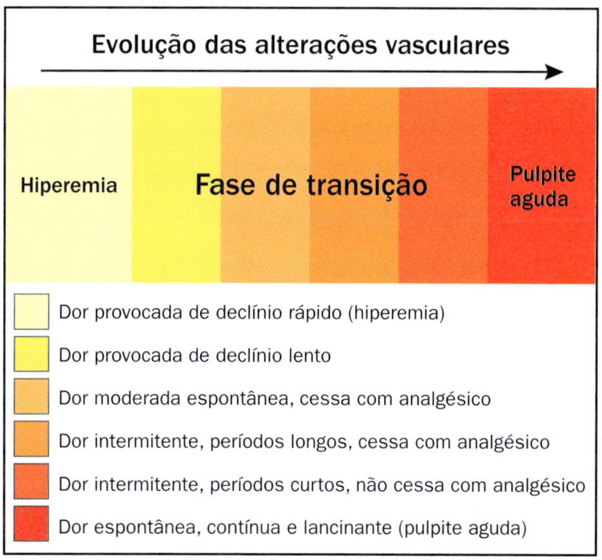

FIGURA 1 Evolução das alterações vasculares da fase de transição com as respectivas sintomatologias.

CONSIDERAÇÕES E TRATAMENTO DA POLPA NA FASE DE TRANSIÇÃO

Na fase de transição, o dente não apresenta evidências clínicas nem sintomatológicas que revelem com clareza se o tecido pulpar encontra-se, ou não, em estágio de reversibilidade. Nessa fase, não há elementos precisos que auxiliem na identificação do estágio de alteração pulpar. Assim, como comentado anteriormente, torna-se bastante difícil para o profissional optar pelo tratamento conservador ou o radical. Diante do futuro incerto do tecido pulpar, muitos clínicos presumem o prognóstico com base na sintomatologia. Estimam que as chances de recuperação do tecido pulpar são maiores quando as características da sintomatologia se assemelham às da hiperemia. Por outro lado, quanto mais as características sintomatológicas se aproximarem da pulpite aguda, menor a possibilidade de recuperação. Esses parâmetros não são confiáveis e não apresentam embasamento científico. No entanto, é certo afirmar que os dentes de um paciente jovem saudável têm o prognóstico mais favorável do que os de um paciente adulto. De qualquer forma, desde que a hipótese diagnóstica não seja sugestiva de hiperemia ou de pulpite aguda, o tratamento da polpa na fase de transição apresenta uma única conduta.

Basicamente, a terapia consiste na remoção da cárie e observação da sintomatologia durante a proservação. O período de observação do paciente é importante, visto que a retirada dos agentes irritantes bacterianos pode cessar o quadro inflamatório, bem como conduzir o tecido pulpar à inflamação irreversível em razão da continuidade da produção de citocinas pró-inflamatórias.[20] A profundidade da lesão cariosa não deve ser referência para julgar se o processo está na fase de reversibilidade ou não. Um trabalho anterior mostrou que alterações inflamatórias significativas começam a surgir quando as bactérias estão a pelo menos 1,1 mm do tecido pulpar. No entanto, apesar de o grau de agressão aumentar com a aproximação bacteriana, a 0,5 mm da câmara pulpar não foram observadas patologias irreversíveis até a camada de dentina reparadora ser invadida.[21]

Semelhante ao que foi descrito para a polpa hiperêmica, o tratamento inicia-se com a anestesia do paciente com lidocaína 2% com vasoconstritor, colocação do isolamento absoluto e antissepsia do campo operatório com clorexidina 2%. Diante de dente restaurado e presença de cárie associada, todo o material restaurador deve ser removido.

A retirada do tecido cariado ocorre por meio de broca esférica carbide, de baixa rotação, de numeração compatível com o tamanho da lesão de cárie. Tecido cariado no assoalho do preparo cavitário pode ser removido com o auxílio de cureta ou colher de dentina. Durante essa etapa, é comum o clínico menos experiente ter receio de expor a câmara pulpar ao curetar a dentina cariada. Não há dúvida em afirmar que, enquanto houver dentina amolecida, ela deverá ser removida independentemente de causar ou não a exposição da câmara pulpar. O parâmetro clínico desejável é um preparo cavitário todo revestido por dentina endurecida, independentemente da sua coloração. Durante essa fase, duas situações distintas podem ocorrer: a) exposição pulpar ao remover o tecido cariado; b) remoção de todo o tecido cariado sem exposição pulpar.

Exposição pulpar ao remover o tecido cariado

Há diferença muito grande de conduta entre a exposição pulpar por retirada da cárie e a exposição pulpar acidental durante um preparo protético, por exemplo. Na primeira situação, há claramente contaminação da polpa. Nesse contexto, estudo[22] mostrou que o índice de sucesso do capeamento direto da polpa por motivos operacionais sem presença de cárie foi significantemente maior que na exposição por cárie (92 e 33%, respectivamente). Tendo em vista o baixo índice encontrado, o estudo não recomenda a proteção pulpar direta para exposição por cárie. Outros trabalhos,[23,24] no entanto, relataram sucesso clínico após o capeamento direto em dentes cariados, tanto para dentição decídua quanto permanente. É importante frisar que existem certas condições para o tecido pulpar receber o capeamento direto na presença de cárie. A polpa deve estar normal, sem constatação de doenças irreversíveis, ausência de dor espontânea, hemorragia controlada e câmara pulpar sem calcificações.[25]

Na presente abordagem, o tecido pulpar apresenta alterações vasculares, além de episódios de dor sem causa aparente, com tendência a evoluir para inflamação irreversível. Assim, sugerimos que, caso ocorra a exposição da câmara pulpar durante a remoção da cárie, seja realizada imediatamente a cirurgia de acesso seguida da pulpectomia (ver adiante).

Remoção de tecido cariado sem exposição pulpar

Concluída a remoção de todo o tecido cariado, deve-se seguir o protocolo clínico sugerido para o tratamento de polpa hiperêmica, com algumas observações. Com a remoção dos agentes irritantes bacterianos, as alterações vasculares da polpa podem, com o tempo, se manifestar de três formas:

- Com regressão do congestionamento vascular e restabelecimento da saúde pulpar.
- Evolução para o quadro inflamatório agudo (pulpite aguda).
- Progressão silenciosa para a necrose pulpar.

Nesse momento, é de suma importância o esclarecimento ao paciente sobre as possíveis ocorrências a que a polpa está sujeita. A ciência por parte do paciente transmite maior segurança e menor ansiedade caso haja alteração do quadro sintomatológico. A evolução para a pulpite aguda, quando ocorre, geralmente se manifesta logo nos primeiros dias após a remoção da cárie. A dor é intensa, contínua e não responde satisfatoriamente ao efeito dos analgésicos convencionais. Essa alteração brusca do quadro assintomático para pulpite aguda gera para o paciente leigo, além do desconforto, desconfiança e revolta. O paciente não informado pode associar a sintomatologia a procedimento iatrogênico, insatisfatório ou mesmo à falta de conhecimento do profissional.

Após a remoção da cárie sem exposição pulpar o paciente deverá ficar em observação pelo período médio de 15 dias. O quadro de evolução para a inflamação ou regressão para a normalidade depende essencialmente do estágio de alteração tecidual da polpa, o qual não é identificável de forma clínica. Assim, como já comentado, a evolução para pulpite pode ocorrer no decorrer desse período e a pulpectomia deve ser realizada (ver adiante). Por outro lado, o dente pode permanecer assintomático até o final dos 15 dias. Nesse caso, o profissional precisa identificar se houve o restabelecimento da saúde pulpar ou a necrose. O teste de vitalidade com o estímulo frio (*spray* refrigerante) é essencial nessa fase. Diante de resposta positiva, a restauração definitiva deve ser realizada; caso contrário, o plano de tratamento é a **penetração desinfetante**.*

Quando o grau de agressão ao tecido pulpar é baixo e o estímulo irritante é removido com a retirada da cárie, a chance de ocorrer a recuperação da saúde pulpar é bastante significante. Ao final dos 15 dias, o dente responderá ao estímulo frio com dor leve a moderada, que cessa rapidamente com a remoção do agente térmico. A restauração provisória com CIV deve ser retirada e a restauração definitiva realizada, seguindo os preceitos restauradores básicos. De outra forma, o tecido pulpar pode progredir silenciosamente para a necrose pulpar.[14] Como comentado, as alterações vasculares podem evoluir para a inflamação de forma sintomática (pulpite aguda), ou silenciosamente (pulpite assintomática) para a necrose. Na pulpite assintomática, ocorre diminuição progressiva de suprimento sanguíneo até a morte pulpar. Com a necrose, não há resposta ao teste térmico frio; no entanto, a aplicação do estímulo quente por tempo prolongado pode induzir à resposta positiva.[26] Tal observação é provável de ocorrer em virtude do volume remanescente do fluido pulpar. Outra teoria defende a formação de gases no interior do sistema de canais radiculares, decorrente da decomposição pulpar.[26] Na presença do calor, os gases se expandem e comprimem os tecidos periapicais, com o desencadeamento da sintomatologia dolorosa.[26]

Em casos de polpa necrótica assintomática, não há necessidade do tratamento imediato, tendo em vista a ausência de sintomatologia. O tratamento endodôntico convencional deve ser iniciado o quanto antes. Havendo tempo hábil, deve-se começar a penetração desinfetante imediatamente. O acesso à câmara pulpar é realizado sem anestesia, para confirmação da hipótese diagnóstica. Os procedimentos realizados desde a remoção da restauração provisória até a exposição da câmara pulpar sem sintomatologia dolorosa corroboram a constatação clínica de que o dente está necrosado. Neste caso, a câmara encontra-se vazia, ou, ainda, com remanescentes necróticos da polpa.

---

* O termo "penetração desinfetante" refere-se à introdução gradativa de instrumentos no interior do canal radicular com o objetivo de neutralizar o conteúdo tóxico e diminuir o contingente bacteriano em dentes necrosados e contaminados.

QUADRO 3 Sequência operatória do tratamento imediato da fase de transição, sem exposição pulpar

Tratamento imediato na fase de transição

1. Anestesia local com lidocaína 2% com vasoconstritor
2. Remoção de todo o material restaurador
3. Isolamento absoluto com lençol de borracha
4. Antissepsia do campo operatório com clorexidina 2%
5. Remoção de todo o tecido cariado com broca esférica carbide de baixa rotação. Se necessário, utilizar cureta ou colher de dentina para a remoção da dentina amolecida no assoalho da cavidade

Sem exposição pulpar	Com exposição pulpar
6. Irrigação da cavidade com clorexidina 0,12%	6. Cirurgia de acesso à câmara pulpar
7. Secagem da cavidade com papel absorvente, preferencialmente	7. Irrigação abundante da câmara com hipoclorito de sódio 1%
8. Proteção do complexo dentina-polpa com cimento de hidróxido de cálcio (pasta/pasta)	8. Ver adiante o passo a passo da pulpectomia de dentes uni e multirradiculares
9. Preenchimento da cavidade com cimento de ionômero de vidro (CIV)	
10. Aplicação de adesivo dentinário sobre o CIV e polimerização	
11. Remoção do isolamento absoluto	
12. Verificar a oclusão com papel-carbono	
13. Verificar a necessidade de prescrição de anti-inflamatório	
14. Marcar retorno do paciente (15 dias após) para avaliação da vitalidade pulpar	
15. Teste de vitalidade positivo, realiza-se a restauração definitiva	
16. Teste de vitalidade negativo, realiza-se a penetração desinfetante	

SINTOMAS E TRATAMENTO IMEDIATO DA PULPITE AGUDA

A pulpite aguda é um dos motivos mais frequentes pelos quais o paciente é atendido em uma consulta de urgência odontológica.[27] No seu estágio inicial, a pulpite aguda apresenta dor espontânea violenta, localizada, contínua e exacerbada pelo estímulo frio.[26] Na impossibilidade de ser tratada de imediato, a dor, com o passar do tempo, pode se tornar difusa e irradiada. Nessa fase mais evoluída, enquanto o estímulo quente exacerba a sintomatologia, o frio gera algum alívio em decorrência do seu efeito vasoconstritor.

A sensibilidade à percussão vertical pode se desenvolver se o processo inflamatório progredir para os tecidos periapicais.[10] O exame radiográfico revela, quando muito, ligeiro espessamento do ligamento periodontal; caso contrário, apresenta-se normal.[10,26]

QUADRO 4 Sinais e sintomas característicos da pulpite aguda

Sinais e sintomas da pulpite aguda

- Apresenta dor espontânea, contínua e localizada, podendo se tornar difusa
- Dor exacerbada ao frio. No estágio avançado da inflamação, o estímulo quente exacerba a dor e o frio provoca alívio
- Geralmente não há sensibilidade à percussão vertical nem à palpação
- Radiograficamente, o periodonto encontra-se normal
- Normalmente apresenta cárie associada e/ou restauração defeituosa

O tratamento é iniciado com a anestesia do paciente com lidocaína 2% com vasoconstritor, isolamento absoluto e antissepsia do campo operatório com hipoclorito de sódio 1% (NaOCl 1%). É importante lembrar que, no tratamento da polpa hiperêmica, bem como naquele da fase de transição, utilizou-se clorexidina 2% para a antissepsia. Na pulpectomia, sugerimos o uso do hipoclorito de sódio 1%, tendo em vista que, em várias etapas do tratamento, o canal radicular será irrigado com NaOCl 1%. Assim, para simplificar o procedimento, adotaremos o hipoclorito como solução antisséptica e irrigadora padrão. No entanto, nada impede o uso da clorexidina 2% para a promoção da antissepsia.

Para início do tratamento, toda a restauração é removida com broca esférica de alta rotação compatível com o tamanho da coroa dental. A dentina é desgastada até a exposição da câmara pulpar, seguida da remoção de todo o teto da cavidade. O sangramento intenso é comum nessa fase. O tecido pulpar, principalmente quando inflamado, tende a sangrar em abundância, o que dificulta a visualização do operador. Nesse momento, o profissional necessita ter calma para a realização dos procedimentos, o que nem sempre é fácil diante de casos de urgência.

Para melhorar consideravelmente o campo de visão, há necessidade de irrigar abundantemente a cavidade endodôntica com NaOCl 1%. O hipoclorito de sódio, entre outras propriedades, apresenta ação antimicrobiana,[28,29] efeito inibitório sobre a função mitocondrial e da síntese de DNA bacteriano,[30] capacidade de saponificação de gorduras,[31] ação solvente,[32] proteolítica sobre o tecido pulpar[31] e neutralização de tecido necrótico.[33] Além disso, não apresenta efeito direto sobre a porção inorgânica da dentina.[34] A irrigação da câmara pulpar com NaOCl 1% promove a diminuição gradativa do sangramento e deve ser repetida quantas vezes forem necessárias.

Recomendamos, para divergência e alisamento das paredes dentinárias, o uso de broca troncônica de alta rotação, preferencialmente sem corte na ponta livre do instrumento. Após a conclusão dessa etapa, deparamo-nos com dois momentos diferentes para a realização da pulpectomia de dente:

- Unirradicular com canal reto e amplo.
- Multirradicular.

PULPECTOMIA DE DENTE UNIRRADICULAR COM CANAL RETO E AMPLO

Durante a fase da cirurgia de acesso, a radiografia de diagnóstico é uma ferramenta imprescindível para a observação de referenciais importantes para essa etapa, como volume da câmara pulpar, número sugestivo de raízes e amplitude do canal radicular. Baseado na imagem desse exame complementar, o tratamento imediato da pulpectomia segue duas variáveis, como citado anteriormente.

A pulpectomia de dentes unirradiculares com canal amplo e reto ocorre basicamente com um único grupo de dentes, composto por incisivos centrais, laterais e caninos superiores.[35]

Após a conclusão da cirurgia de acesso, é iniciada a localização do canal radicular e a identificação de possíveis interferências, com auxílio do explorador endodôntico de ponta reta. Tratando-se de dente unirradicular com canal amplo, esse procedimento não oferece maiores dificuldades.

A etapa seguinte consiste no preparo cervical, ou seja, na remoção do ombro cervical. A protuberância cervical é um detalhe anatômico característico dos dentes anteriores superiores e deve ser removida para viabilizar a introdução das limas endodônticas na direção apical.

PREPARO CERVICAL EM DENTE UNIRRADICULAR

Recomendamos, para essa etapa, o uso de brocas de baixa rotação tipo La Axxes (LA) (SybronEndo, Glendora, Califórnia, EUA). Trabalhos prévios mostraram que o preparo cervical de dentes anteriores superiores com brocas La Axxes promoveu maior fidelidade na determinação do diâmetro anatômico (DA)** em relação a outros tipos de brocas.[36,37] A ampliação da porção cervical obtida permitiu a introdução de limas manuais mais calibrosas no comprimento de trabalho, compatíveis em diâmetro com o DA do dente.

As brocas LA de numeração 20/06, 35/06 e 45/06 são utilizadas no nível cervical do canal radicular de acordo com o diâmetro da embocadura radicular. Exemplificando, em um incisivo central superior de um paciente jovem que apresenta canal amplo, o desgaste compensatório pode ser feito com brocas de numeração 35/06 e 45/06. Em um incisivo lateral superior com canal radicular mais estreito, podem ser utilizadas as numerações 20/06, 35/06 e, se necessária, a complementação com a 45/06. É importante frisar que, previamente à inserção de qualquer instrumento no interior do canal radicular, ele deve ser irrigado/aspirado/inundado com NaOCl 1%. A solução irrigadora, além de lubrificar o canal radicular, facilitando a ação do instrumento, evita a compactação de matéria orgânica e inorgânica no interior do canal radicular.

A broca La Axxes é utilizada com movimentos de vaivém, com pressão lateral contra o ombro cervical. O instrumento entra e sai acionado do canal radicular. A cada troca de broca, o canal é irrigado/aspirado/inundado com NaOCl 1%. Posteriormente, uma lima manual tipo K de pequeno diâmetro (#08 ou #10, no máximo) é introduzida até o comprimento de trabalho provisório (CTP).*** No CTP, a lima é utilizada com movimentos curtos e leves de vaivém, mantendo o instrumento em contato com as paredes dentinárias e circundando toda a volta do canal radicular, no sentido horário ou anti-horário.

** Diâmetro anatômico (DA) é o diâmetro original do canal radicular no comprimento de trabalho (CT), após o preparo cervical.

*** O CTP é o comprimento aparente do dente (CAD) medido na radiografia de diagnóstico, subtraindo-se 4 mm. O CAD é obtido medindo-se a imagem do dente com a régua calibradora de endodontia, da borda incisal até o ápice radiográfico.

O objetivo dessa manobra é promover o descolamento do tecido pulpar imbricado nos canalículos dentinários, evitando a dilaceração da polpa ao ser retirada. Em seguida, seleciona-se um instrumento "extirpa nervo" (extirpa polpa), de diâmetro compatível com o canal radicular. O instrumento não deve entrar folgado no canal, nem justo demais que possa ocasionar seu travamento. Ao ser introduzido no CTP, o instrumento é girado no sentido horário ou anti-horário com rotação única de ½ a 1 volta. Nesse momento, o "extirpa nervo" prende-se ao tecido pulpar e, então, é retirado de uma única vez. Imediatamente após, o canal é irrigado/aspirado/inundado com NaOCl 1%. A cânula de irrigação deve apresentar diâmetro compatível com o terço apical do canal radicular, para permitir a penetração da solução irrigadora o mais próximo possível do comprimento de trabalho.

Sem a presença do tecido pulpar, a inserção de limas endodônticas na direção apical fica bastante facilitada. Na sequência, uma lima tipo K é introduzida até o comprimento de trabalho (CT), obtido a partir dos parâmetros da odontometria padrão, realizada com o auxílio de radiografia periapical. Uma alternativa mais prática para essa finalidade é o uso de localizador eletrônico. Estudo prévio mostrou que os localizadores apicais eletrônicos são altamente precisos na determinação do comprimento de trabalho.[38]

A lima tipo K utilizada, ao alcançar o CT, deve oferecer resistência ao tentar retirá-la do canal. Esse detalhe informa que o diâmetro da lima está compatível com o DA.

QUADRO 5 Observações importantes durante o uso de localizadores eletrônicos

Observações quanto ao uso de localizadores apicais eletrônicos

- Dentes com rizogênese incompleta não apresentam constrição apical satisfatória para o funcionamento adequado do localizador eletrônico
- Presença de restauração metálica interfere no circuito eletrônico do localizador
- Apesar de estudos apontarem que o uso de localizador eletrônico é seguro em pacientes portadores de cardioversor desfibrilador implantável (CDI), recomendamos o contato prévio com o cardiologista[39]
- A infiltração de saliva pelo isolamento absoluto inadequado causa alteração na leitura do localizador apical

A lima que se adaptar ao diâmetro anatômico do dente será utilizada uma única vez, no CT, com cinemática de limagem seguida da irrigação/aspiração com NaOCl 1%. Nesse momento, a instrumentação do canal radicular com um único instrumento visa à remoção inicial do tecido pulpar, almejando a cessação da sintomatologia e a obtenção de espaço para a medicação intracanal. Recomendamos, para o curativo de demora, o uso da pasta de hidróxido de cálcio (hidróxido de cálcio PA associado a água destilada ou soro fisiológico).[40] O material deve ser levado ao canal radicular até o limite do CT, com o auxílio de alargador ou lima tipo K ou, ainda, ponta de papel absorvente.

Qual o imprevisto mais comum durante a realização do curativo de demora?

Durante o tratamento odontológico ou, mais frequentemente, no atendimento de urgência, o cirurgião-dentista está sujeito a imprevistos. É possível que, no momento de realizar o curativo de demora, o canal radicular esteja com sangramento contínuo. Fatores relacionados à saúde geral do paciente, uso prévio ou contínuo de analgésico do grupo dos salicilatos,[41] bem como iatrogenias, podem resultar em quadro hemorrágico. A iatrogenia mais frequente está associada à ultrapassagem do instrumento além do forame apical durante a realização da odontometria e consequente sobreinstrumentação. Confirmar o CT por meio da radiografia periapical ao término da odontometria, bem como observar a posição do "*stop*" do instrumento no ponto de referência no dente, contribuem para evitar tal acidente.

Os fatores de ordem geral, relacionados à saúde do paciente, devem ser identificados durante a anamnese e, se necessário, deve-se fazer contato prévio com o médico responsável para dirimir as dúvidas. Com o sangramento contínuo, a irrigação do canal radicular com água de hidróxido de cálcio é um adjuvante bastante eficaz. Para o reparo, deve-se adicionar o hidróxido de cálcio PA a uma cuba pequena contendo água destilada ou soro fisiológico. A solução pode ser misturada com a própria espátula que inseriu o material. Depois, a solução em suspensão é aspirada por meio de seringa plástica e o canal radicular irrigado lentamente, até a total inundação da câmara pulpar. A solução deve agir pelo período mínimo de cinco minutos. Durante a secagem, no início o excesso da solução é aspirado por meio de cânula de aspiração e, posteriormente, com cones de papel absorvente. Todo o cuidado deve ser tomado para que o cone de papel absorvente não ultrapasse o CT. Persistindo o sangramento, repita a operação.

Não havendo imprevistos nessa fase, uma pequena camada (± 2 mm) de guta-percha plastificada (bastão) é colocada sobre a embocadura do canal, seguida do preenchimento de toda a cavidade endodôntica com cimento de ionômero de vidro (CIV) (selamento duplo). Uma fina camada de adesivo dentinário é aplicada sobre a restauração de CIV, acompanhada da polimerização do material. Em seguida, o isolamento absoluto é retirado e a oclusão verificada, por meio de papel-carbono. A sequência resumida da pulpectomia de dente unirradicular pode ser vista na Figura 2.

Ressaltamos que o selamento duplo (guta-percha + CIV) não tem a finalidade de impedir mais eficientemente a infiltração da saliva do que o selamento convencional. O objetivo principal é facilitar a troca de curativo entre as sessões.[42] Assim, na sessão seguinte, sem a colocação do isolamento absoluto, a restauração de CIV é retirada até a exposição da camada de guta-percha. A partir desse momento, com o dente já isolado, a guta-percha é removida com um instrumento levemente aquecido e a sequência do tratamento instituída. O selamento duplo impede que, durante a remoção da restauração provisória, resíduos do material depositem-se sobre o lençol de borracha ou adentrem o interior da câmara pulpar.

A prescrição de anti-inflamatório após a pulpectomia é uma atitude prudente. Caso o paciente não apresente problema de ordem geral que contraindique o uso de anti-inflamatórios não esteroides (AINE), sugerimos a prescrição de nimesulida ou ibuprofeno para o paciente adulto (Quadro 6).

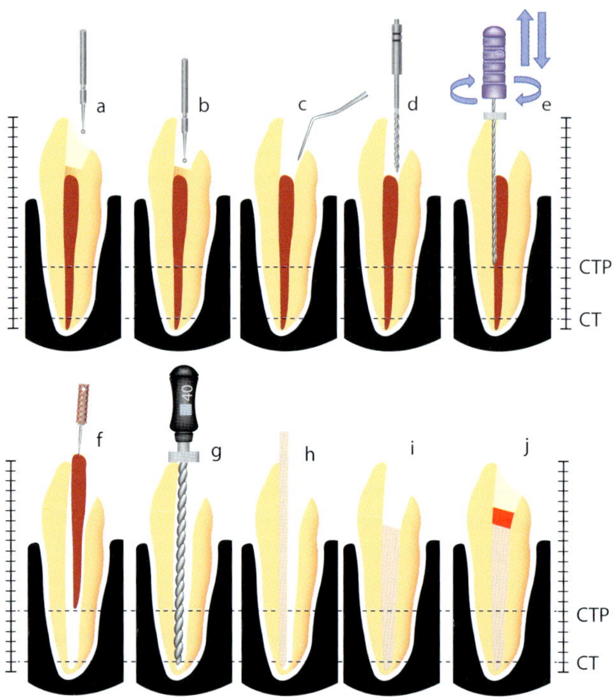

FIGURA 2 Ilustração da sequência da pulpectomia de dente unirradicular. a) remoção da restauração com broca esférica de alta rotação; b) acesso à câmara pulpar; c) localização do canal radicular com explorador reto; d) preparo cervical com brocas LA; e) descolamento do tecido pulpar com lima da série especial no CTP; f) remoção da polpa com extirpa nervo; g) instrumentação com lima inicial no CT; h) secagem do canal com cone de papel absorvente; i) medicação intracanal com pasta de hidróxido de cálcio; j) selamento provisório duplo. Toda a sequência operatória inicial deve ser acompanhada da irrigação/aspiração/inundação com NaOCl 1%.

QUADRO 6 Protocolo terapêutico para AINE
Nimesulida
1 comprimido de 100 mg a cada 12 h por 1 ou 2 dias
A dose diária não deve exceder 100 mg a cada 12 h
Não recomendamos o uso de 200 mg a cada 12 h como sugerem algumas bulas
Ibuprofeno
1 comprimido de 400 mg a cada 4 h por 1 ou 2 dias ou
1 comprimido de 600 mg a cada 6 h por 1 ou 2 dias
A dose diária não deve exceder 2.400 mg/dia em doses divididas
Para pacientes com intolerância aos AINE recomenda-se:
Acetaminofeno (paracetamol)
1 comprimido de 500 mg a cada 4 h por 2 dias ou
1 comprimido de 750 mg a cada 6 h por 2 dias
A dose diária não deve exceder 4 g em doses fracionadas

QUADRO 7 Sequência operatória do tratamento imediato da pulpectomia em dente unirradicular

Pulpectomia de dente unirradicular

1. Anestesia local com lidocaína 2% com vasoconstritor
2. Remoção de toda a restauração e/ou tecido cariado
3. Isolamento absoluto com lençol de borracha
4. Antissepsia do campo operatório com NaOCl 1%
5. Acesso à câmara pulpar com broca esférica de alta rotação
6. Localização do canal com explorador reto
7. Preparo cervical (remoção do ombro palatino) com brocas LA (20/06, 35/06 e 45/06)
8. Descolamento do tecido pulpar com lima tipo K (#08 ou #10), no CTP
9. Remoção da polpa no CTP com "extirpa nervo" de diâmetro compatível com o canal radicular
10. Determinação do CT e do DA, preferencialmente com o uso de localizador eletrônico (confirmar o CT por meio de radiografia periapical)
11. Instrumentação somente com a lima inicial no CT
12. Curativo de demora com pasta de hidróxido de cálcio e selamento provisório duplo
13. Preenchimento da cavidade endodôntica com CIV
14. Aplicação de adesivo dentinário sobre a superfície do CIV, seguida da polimerização
15. Remoção do isolamento absoluto
16. Verificação da oclusão com papel-carbono
17. Prescrição de anti-inflamatório não esteroide

Os procedimentos iniciais realizados na câmara pulpar devem ser acompanhados, inevitavelmente, da irrigação/aspiração/inundação com NaOCl 1%

Concluído o atendimento imediato, o paciente deve ser orientado a realizar o tratamento endodôntico o mais breve possível. Preferencialmente, a terapia endodôntica de dente com polpa viva, seja sadia ou doente, deve ser realizada em uma única sessão.[43,44] Tal conduta evita a infiltração e a contaminação bacteriana do sistema de canais radiculares, que ocorre por meio da interface dente/material provisório.[45] Deve-se considerar, ainda, que o tratamento em sessão única reduz a quantidade de visitas, preserva o paciente de um número maior de anestesias e do uso frequente de isolamento absoluto, além de não haver necessidade da utilização de medicação intracanal e de restauração provisória entre sessões.[46]

Revisões sistemáticas[46-48] esclareceram que a incidência de dor pós-operatória é semelhante nos casos de tratamento endodôntico em sessões única ou múltiplas. Assim, nos atendimentos de urgências nos quais há necessidade da pulpectomia, recomendamos a realização da terapia completa sempre que houver tempo hábil para o operador.

PULPECTOMIA DE DENTE MULTIRRADICULAR

A configuração da anatomia interna de dentes multirradiculares apresenta, no geral, canais radiculares estreitos e/ou curvos, o que contraindica o uso de "extirpa nervo". Nesse caso, a remoção do tecido pulpar ocorre por fragmentação durante a instrumentação do canal radicular. Daremos ênfase às modificações encontradas entre a pulpectomia realizada em dente multirradicular em relação àquela feita em unirradicular.

A primeira variação ocorre logo após o alisamento e divergência das paredes da cavidade endodôntica e antes de iniciar a localização e exploração dos canais. A presença do tecido pulpar coronário associado ao sangramento impede a visualização da embocadura dos canais radiculares, dificultando consideravelmente suas localizações e explorações. A remoção dessa massa tecidual coronária (pulpotomia) é necessária para a realização das etapas seguintes. Assim, a polpa coronária deve ser removida por meio de cureta associada à irrigação/aspiração com NaOCl 1%.

A localização dos canais é realizada com explorador de ponta reta, seguida da exploração inicial do terço cervical com lima tipo K da série especial (#08 ou #10). A exploração inicial visa a verificar se o acesso ao terço cervical encontra-se livre ou apresenta interferências.

Nessa fase é possível que, em alguns casos, a localização do canal apresente certa dificuldade em virtude da presença de atresia ou de calcificação sobre a sua embocadura. Normalmente essa situação é decorrente da deposição de dentina fisiológica, formada ao longo da vida do paciente, ou da formação de dentina reparadora em resposta à cárie. Se houver dificuldade para localizar a embocadura do canal, vale a regra básica da endodontia: **nunca procure canal radicular com broca**.

Regra básica da endodontia:
Nunca procure canal radicular com broca.

Diante da falta de arsenal endodôntico ou da limitação do profissional para a realização dessa etapa, o protocolo clínico da pulpectomia deve ser realizado apenas nos canais acessíveis. O alívio da sintomatologia muitas vezes ocorre com a simples remoção da polpa coronária (pulpotomia).[49,50] Após a conclusão do tratamento imediato, o paciente deve ser encaminhado ao especialista em endodontia, informando sobre a dificuldade encontrada e a conduta realizada nos demais canais radiculares. O uso de insertos ultrassônicos específicos, associados à magnificação com lupas ou utilização do microscópio operatório, tem sido o recurso utilizado para a resolução de casos com canais atresiados/calcificados.

PREPARO CERVICAL EM DENTE MULTIRRADICULAR

A exploração inicial do canal com limas K #08 ou #10 viabiliza o livre acesso ao terço cervical, além de informar o sentido no qual os instrumentos destinados ao preparo cervical devem seguir.

A lima manual exploratória é introduzida nos primeiros 3-4 mm cervicais com cinemática de penetração (¼ a ½ volta e tração). Uma vez percorrida essa distância, o operador deve memorizar a posição e o sentido da lima exploratória ao ser solta das mãos. As limas rotatórias destinadas ao preparo cervical devem necessariamente seguir esse mesmo sentido e direção ao serem utilizadas. Tendo em vista as inúmeras variedades de limas para preparo cervical existentes no mercado, propomos aqui duas sequências opcionais: 25/08, 25/10 e 25/12 (SybronEndo, Glendora, Califórnia, EUA) ou 30/06, 35/08, 40/10 (FKG Dentaire, La Chaux-de-Fonds, Suíça). Ao utilizar esses instrumentos, é fundamental que o operador siga as orientações comentadas a respeito do sentido e direção a percorrer. Essa observação facilita sobremaneira a introdução das limas rotatórias na porção cervical, além de evitar a fratura por torção do instrumento. Uma vez mentalizados a direção e o sentido de introdução da lima rotatória, o instrumento manual é retirado do canal e a câmara pulpar inundada com NaOCl 1%.

As limas rotatórias devem entrar e sair acionadas do canal radicular. O instrumento é introduzido na porção cervical, com movimentos leves e suaves de "bicada" (vaivém). O movimento de "bicada" consiste em introduzir a lima acionada até oferecer resistência, quando então é imediatamente recuada. A cada 3 movimentos de "bicada", a lima é retirada e limpa em gaze estéril. A limpeza promove a remoção da matéria orgânica/inorgânica depositada entre as espirais do instrumento. É importante salientar que, antes de o instrumento rotatório ser novamente inserido na porção cervical, o canal radicular deve ser irrigado/aspirado/inundado com NaOCl 1%.

Qual o momento de trocar a lima por outra?

À medida que o instrumento é utilizado com a cinemática mencionada, ocorre o alargamento gradativo da porção cervical. O instrumento é utilizado em direção apical até o operador observar que ele parou de adentrar na porção cervical. Nesse momento, deve-se trocar a lima por outra. Jamais force o instrumento para que penetre além do limite no qual houve a resistência. O excesso de pressão apical, na maioria das vezes, provoca a fratura do instrumento. A sequência de uso pode ser da lima de menor diâmetro para a de maior, ou vice-versa. O operador deve estar atento e ciente de que, a cada troca de lima ou a cada 3 "bicadas" consecutivas, o canal deve ser abundantemente irrigado/aspirado/inundado com NaOCl 1%. A irrigação é essencial para evitar a compactação de matéria orgânica/inorgânica no canal radicular. Entende-se por matéria orgânica o remanescente de tecido pulpar vivo ou necrosado encontrado no sistema de canais radiculares, enquanto a porção inorgânica refere-se à dentina desprendida durante o corte do instrumento. Para impedir a compactação desse material, além da irrigação, o operador pode adentrar com o instrumento exploratório (lima K #08 ou #10) nos primeiros 3-4 mm do terço cervical, previamente à troca de limas destinadas ao preparo cervical.

E se ocorrer a compactação de matéria orgânica/inorgânica?

A compactação impede que o instrumento manual ou limas rotatórias avancem na direção apical. Esse tipo de ocorrência, apesar de comum, pode ser facilmente evitado com os cuidados sugeridos anteriormente. Porém, diante da compactação, o primeiro passo é a irrigação/aspiração/inundação com NaOCl 1%. Com a câmara pulpar inundada, o operador deve trabalhar com limas K #08 ou #10, com cinemática de leve pressão em direção apical, ¼ a ½ volta e tração. Esse procedimento é repetido até a total desobstrução do canal.

Alguns clínicos utilizam o ácido etilenodiaminotetracético (EDTA) para auxiliar essa manobra. Realmente, esse ácido tem a capacidade de promover a desmineralização de matéria inorgânica, deixando-a mais amolecida. O EDTA reage com íons cálcio presentes nos cristais de hidroxiapatita a partir do primeiro minuto de ação sobre a dentina.[51-53] Porém, ao mesmo tempo que o agente quelante atua sobre a porção mineral da matéria compactada, desmineraliza as paredes radiculares, diminuindo a microdureza dentinária.[53] Assim, durante a tentativa de promover a desobstrução do canal, o instrumento pode penetrar em direção à dentina radicular e causar desvio ou perfuração. Dessa forma, não aconselhamos o uso de EDTA para essa finalidade. Sua indicação principal destina-se à remoção da *smear layer* das paredes dentinárias.[54]

Por que utilizar limas rotatórias para o preparo cervical?

Estudos anteriores mostraram que o uso de brocas LA para o preparo cervical em molares e pré-molares superiores e inferiores proporcionou menor discrepância entre o diâmetro do instrumento inicial e o diâmetro anatômico do canal (DA), quando comparado ao uso de outros instrumentos.[55-58] Porém, diante da presença de canais mais estreitos e de menor volume de dentina cervical nos dentes multirradiculares, sugerimos que o preparo cervical seja realizado com instrumentos mecanizados (limas rotatórias de NiTi). Como comentado anteriormente, sugerimos os instrumentos: 25/08, 25/10 e 25/12 (SybronEndo, Glendora, Califórnia, EUA) ou 30/06, 35/08, 40/10 (FKG Dentaire, La Chaux-de-Fonds, Suíça).

Os diâmetros das limas sugeridas são selecionados em conformidade com o diâmetro da embocadura do canal radicular. Exemplificando, na raiz mesiovestibular do molar superior com embocadura de pequeno diâmetro podem ser utilizadas as limas 25/08 e 25/10 ou, ainda, 30/06, 35/08, 40/10.

É importante ressaltar que, em dentes unirradiculares e que apresentam canais estreitos, o preparo cervical deve ser realizado com limas rotatórias e não com brocas LA. O grupo de dentes que se encaixa nessa observação é o dos anteriores inferiores. Por exemplo, o incisivo central inferior com canal estreito, o preparo cervical pode ser preparado somente com a lima 25/08, ou, ainda, com os instrumentos 30/06 e 35/08. Por outro lado, em um molar superior, enquanto o preparo cervical dos canais mesiovestibular e distovestibular são realizados com limas rotatórias, o desgaste cervical no canal palatino pode ser feito com brocas LA. Isso é aceitável e seguro tendo em vista o maior volume de dentina e também a maior amplitude da luz do canal que a raiz palatina apresenta. Situação semelhante ocorre com a raiz distal dos molares inferiores, quando esta apresenta um único canal radicular.

Uma vez concluído o preparo cervical, realiza-se a odontometria para determinação do comprimento de trabalho (CT) com lima tipo K manual. Como comentado anteriormente, essa fase pode ser simplificada com o uso de localizador apical eletrônico. Ao confirmar o CT e o DA, inicia-se a instrumentação para remoção do tecido pulpar por fragmentação. Nesse momento, a biomecânica deve compreender pelo menos 1 instrumento no comprimento de trabalho. Recomenda-se que esse procedimento seja realizado, preferencialmente, com lima rotatória de níquel-titânio (NiTi) e não manual. A lima manual (tipo K #08 ou #10) pode ser usada no caso de o DA ser menor que o diâmetro da lima de NiTi disponível.

As condutas descritas até o presente momento são indicadas quando o operador necessita concluir o atendimento de urgência rapidamente, por não haver tempo disponível. Caso contrário, toda a sequência da terapêutica endodôntica deve ser realizada até a obturação do sistema de canais radiculares.

A instrumentação parcial do canal radicular, visando exclusivamente minimizar a sintomatologia, na maioria das vezes não cria espaço intrarradicular suficiente para a realização do curativo de demora com pasta de hidróxido de cálcio. Nesse caso, recomendamos que, após a instrumentação, os canais sejam irrigados/aspirados e preenchidos até a inundação com a solução irrigadora de NaOCl 1%, sem a necessidade da secagem. Na câmara pulpar é inserida uma bolinha de algodão estéril de tamanho suficiente para preencher 1/3 da cavidade endodôntica, seguida do selamento duplo (guta-percha + CIV). Os demais procedimentos seguem a mesma sequência sugerida para a pulpectomia de canais amplos.

QUADRO 8 Sequência operatória do tratamento imediato da pulpectomia em dente multirradicular

Pulpectomia de dente multirradicular

1. Anestesia local com lidocaína 2% com vasoconstritor
2. Remoção de toda a restauração e/ou tecido cariado
3. Isolamento absoluto com lençol de borracha
4. Antissepsia do campo operatório com NaOCl 1%
5. Acesso à câmara pulpar com broca esférica de alta rotação
6. Remoção da polpa coronária (pulpotomia) com cureta
7. Localização dos canais com explorador reto
8. Exploração do terço cervical com limas K (#8 ou #10)
9. Preparo cervical com instrumentos mecanizados (limas rotatórias)
10. Determinação do CT e do DA, com lima manual
11. Instrumentação com ao menos 1 lima rotatória no CT
12. Curativo de demora com pasta de hidróxido de cálcio e selamento provisório duplo ou preenchimento do canal com NaOCl 1%
13. Preenchimento da cavidade endodôntica com CIV
14. Aplicação de adesivo dentinário sobre o CIV e polimerização
15. Remoção do isolamento absoluto
16. Verificar a oclusão com papel-carbono
17. Prescrição de anti-inflamatório não esteroide

Os procedimentos iniciais realizados na câmara pulpar devem ser acompanhados, inevitavelmente, da irrigação/aspiração/inundação com NaOCl 1%

E se o tempo de atendimento não permitir a realização do protocolo padrão da pulpectomia?

As urgências odontológicas, como bem sabemos, não são programadas. De uma hora para outra o clínico pode estar diante de um paciente que necessita de pronto atendimento. Na rotina clínica o atendimento de urgência ocorre entre as consultas pré-agendadas. Assim, nem sempre o profissional dispõe de tempo hábil para executar o protocolo completo da pulpectomia. Nesse caso o profissional pode optar por um protocolo alternativo. Essa opção deve ser realizada, exclusivamente, nos casos de falta de tempo hábil, ou, ainda, diante da inabilidade do operador.

QUADRO 9 Sequência operatória do tratamento imediato alternativo da pulpectomia em dente unirradicular

Protocolo alternativo da pulpectomia de dente unirradicular

1. Anestesia local com lidocaína 2% com vasoconstritor
2. Remoção de toda a restauração e/ou tecido cariado
3. Isolamento absoluto com lençol de borracha
4. Antissepsia do campo operatório com NaOCl 1%
5. Acesso à câmara pulpar com broca esférica de alta rotação
6. Localização do canal com explorador reto
7. Descolamento do tecido pulpar com lima tipo K (#08 ou #10), no CTP
8. Instrumentação do canal radicular, no CTP, com lima Hedströen de diâmetro compatível (apenas 1 instrumento)
9. Curativo de demora com pasta de hidróxido de cálcio e selamento provisório duplo
10. Preenchimento da cavidade endodôntica com CIV
11. Aplicação de adesivo dentinário sobre a superfície do CIV, seguida da polimerização
12. Remoção do isolamento absoluto
13. Verificação da oclusão com papel-carbono
14. Prescrição de anti-inflamatório não esteroide

Os procedimentos iniciais realizados na câmara pulpar devem ser acompanhados, inevitavelmente, da irrigação/aspiração/inundação com NaOCl 1%

QUADRO 10 Sequência operatória do tratamento imediato alternativo da pulpectomia em dente multirradicular

Protocolo alternativo da pulpectomia de dente multirradicular

1. Anestesia local com lidocaína 2% com vasoconstritor
2. Remoção de toda restauração e ou tecido cariado
3. Isolamento absoluto com lençol de borracha
4. Antissepsia do campo operatório com NaOCl 1%
5. Acesso à câmara pulpar com broca de alta rotação
6. Remoção da polpa coronária (pulpotomia) com cureta
7. Curativo de demora com pasta de hidróxido de cálcio e selamento provisório duplo ou preenchimento do canal com NaOCl 1%
8. Preenchimento da cavidade endodôntica com CIV
9. Aplicação de adesivo dentinário sobre o CIV e polimerização
10. Remoção do isolamento absoluto
11. Verificação da oclusão com papel-carbono
12. Prescrição de anti-inflamatório não esteroide

Os procedimentos iniciais realizados na câmara pulpar devem ser acompanhados, inevitavelmente, da irrigação/aspiração/inundação com NaOCl 1%

BREVE CONSIDERAÇÃO SOBRE PULPITE CRÔNICA

Pacientes com pulpite crônica não se encaixam no perfil das urgências odontológicas. As doenças crônicas da polpa são assintomáticas, e, quando diagnosticadas, deve-se realizar o tratamento endodôntico convencional. Em pacientes jovens que apresentam dentes com rizogênese ou apicigênese incompleta recomenda-se a polpotomia. A indução da apicigênese faz referência ao tratamento de dente vital, visando ao desenvolvimento e formação da porção apical da raiz.[25]

Geralmente o processo crônico é decorrente da agressão bacteriana de baixa intensidade ou, ainda, proveniente da drenagem do exsudato inflamatório da polpa por meio da exposição da câmara pulpar. A pulpite crônica, nessa última condição, é denominada pulpite aberta e se caracteriza por apresentar tecido hiperplásico granulomatoso (pólipo pulpar). Ocorre quase que exclusivamente em dentes jovens, que apresentam ápice amplo e abundante suprimento vascular e celularidade. Apesar de a aparência sugerir a presença de tecido bastante dolorido, a camada epiteliada do pólipo diminui consideravelmente a sintomatologia.

REFERÊNCIAS

1. Hildebrand C, Fried K, Tuisku F, Johansson CS. Teeth and tooth nerves. Prog Neurobiol. 1995;45(3):165-222.
2. Byers MR, Suzuki H, Maeda T. Dental neuroplasticity, neuro-pulpal interactions, and nerve regeneration. Microsc Res Tech. 2003;60(5):503-15.
3. Kim TH, Park SK, Choi SY, Lee JS, Bae YC. Morphologic change of parvalbuminpositive myelinated axons in the human dental pulp. J Endod. 2017;43(6):977-81.
4. Siqueira Jr JF, Rôças IN, Lopes HP. Emergências e urgências em endodontia. In: Lopes & Siqueira (eds.). Endodontia. Biologia e técnica. 4.ed. Rio de Janeiro: Elsevier; 2015. p.671-82.
5. Bae YC, Yoshida A. Morphological foundations of pain processing in dental pulp. J Oral Sci. 2020;62(2):126-30.
6. Von Böhl M, Ren Y, Fudalej PS, Kuijper-Jagtman AM. Pulpal reactions to orthodontic force application in humans: a systematic review. J Endod. 2012;38(11):1463-9.
7. Zanini M, Meyer E, Simon S. Pulp inflammation diagnosis from clinical to inflammatory mediators: a systematic review. J Endod. 2017;43(7):1033-51.
8. Bestall S, Flynn R, Charleson G, Abbott PV. Assessment of Australian dentists' treatment planning decisions based on diagnosis. J Endod. 2020;46(4):483-9.
9. Levin LG, Law AS, Holland GR, Abbott PV, Roda RS. Identify and define all diagnostic terms for pulpal health and disease states. J Endod. 2009;35(12):1645-57.
10. Abbott PV, Yu C. A clinical classification of the status of the pulp and the root canal system. Aust Dent J. 2007;52(1):S17-31.
11. Hasler JE, Mitchell DF. Painless pulpitis. J Am Dent Assoc. 1970;81(3):671-7.
12. Dummer PM, Hicks R, Huws D. Clinical signs and symptoms in pulp disease. Int Endod J. 1980;13(1):27-35.
13. Guthrie TJ, Mcdonald RE, Mitchell DF. Dental pulp hemograma. J Dent Res 1965;44:678-82.
14. Tronstad L. The endodontium. Clinical Endodontics. New York: Thieme; 1991. p.1-31.
15. Rôças IN, Siqueira Jr JF, Lopes HP, Pires FR. Patologia pulpar e perirradicular. In: Lopes & Siqueira (eds.). Endodontia. Biologia e técnica. 4.ed. Rio de Janeiro: Elsevier; 2015. p.15-46.

16. Zero DT, Zandona AF, Vail MM, Spolnik KJ. Dental caries and pulpal disease. Dent Clin N Am. 2011;55(1):29-46.
17. Abuhaimed TS, Neel EAA. Sodium hypochlorite irrigation and its effect on bond strength to dentin. Biomed Res Int. 2017;20:1-8.
18. Gonçalves LS, Rodrigues RC, Andrade Junior CV, Soares RG, Vettore MV. The effect of sodium hypochlorite and chlorhexidine as irrigant solutions for root canal disinfection: a systematic review of clinical trials. J Endod. 2016;42(4):527-32.
19. Hasselgren G, Reit C. Emergency pulpotomy: pain relieving effect with and without the use of sedative dressings. J Endod. 1989;15(6):254-6.
20. Takeuchi O, Akira S. Pattern recognition receptors and inflammation. Cell. 2010; 140:805-20.
21. Reeves R, Stanley HR. The relationship of bacterial penetration and pulpal pathosis in carious teeth. Oral Surg Oral Med Oral Pathol 1966;22(1):59-65.
22. Al-Hiyasat AS, Barrieshi-Nusair KM, Al-Omari MA. The radiographic outcomes of direct pulp-capping procedures performed by dental students: a retrospective study. J Am Dent Assoc. 2006;137(12):1699-705.
23. Kotsanos N, Arapostathis KN, Arhakis A, Menexes G. Direct pulp capping of carious primary molars. A specialty practice based study. J Clin Pediatr Dent. 2014;38(4):307-12.
24. Brizuela C, Ormeño A, Cabrera C. Cabezas R, Silva CI, Ramírez V et al. Direct pulp capping with calcium hydroxide, mineral trioxide aggregate, and biodentine in permanent young teeth with caries: a randomized clinical trial. J Endod. 2017;43(11):1776-80.
25. Cohenca N, Paranjpe A, Berg J. Vital pulp therapy. Dent Clin N Am. 2013;57(1):59-73.
26. Berman LH, Rotstein I. Diagnóstico. In: Hargreaves KM, Berman LH (eds.). Cohen caminhos da polpa. 11.ed. Rio de Janeiro: Elsevier; 2017. p.2-32.
27. Agnihotry A, Fedorowicz Z, van Zuuren EJ, Farman AG, Al-Langawi JH. Antibiotic use for irreversible pulpitis. Cochrane Database Syst Rev. 2016;17(2):CD004969.
28. Retamozo B, Shabahang S, Johnson N, Aprecio RM, Torabinejad M. Minimum contact time and concentration of sodium hypochlorite required to eliminate enterococcus faecalis. J Endod. 2010;36(3):520-3.
29. del Carpio-Perochena A, Bramante CM, Duarte MH, Andrade FB, Graeff MZ, Silva MM et al. Effect of temperature, concentration and contact time of sodium hypochlorite on the treatment and revitalization of oral biofilms. J Dent Res Dent Clin Dent Prospects. 2015;9(4):209-15.
30. Hidalgo E, Bartolome R, Dominguez C. Cytotoxicity mechanisms of sodium hypochlorite in cultured human dermal fibroblasts and its bactericidal effectiveness. Chem Biol Interact 2002;139(3):265-82.
31. Mohammadi Z. Sodium hypochlorite in endodontics: an update review. Int Dent J. 2008;58(6):329-41.
32. Taneja S, Mishra N, Malik S. Comparative evaluation of human pulp tissue dissolution by different concentrations of chlorine dioxide, calcium hypochlorite and sodium hypochlorite: an in vitro study. J Conserv Dent. 2014;17(6):541-5.
33. Andersen M, Lund A, Andreasen JO, Andreasen FM. In vitro solubility of human pulp tissue in calcium hydroxide and sodium hypochlorite. Dent Traumatol. 1992;8(3):104-8.
34. Kandaswamy D, Venkateshbabu N. Root canal irrigants. J Conserv Dent. 2010;13(4):256-64.
35. Versiani MA, Pereira MR, Pécora JD, Sousa-Neto MD. Root canal anatomy of maxillary and mandibular teeth. In: Versiani MA, Basrani B, Sousa-Neto MD (eds.). The root canal anatomy in permanent dentition. 1.ed. Switzerland: Springer; 2019. p.181-240.
36. Pécora JD, Capelli A, Guerisoli DM, Spanó JC, Estrela C. Influence of cervical preflaring on apical file size determination. Int Endod J. 2005;38(7):430-5.
37. Ibelli GS, Barroso JM, Capelli A, Spanó JC, Pécora JD. Influence of cervical preflaring on apical file size determination in maxillary lateral incisors. Braz Dent J. 2007;18(2):102-6.
38. Golvankar K, Kader MA, Latheef AA, Ali ABM, Abullais SS, Sibagathullah M. Comparison of accuracy in determining the root canal working length by using two generations of apex locators: an in vitro study. Open Access Maced J Med Sci. 2019;7(19):3276-80.

39. AlRahabi MK, Ghabbani HM. Influence and safety of electronic apex locators in patients with cardiovascular implantable electronic devices: a systematic review. Libyan J Med. 2019;14(1):1547071.
40. Chong BS, Pitt Ford TR. The role of intracanal medication in root canal treatment. Int Endod J. 1992;25(2):97-106.
41. Andrade ED. Prevenção e controle da dor. In: Andrade ED (ed.). Terapêutica medicamentosa em odontologia. 3.ed. São Paulo: Artes Médicas; 2014. p.43-53.
42. Cruz-Filho AM, Pécora JD. Instabilidade dimensional de materiais seladores provisórios à base de oxido de zinco-eugenol usados em endodontia. Rev Odontol Univ São Paulo. 1990;4(3)216-22.
43. Roane JB, Dryden JA, Grimes EW. Incidence of postoperative pain after single- and multiple-visit endodontic procedures. Oral Surg Oral Med Oral Pathol. 1983;55(1):68-72.
44. Oliet S. Single-visit endodontics: a clinical study. J Endod. 1983;9(4):147-52.
45. Lin LM, Skribner JE, Gaengler P. Factors associated with endodontic treatment failures. J Endod. 1992;18(12):625-7.
46. Figini L, Lodi G, Gorni F, Gagliani M. Single versus multiple visits for endodontic treatment of permanent teeth: a Cochrane systematic review. J Endod. 2008;34(9):1041-7.
47. Sathorn C, Parashos P, Messer HH. Effectiveness of single versus multiple-visit endodontic treatment of teeth with apical periodontitis: a systematic review and meta-analysis. Int Endod J. 2005;38(6):347-55.
48. Schwendicke F, Göstemeyer G. Single-visit or multiple-visit root canal treatment: systematic review, meta-analysis and trial sequential analysis. BMJ Open. 2017;7:e013115.
49. Hasselgren G. Pains of dental origin. Dent Clin North Am. 2000;12:263.
50. Carrotte P. Endodontics: part 3. Treatment of endodontic emergencies. Br Dent J. 2004;197(6):299-305.
51. Cruz-Filho AM, Silva RG, Pécora JD. Acción del EDTAC en la microdureza de la dentina radicular, en diferentes tiempos de aplicación. Rev Odont Fed Lat Amer. 1996;2:82-90.
52. Çalt S, Serper A. Time-dependent effects of EDTA on dentin structures. J Endod. 2002;28(1):17-19.
53. Cruz-Filho AM, Sousa-Neto MD, Savioli RN, Silva RG, Vansan LP, Pécora JD. Effect of chelating solutions on the microhardness of root canal lumen dentin. J Endod. 2011;37(3):358-62.
54. Nassar M, Hiraishi N, Tamura Y, Otsuki M, Aoki K, Tagami J. Phytic acid: an alternative root canal chelating agent. J Endod. 2015;41(2):242-7.
55. Vanni JR, Santos R, Limongi O, Guerisoli DM, Capelli A, Pécora JD. Influence of cervical preflaring on determination of apical file size in maxillary molars: SEM analysis. Braz Dent J. 2005;16(3):181-6.
56. Barroso JM, Guerisoli DM, Capelli A, Saquy PC, Pécora JD. Influence of cervical preflaring on determination of apical file size in maxillary premolars: SEM analysis. Braz Dent J. 2005;16(1):30-4.
57. Schmitz MS, Santos R, Capelli A, Jacobovitz M, Spanó JC, Pécora JD. Influence of cervical preflaring on determination of apical file size in mandibular molars: SEM analysis. Braz Dent J. 2008;19(3):245-51.
58. Sharma SA, Tyagi SP, Sinha DJ, Singh UP, Chandra P, Kaur G. Influence of cervical preflaring using different rotary instruments on the accuracy of apical file size determination: a comparative in-vitro study. J Conserv Dent. 2014;17(6):575-8.

3

Diagnóstico e tratamento imediato da dor de origem periapical

Antonio Miranda da Cruz Filho

INTRODUÇÃO

A etiologia mais comum das doenças do periápice é de origem bacteriana.[1-3] Após a necrose pulpar promovida pela cárie, toxinas microbianas chegam à região periapical através do forame e ramificações, incitando os tecidos à inflamação ou infecção.[4] Dependendo da intensidade da agressão, as doenças do periápice se manifestam de forma aguda ou crônica e podem ser assim classificadas:

QUADRO 1 Classificação das doenças do periápice

Classificação das alterações patológicas do periápice
1. Periodontite apical (pericementite apical) aguda ou crônica
2. Periodontite apical supurativa (abscesso periapical) agudo ou crônico
3. Granuloma
4. Cisto

O aparecimento da infecção, bem como a presença ou não de sintomatologia, podem ser explicados mais facilmente pela relação entre os fatores abaixo:

$$\frac{\text{Número de microrganismos X virulência}}{\text{Resistência do hospedeiro}}$$

O aumento do contingente bacteriano nos tecidos periapicais, principalmente o de alta virulência, implica infecção aguda com sintomatologia dolorosa.[5] O mesmo ocorre quando o número de microrganismos se mantém estável, mas há diminuição da resposta imunológica do paciente.[6]

A elevação no número de microrganismos na região apical pode ocorrer de um momento para o outro durante a intervenção endodôntica de canais infectados. A causa em geral é decorrente da introdução de instrumento diretamente no terço apical do canal radicular sem a devida neutralização do conteúdo necrótico (penetração desinfetante). O quadro inflamatório até então assintomático evolui rapidamente para a fase aguda. O paciente só toma ciência da evolução da inflamação com a manifestação da sintomatologia dolorosa ao cessar o efeito anestésico. Nesse caso, além da dor é comum a formação de edema, mesmo que em curto espaço de tempo.

O equilíbrio entre microbiotas patogênicas e a capacidade de defesa do hospedeiro origina reações crônicas. Os estímulos nocivos de baixa intensidade e de longa duração provenientes do interior do sistema de canais radiculares não são suficientes para ocasionar reações agudas no tecido periapical. Por outro lado, a defesa do organismo é incapaz de combater o foco infeccioso, em função da sua localização. Tal impasse gera reações inflamatórias assintomáticas, como a periodontite apical crônica, granuloma e cisto. Apesar de as afecções crônicas possuírem as mesmas características clínicas, radiograficamente a periodontite pode apresentar uma pequena diferença. Enquanto no granuloma e no cisto ocorre reabsorção óssea,[7] na periodontite o ligamento periodontal encontra-se normal ou levemente espessado.[2,8]

Quando não tratada, a periodontite crônica pode evoluir para um granuloma. Durante o processo de evolução ocorre aumento da vascularização e proliferação de tecido granulomatoso em substituição ao tecido ósseo. Já o cisto radicular forma-se a partir dos restos epiteliais de Malassez.[9] As células epiteliais induzidas por processo patológico proliferam, formando uma cavidade revestida de epitélio escamoso estratificado. Radiograficamente não se distingue o cisto do granuloma, o diagnóstico diferencial ocorre somente por meio de exame histopatológico.[10]

Como já salientado, as patologias crônicas são assintomáticas e, portanto, não necessitam de tratamento de urgência. Geralmente são descobertas durante o exame radiográfico de rotina. Uma vez presente, o paciente deve ser orientado a realizar o tratamento endodôntico o mais breve possível.

Durante o diagnóstico das periodontites agudas o profissional deve estar atento às condições de normalidade dos tecidos de sustentação para efeito comparativo. Deve conhecer as principais características das periodontites e diferenciá-las dos sinais e sintomas apresentados pelas doenças de origem pulpar. Nesse contexto, vale ressaltar que os tecidos periapicais sadios não apresentam sensibilidade dolorosa aos testes de percussão vertical, lateral, nem à palpação. Já as periodontites agudas são extremamente sensíveis ao toque. Por outro lado, enquanto o teste de vitalidade ao frio pode exacerbar ou aliviar a sintomatologia nas patologias pulpares, nas periodontites o estímulo térmico não altera a sintomatologia, tendo em vista a presença de necrose pulpar.

É importante frisar que obter respostas diferentes a um único teste diagnóstico não é o suficiente para o desfecho do diagnóstico diferencial entre as doenças do periápice. As informações colhidas na anamnese devem ser associadas aos sinais clínicos observados durante o exame físico, bem como às interpretações dos diferentes testes diagnósticos, além de considerar os achados radiográficos. Somente após a análise dessa coletânea o clínico terá condições de sugerir o possível diagnóstico.

PERIODONTITE APICAL AGUDA

Inicialmente é importante ressaltar uma particularidade entre a etiologia da inflamação e a da inflamação infecciosa (abscesso) dos tecidos periapicais. O desenvolvimento da periodontite apical ocorre em geral por ação das toxinas e subprodutos bacterianos, não exigindo necessariamente a presença de microrganismos nos tecidos periapicais.[8,11] Normalmente, não há bactérias na região perirradicular nas periodontites apicais agudas.[8] Em contrapartida, para que ocorra a infecção é inevitável a presença de microrganismos patogênicos diretamente nos tecidos inflamados.[12,13]

A periodontite aguda é um processo inflamatório do periápice e, por conseguinte, do tecido ósseo adjacente, causado por agente bacteriano, físico (geralmente trauma) ou químico. Histologicamente se caracteriza por apresentar vasos sanguíneos dilatados e exsudato plasmático rico em neutrófilos. O edema exsudativo formado aumenta a pressão hidrostática tecidual, comprimindo as fibras nervosas sensoriais, que respondem com dor intensa e espontânea. Mediadores químicos que participam da reação inflamatória, como prostaglandinas, histamina e bradicinina, também são responsáveis pela sintomatologia dolorosa.[14]

O exsudato inflamatório induz discreta extrusão dental, relatada pelo paciente como sensação de "dente crescido". O toque sobre a coroa dental por meio do teste de percussão vertical é dissipado para o ápice, aumentando a pressão na região. Dessa forma, ocorre exacerbação da sensação dolorosa, que pode ser desencadeada, também, com a oclusão dos dentes durante o ato da mastigação.

É importante ressaltar que algumas características das alterações inflamatórias do periápice não são verificadas clinicamente. Por exemplo, o edema apical não se manifesta na forma de inchaço, portanto, não é visível ao exame clínico. Dessa forma é certo afirmar que as periodontites agudas não são acompanhadas de edema visível. O exsudato inflamatório permanece confinado no espaço periodontal, entre o cemento e a cortical óssea alveolar. Essas estruturas constituídas por paredes inelásticas impedem a manifestação clínica do exsudato. Em somatória, o volume do exsudato formado não é significante o suficiente para atravessar o trabeculado ósseo e invadir os tecidos moles.

A sensação de extrusão dental relatada pelo paciente é subjetiva e incapaz de o profissional detectá-la visualmente. Ao longo do processo inflamatório há comprometimento do periodonto de sustentação com perda de função parcial ou total do ligamento periodontal, resultando em mobilidade dental. Dificilmente há sensibilidade ao teste de palpação. No entanto, quando o tecido ósseo do terço apical for de pouca espessura, a mucosa da região pode mostrar-se hiperemiada e apresentar alguma sensibilidade ao teste.

Radiograficamente, não há alterações perceptíveis dos tecidos duros periapicais. Em alguns casos pode haver espessamento do espaço periodontal.[2,8]

Como comentado anteriormente, além da etiologia microbiana, agentes químicos ou físicos (trauma) também podem desencadear as periodontites. Exemplos comuns estão relacionados ao uso de solução irrigadora altamente concentrada ou de medicação intracanal irritante (fatores químicos), bem como à sobreinstrumentação ou sobreobturação do canal radicular (fatores traumáticos).

Apesar de as periodontites estarem normalmente associadas à necrose pulpar, certos casos não seguem a regra. Restauração além do plano oclusal ou presença de ponto de contato prematuro em dentes vitais podem resultar na inflamação dos tecidos de sustentação. Essa informação torna-se útil para a tomada do diagnóstico da periodontite traumática em dente com vitalidade, especialmente diante do histórico de restauração recente e de sensibilidade durante a oclusão. Os sinais e sintomas observados na periodontite traumática em dente vital são praticamente os mesmos observados nas demais. A única diferença consiste na resposta positiva ao teste de vitalidade ao frio. Nesse caso, o clínico deve estar ciente de que a polpa não está envolvida no quadro inflamatório, não necessitando, portanto, do tratamento endodôntico convencional. Deve-se ressaltar que a dor espontânea não é oriunda do tecido pulpar, e sim do periápice inflamado em virtude da sobrecarga oclusal.

QUADRO 2 Sinais e sintomas característicos da periodontite apical aguda

Sinais e sintomas da periodontite apical aguda

- Dor espontânea intensa e localizada
- Sensação de “dente crescido”
- Mobilidade dental
- Dor exacerbada à percussão vertical e à mastigação
- Geralmente não apresenta sensibilidade à palpação
- O teste de vitalidade pulpar não altera a sintomatologia*
- Não há achados radiográficos relevantes

* Dente com polpa viva e periodontite traumática decorrente de restauração além do plano oclusal pode responder positivamente ao teste de vitalidade.

TRATAMENTO IMEDIATO DA PERIODONTITE APICAL AGUDA

A principal etiologia da periodontite apical é de natureza bacteriana.[2] Após a necrose do tecido pulpar, produtos da decomposição da polpa e toxinas bacterianas chegam ao tecido periapical via forame e delta apical.[4] Nesse momento, fica evidente que o foco infeccioso desencadeante das doenças do periápice provém do sistema de canais radiculares com necrose pulpar. Sendo assim, qualquer tratamento que lance mão apenas de medicação sistêmica anti-inflamatória ou antibiótica não promoverá a cura, tendo em vista a falta de circulação sanguínea intracanal. Enquanto o agente etiológico não for removido ou inativado o quadro inflamatório ou infeccioso irá persistir. O restabelecimento da saúde do periápice só será obtido por completo após o tratamento endodôntico.

A ação dos instrumentos associada ao efeito antisséptico da solução irrigadora promove a diminuição do contingente bacteriano, além da neutralização dos agentes tóxicos provenientes da necrose pulpar.[15,16] Posteriormente, o preenchimento do sistema de canais radiculares com cimento endodôntico sepulta o nicho bacteriano residual, impedindo a disseminação de subprodutos nocivos através dos canalículos dentinários.[17,18]

Enquanto a terapia endodôntica não é realizada, emprega-se o tratamento de urgência para sanar a sintomatologia dolorosa. O tratamento imediato tem como objetivo eliminar parcial ou totalmente a causa da reação inflamatória, isentando o paciente da dor. Além do agente etiológico, outros fatores derivados da reação inflamatória contribuem para o surgimento da sensação dolorosa.

1. Subprodutos bacterianos, em especial de bactérias Gram-negativas, agem diretamente sobre as fibras nervosas, gerando a dor.[19,20] Dessa forma, a diminuição do contingente bacteriano, por consequência, atenua o estímulo aos nociceptores, bem como regride a resposta inflamatória.
2. A hiperalgesia está principalmente relacionada à ação de mediadores químicos da inflamação, como as citocinas e as prostaglandinas.[14] As prostaglandinas sensibilizam os nociceptores, reduzindo seu limiar de excitabilidade.[21] O uso de anti-inflamatórios não esteroides (AINE) atua na redução da síntese de prostaglandinas pela inibição das enzimas ciclo-oxigenases (COX-1 e COX-2). Assim, ao término do tratamento emergencial é prudente a prescrição de AINE e/ou analgésico.
3. O espaço periodontal é altamente vascularizado e inervado. Durante o processo inflamatório o edema exsudativo formado comprime a inervação da região, provocando dor. Consequentemente, a drenagem do exsudato diminui a pressão nas terminações nervosas livres e nos nociceptores proprioceptivos presentes no ligamento periodontal, aliviando a sensação dolorosa.
4. Deve-se ressaltar que a percussão vertical exacerba a sintomatologia dolorosa. Atos como a mastigação ou mesmo a simples oclusão dos dentes contribuem para o aumento da pressão aos tecidos periapicais. Ao final do tratamento imediato é aconselhável o alívio oclusal, deixando o dente em infraoclusão.

Com base nas observações descritas, pode-se resumir o tratamento básico das periodontites em três tópicos:

QUADRO 3 Tratamento das periodontites apicais agudas

Tratamento básico das periodontites agudas
1. Remoção parcial ou total da causa
2. Alívio oclusal (dente em infraoclusão)
3. Prescrição de anti-inflamatório e/ou analgésico

No meio acadêmico é comum as periodontites receberem nomenclaturas conforme o agente etiológico. De acordo com os fatores passíveis de desencadear a inflamação, encontramos as periodontites bacteriana, química e traumática polpa viva e necrótica. A bacteriana, sem margem de dúvida, é a mais comum e, como comentado anteriormente, decorrente da necrose pulpar provocada pela cárie. Seu tratamento será abordado com detalhes mais adiante.

PERIODONTITE QUÍMICA

As principais causas da periodontite química estão associadas ao excesso de medicação intracanal e ao uso de soluções irrigadoras altamente concentradas. Atualmente há maior conscientização do profissional em relação ao uso da medicação intracanal. Praticamente, adotou-se a pasta de hidróxido de cálcio como medicação padrão entre sessões, visando à redução da proliferação bacteriana.[22-24] Seu uso, principalmente limitado ao canal radicular, reduziu de forma considerável a incidência de periodontite química.

O hipoclorito de sódio (NaOCl) é a solução mundialmente utilizada para irrigação do canal radicular. O uso prudente da solução durante a terapêutica endodôntica, com leve pressão digital na seringa irrigadora, tem evitado maiores problemas, independentemente da sua concentração. Sendo assim, para o momento atual da endodontia é inaceitável a ocorrência de periodontite de natureza química. Caso o profissional desconfie de que a causa da inflamação seja por fator químico, o canal radicular deve ser irrigado com solução neutra (soro fisiológico ou água destilada) e não utilizar medicação intracanal.

PERIODONTITE TRAUMÁTICA POLPA NECRÓTICA

As periodontites traumáticas em dentes necróticos recebem o mesmo tratamento imediato que a periodontite bacteriana. No entanto, quando o caso envolve trauma em função da sobreobturação, procedimentos mais invasivos podem ser necessários. Quando a obturação além do comprimento de trabalho é percebida ainda na fase da condensação lateral, o conjunto de cones de guta-percha principal e acessórios deve ser imediatamente removido e nova obturação iniciada. Em situações nas quais a sobreobturação passou despercebida, a proservação irá nortear o profissional em relação à melhor conduta. A observação do paciente nas primeiras semanas pós-tratamento é de suma importância. Nesse período, se o caso permanecer assintomático, não há necessidade de reintervenção, exceto quando surge lesão periapical ao longo da proservação. Episódios de dor frequentes que desaparecem com o uso de anti-inflamatórios, porém surgem depois de dias ou semanas, geralmente requerem novo tratamento. A reintervenção consiste na remoção da massa obturadora contida no canal radicular e, especialmente, da porção extravasada além do comprimento de trabalho. Se permanecerem remanescentes da obturação na região periapical, a possibilidade de intervenção cirúrgica deve ser avaliada.

PERIODONTITE TRAUMÁTICA POLPA VIVA

Entre as periodontites traumáticas em dentes com polpa vital, merecem atenção as decorrentes do ponto de contato prematuro e de restauração além do plano oclusal. O histórico de dor geralmente é acompanhado do relato de restauração recente do dente envolvido. A checagem da oclusão por meio de papel-carbono é primordial como auxiliar para obtenção do diagnóstico. O ponto de contato prematuro deve ser removido seguido da prescrição de anti-inflamatório. Nesse caso especificamente, a remoção da causa ocorre concomitantemente ao alívio oclusal. Outras situações propensas à indução de periodontite traumática são: uso de afastador elástico ortodôntico, ativação de aparelho ortodôntico. Nesses casos o agente desencadeante da dor faz parte do tratamento proposto e não deve ser removido. A sintomatologia é controlada com a prescrição de anti-inflamatórios e/ou analgésico.

PERIODONTITE BACTERIANA

O tratamento imediato da periodontite bacteriana aguda consiste inicialmente na anestesia do paciente com lidocaína 2%. Apesar de a periodontite apresentar necrose pulpar, a anestesia é necessária tendo em vista o quadro de dor espontânea do paciente. Além disso, a pressão do motor de alta rotação sobre a coroa dental é dissipada para o periápice, promovendo exacerbação da dor, semelhante ao que ocorre no teste de percussão vertical.

Todo o tecido cariado deve ser removido com brocas esféricas de alta rotação de tamanho compatível com a coroa dental. Ainda com a broca esférica é realizado o acesso à câmara pulpar. Previamente, coloca-se o isolamento absoluto, seguido da antissepsia do campo operatório com hipoclorito de sódio 1% (NaOCl 1%). A câmara pulpar é abundantemente irrigada, dando início à neutralização do conteúdo tóxico do canal radicular e à diminuição do contingente bacteriano. Ainda com a broca esférica de alta rotação, remove-se todo o teto da câmara pulpar. Essa fase pode ser auxiliada com o uso do explorador clínico número 5 para detecção de remanescentes de teto. O acabamento final da cavidade visando ao alisamento e à divergência das paredes dentinárias é realizado com broca troncônica de alta rotação. A irrigação da câmara pulpar deve ser uma constante durante a realização dos procedimentos descritos. Além dos objetivos já mencionados, a irrigação com NaOCl 1% evita o acúmulo de dentina excisada na câmara pulpar. Recomendamos que a irrigação seja feita com seringa plástica autoclavável e agulha de pequeno calibre. Agulhas calibrosas são impedidas de adentrarem mais profundamente o interior do canal radicular, obstando o fluxo da solução de atingir regiões mais próximas ao ápice.

A localização do canal é auxiliada por meio de explorador clínico de ponta reta, e, na sequência, uma lima tipo K #08 ou #10 é introduzida na porção inicial do canal (terço cervical) para certificação de que o acesso encontra-se livre e sem interferências. Restos necróticos do tecido pulpar ou mesmo remanescentes de dentina excisada podem se acumular na entrada do canal, dificultando o acesso. O uso de lima tipo K de pequeno calibre com cinemática de ¼ a ½ volta associado à irrigação abundante viabiliza a desobstrução.

Semelhante ao que foi descrito no capítulo do diagnóstico e tratamento imediato das pulpopatias, a lima utilizada na exploração inicial do canal radicular indicará ao operador a direção e sentido que as brocas ou limas destinadas ao preparo cervical deverão adotar (ver preparo cervical de dente unirradicular e multirradicular no capítulo "Diagnóstico e tratamento imediato da dor de origem pulpar". O objetivo daqui em diante é promover a neutralização de substâncias tóxicas derivadas da necrose pulpar e dos subprodutos bacterianos, bem como diminuir ao máximo o contingente microbiano. Essa etapa deve ser realizada lenta e gradualmente no sentido coroa-ápice até que o instrumento atinja o forame apical, viabilizando a drenagem do exsudato. Nessa fase é de suma importância que o canal seja irrigado com NaOCl 1% constantemente e a câmara pulpar permaneça inundada com a solução.

Uma lima K de pequeno calibre (máximo #15) é introduzida nos primeiros 5 mm do canal sem que se prenda às paredes dentinárias. O instrumento, preferencialmente, deve permanecer solto durante toda a sua trajetória até a porção apical. Obviamente que, em canais atrésicos, mesmo com o menor instrumento (#08) não será possível respeitar essa regra. Inevitavelmente, em algum momento, o instrumento irá tocar ou se prender às paredes do canal radicular.

A cinemática empregada é de ½ volta no sentido horário e ½ volta no sentido anti-horário, repetidamente. O movimento visa a agitar a solução de NaOCl 1% sem nenhuma intenção de instrumentar o canal radicular. Na sequência a lima é retirada e o canal radicular irrigado abundantemente, deixando a câmara pulpar sempre inundada. O instrumento, ao ser reinserido no canal, irá avançar em torno de 1-2 mm a mais que o comprimento anterior. Essa manobra é repetida até que o instrumento atinja o comprimento de trabalho provisório (CTP), quando então o comprimento real do dente (CRD) será calculado pela fórmula matemática ou por meio de localizador eletrônico. É importante frisar que o operador esteja calmo e paciente ao executar o passo a passo da técnica. O avanço do instrumento em comprimentos maiores que 1-2 mm favorece a extrusão apical de substâncias nocivas e bactérias, induzindo a formação de abscesso.[25]

Uma vez sugerido o CRD, o operador deve dar sequência aos procedimentos operatórios a partir do CTP em direção ao CRD. O instrumento jamais pode ser inserido de uma vez no CRD. A introdução lenta e gradativa da lima é seguida até que o instrumento atinja o comprimento desejado. Pelo mesmo motivo que o instrumento deve avançar somente 1-2 mm por vez, a introdução direta no CRD favorece a evolução do quadro inflamatório para a infecção. O instrumento no CRD visa a limpeza e desobstrução foraminal, favorecendo a drenagem do exsudato inflamatório. Quando a lima atingir o CRD, uma radiografia de confirmação deve ser realizada.

Nos casos de canais atrésicos a mesma dinâmica deve ser empregada. Quando o menor instrumento (#08) disponível oferecer resistência para ser inserido, a cinemática de introdução, ¼ a ½ volta e tração, deve ser utilizada em substituição à cinemática de movimento horário e anti-horário. A cada 1-2 mm de penetração, o instrumento é retirado e o canal radicular irrigado.

Após a dinâmica de neutralização de toxinas até o CRD, o instrumento é retirado e aguarda-se de 10-15 minutos para que ocorra a drenagem. O exsudato não é volumoso e se restringe ao limite do canal radicular. Para o profissional se certificar de que a drenagem realmente ocorreu, logo após a retirada da lima, o canal é aspirado por meio de cânula e seco com cone de papel absorvente. Durante o período de espera da drenagem, um novo cone de papel é inserido no CRD e retirado de tempos em tempos. A drenagem é certificada quando o cone de papel absorvente mostrar-se umedecido.

Por que na pericementite o instrumento é inserido no CRD e na pulpectomia até 0,5-1 mm aquém do ápice?

O tratamento de urgência da pericementite, bem como do abscesso dentoalveolar agudo, visa a drenagem do exsudato inflamatório e purulento, respectivamente. O edema está localizado nos tecidos periapicais, onde promove a compressão dos nociceptores, contribuindo para o aparecimento da dor espontânea e contínua. Para que ocorra a drenagem e consequente descompressão, é necessária a limpeza e desobstrução foraminal em todo o comprimento real do dente (CRD). A ação do instrumento aquém desse comprimento propicia a manutenção de matéria orgânica/inorgânica na região do forame apical, inviabilizando a drenagem. Na pulpite aguda é o tecido pulpar que se encontra edemaciado. A inflamação além do forame eventualmente ocorre e, quando acontece, a sintomatologia é facilmente sanada com a remoção do tecido pulpar a 0,5-1 mm aquém do ápice.

QUADRO 4 Sequência operatória do tratamento imediato da periodontite bacteriana

Tratamento imediato da periodontite bacteriana aguda

1. Anestesia local com lidocaína 2% com vasoconstritor
2. Remoção de toda a restauração provisória e do tecido cariado
3. Acesso à câmara pulpar com broca esférica de alta rotação
4. Isolamento absoluto com lençol de borracha
5. Antissepsia do campo operatório com NaOCl 1%
6. Localização do canal com explorador reto
7. Preparo cervical com brocas LA (20/06, 35/06 e 45/06) ou limas de preparo cervical
8. Penetração desinfetante com lima de pequeno diâmetro até o CTP
9. Determinação do CRD preferencialmente com uso de localizador eletrônico (confirmar o CRD por meio de RX periapical)
10. Desobstrução apical
11. Aguardar de 10-15 min para que a drenagem ocorra
12. Secagem do canal radicular
13. Medicação intracanal com pasta de hidróxido de cálcio
14. Selamento duplo da cavidade (guta-percha em bastão)
15. Preenchimento da cavidade endodôntica com CIV
16. Aplicação de adesivo dentinário sobre a superfície do CIV, seguida da polimerização
17. Remoção do isolamento absoluto
18. Alívio oclusal
19. Prescrição de anti-inflamatório não esteroide e/ou analgésico

Os procedimentos iniciais realizados na câmara pulpar devem ser acompanhados, inevitavelmente, da irrigação/aspiração/inundação com NaOCl 1%

Após a drenagem o canal radicular é irrigado em abundância com NaOCl 1% e posteriormente seco, no início por meio de cânula de aspiração, seguida de cones de papel absorvente. A medicação intracanal recai sobre a pasta de hidróxido de cálcio com veículo aquoso.[26] O canal é totalmente preenchido com a pasta que pode ser levada à porção radicular por meio de alargadores, limas K ou cone de papel absorvente. Uma camada de guta-percha em bastão de aproximadamente 2 mm é inserida sobre a medicação. Acima da guta-percha e vedando toda a cavidade endodôntica é colocado o cimento de ionômero de vidro. Uma fina camada de adesivo dentinário é aplicada sobre o CIV, acompanhada da polimerização do material. Em seguida, o isolamento absoluto é retirado e a oclusão verificada, por meio de papel-carbono. A restauração provisória acima do plano oclusal atua como agente traumático, impedindo a remissão da reação inflamatória. A Figura 1 ilustra de forma esquemática a sequência do tratamento imediato da periodontite aguda.

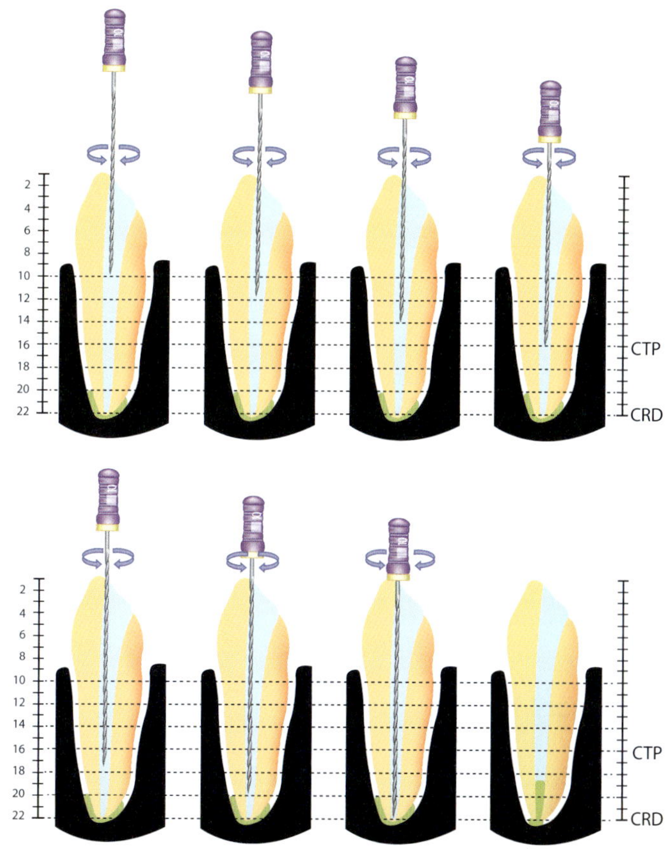

FIGURA 1 Ilustração exemplificando o tratamento imediato da periodontite aguda com o objetivo de promover a drenagem do exsudato inflamatório em um dente de 22 mm de comprimento.

E se a drenagem do exsudato não ocorrer?

A drenagem do exsudato nem sempre irá ocorrer. No entanto, ultrapassar o instrumento além do CRD ou instrumentar o forame apical na tentativa de obter a drenagem pode complicar ainda mais a situação. A dilatação do forame, além de comprometer a confecção do batente apical, não garante a drenagem. A diminuição do contingente bacteriano e a limpeza de resíduos nocivos favorecem a regressão da sintomatologia.

A possibilidade de deixar o canal radicular aberto, sem a vedação da cavidade endodôntica, deve ser descartada. Não há um motivo claro para que isso seja feito. Pelo contrário, a entrada de bactérias e resíduos alimentares para o interior do canal radicular propicia a manutenção do quadro inflamatório.

A dor proveniente da inflamação aguda apresenta intensidade moderada a severa, portanto, a prescrição de anti-inflamatório e/ou analgésico é de grande valia. Antes da prescrição do anti-inflamatório é prudente consultar o histórico de saúde, no sentido de verificar se o paciente encontra-se apto a receber a medicação. Recomenda-se o uso de anti-inflamatório não esteroide por 3 dias, associado ou não a analgésicos (Quadro 5).

QUADRO 5 Protocolo terapêutico para AINE
Para pacientes com dor moderada a severa recomenda-se: **Nimesulida**
1 comprimido de 100 mg a cada 12 h por 3 dias
A dose diária não deve exceder 100 mg a cada 12 h
Não recomendamos o uso de 200 mg a cada 12 h como sugerem algumas bulas
Ibuprofeno
1 comprimido de 400 mg a cada 4 h por 3 dias ou
1 comprimido de 600 mg a cada 8 h por 3 dias
A dose diária não deve exceder 2.400 mg/dia em doses divididas
Piroxicam
1 comprimido de 20 mg 1× ao dia por 3 dias
Se necessária a administração conjunta com analgésico:
Dipirona sódica
1-2 comprimidos de 500 mg a cada 6 h por 2 dias ou
30-40 gotas (administração única) a cada 6 h por 2 dias

E se a dor não cessar?

No geral, em torno do terceiro dia após o tratamento de urgência, os sinais e sintomas da inflamação devem desaparecer. A dor tende a diminuir logo no primeiro dia, respondendo favoravelmente ao efeito de anti-inflamatórios até desaparecer por completo entre o segundo e o terceiro dias.

A remoção parcial ou total da etiologia é a base para a cessação da sintomatologia dolorosa. Por exemplo, o desgaste do ponto de contato prematuro em um dente com periodontite traumática promove a remoção total do agente desencadeante. Por outro lado, os procedimentos realizados durante o tratamento de urgência na periodontite bacteriana, além da desobstrução foraminal, visam a diminuir o número de bactérias. Não havendo a redução do contingente bacteriano a ponto de o organismo suprimir a agressão, a dor irá persistir. No entanto, outros fatores podem estar associados à permanência da sintomatologia dolorosa, tais como: solução irrigante fora do prazo de validade, baixa resistência do organismo do hospedeiro, procedimentos iatrogênicos ou, ainda, execução incorreta da técnica.

Algumas vezes a tentativa de diminuir o número de bactérias intracanal acaba resultando no aumento do montante microbiano nos tecidos periapicais. A extrusão de microrganismos além do forame apical favorece a formação da infecção.[25] Apesar de a chegada de bactérias no periápice não implicar necessariamente uma infecção, a contaminação dessa região é imprescindível para que o abscesso ocorra.[27] O aparecimento da inflamação infecciosa está relacionado ao número e virulência dos microrganismos, principalmente diante de um organismo com baixa imunidade.

Sem a presença física de microrganismo não há formação de ABSCESSO.

Como ocorre a evolução da periodontite para abscesso?

O quadro inflamatório da periodontite apical é o mesmo de outros tecidos vascularizados do corpo humano. Caracteriza-se por apresentar vasodilatação, permeabilidade vascular com exsudação plasmática e migração de leucócitos provenientes dos vasos sanguíneos para o meio intersticial da região afetada. O neutrófilo é o primeiro leucócito a realizar a diapedese e a procurar o agente irritante.

Embora o fator microbiano seja um dos agentes etiológicos da reação inflamatória, na periodontite as alterações vasculares geralmente não são causadas pela presença direta do microrganismo no periápice.[8] A resposta inflamatória ocorre pela ação de toxinas bacterianas provenientes do canal radicular. Nessa fase, as poucas bactérias que chegam aos tecidos perirradiculares são eliminadas pelo sistema imunológico do organismo. A inflamação se mantém presente enquanto o agente etiológico permanecer no sistema de canais radiculares. No entanto, quando há um aumento exagerado de microrganismos patogênicos no periápice, os neutrófilos fagocitam o agente agressor visando à proteção do organismo.[12,13] O processo de defesa promove a secreção de enzimas lisossomais em oposição à liberação de toxinas patogênicas. O conjunto de células teciduais, bactérias e neutrófilos mortos, proteínas e elementos orgânicos associados às enzimas lisossomais constitui uma substância ácida e semifluida denominada pus. Diante desse processo bastante dinâmico a inflamação aguda passa a ser considerada infecção, ou, ainda, inflamação infecciosa.

Observação importante

É bem provável que a causa mais frequente no processo de evolução da periodontite aguda para a infecção seja a negligência na técnica do tratamento imediato. Mesmo os casos de necrose pulpar assintomática podem progredir para abscesso agudo na mesma sessão clínica. O motivo principal, como já comentado, é o aumento do contingente bacteriano patogênico nos tecidos perirradiculares.

Para evitarmos o transporte microbiano para além do limite apical, a penetração do instrumento endodôntico deve ser realizada calma e lentamente. O avanço da lima em comprimentos maiores que 1-2 mm pode favorecer a extrusão de bactérias e matéria orgânica/inorgânica para o periápice.

O tempo deve ser um aliado do operador. Sem ele a solução irrigadora é impossibilitada de exercer seu efeito bactericida e de neutralização de produtos tóxicos. O volume da solução irrigadora e a frequência com que o canal radicular é irrigado devem ser considerados. O ato de irrigar e aspirar promove o arraste físico de subprodutos tóxicos e de microrganismos para fora do canal radicular. Na sequência, a inundação da câmara pulpar propicia um meio favorável para que a solução continue a desempenhar suas funções. Antes de iniciar a sessão verifique sempre a validade do NaOCl.

ABSCESSO PERIAPICAL AGUDO

O abcesso agudo ou periodontite apical supurativa caracteriza-se por apresentar coleção purulenta envolvendo os tecidos perirradiculares infeccionados decorrente da contaminação do canal radicular. Os sinais e sintomas predominantes são dor espontânea pulsátil, exacerbada pelos testes de percussão vertical e palpação, bem como à mastigação. O paciente relata sensação de dente crescido e dor lancinante, tendo em vista a ação de mediadores químicos da dor e a contínua formação de pus com consequente pressão dos tecidos periapicais.[28] Geralmente se pode observar mobilidade dental em virtude do comprometimento parcial ou total dos tecidos de sustentação. O quadro infeccioso pode ser acompanhado de envolvimento sistêmico como a febre.[29] Os achados radiográficos são normais, podendo apresentar espessamento do ligamento periodontal.

A formação de pus permite identificar três fases do abscesso agudo, segundo a evolução e localização da coleção purulenta. Assim, temos a fase inicial (ou intraóssea), em evolução (ou subperiostal) e evoluída (ou submucosa).

Logo no início da sua formação o pus busca uma via de drenagem para se exteriorizar. Inicialmente a coleção purulenta atravessa a lâmina dura e se permeia através do tecido ósseo (fase intraóssea). A constante formação de pus pressiona e rompe a cortical óssea, depositando-se abaixo do periósteo (fase subperiostal). Ao violar o periósteo a coleção purulenta se deposita imediatamente abaixo da mucosa (fase submucosa). A perfuração espontânea da mucosa promove a formação de uma fístula e consequente drenagem do pus. Nesse momento ocorre a cronificação do processo infeccioso e a cessação da dor. A presença de fístula é, portanto, característica de processo crônico.

À medida que a evolução do abscesso migra da região óssea para a mucosa, o pus se depara com tecidos cada vez mais elásticos. Com isso há diminuição da pressão e consequente regressão da sintomatologia dolorosa. Já os tecidos de sustentação ficam cada vez mais comprometidos e a mobilidade dental tende a aumentar. As diferenças encontradas nos sinais e sintomas entre as fases basicamente se distinguem apenas na intensidade com que elas se apresentam (Quadro 6). No entanto, a presença ou não de edema e a consistência da tumefação facilitam a identificação clínica de cada fase. Na fase intraóssea o edema não é visível clinicamente, enquanto nas demais a tumefação pode ser observada ao exame visual. Na fase em evolução o edema mostra-se endurecido, ao passo que na evoluída há um pequeno ponto amolecido sobre a tumefação, denominado ponto de flutuação.

QUADRO 6 Sinais e sintomas encontrados nas diferentes fases do abscesso periapical, mostrando as características de intensidade, respostas aos testes diagnósticos e observação clínica

Sinais/sintomas	Fase inicial	Fase em evolução	Fase evoluída
Dor	↑	↑	↑
Mobilidade dental	↑	↑	↑
Percussão vertical	+	+	+
Palpação	+	+	+
Sensação de dente crescido	Presente	Presente	Presente
Achados radiográficos	Normal	Normal	Normal
Edema	**Não é visível clinicamente**	**Endurecido**	**Apresenta ponto de flutuação**

Deve-se ressaltar que a dimensão do edema não está relacionada à fase do abscesso, muito menos guarda relação com o tamanho da rarefação óssea, caso esteja presente. É comum alguns profissionais menos experimentados sugerirem que o dente é portador de lesão periapical por apresentar edema volumoso. Na verdade, a lesão periapical e o edema estão associados a processos inflamatórios bem distintos um do outro. A tumefação caracteriza infecção aguda, ao passo que a presença de lesão periapical está associada a processo crônico. A presença de ambos simultaneamente somente ocorrerá se um abscesso crônico com lesão periapical agudizar-se. Esse tipo de ocorrência denomina-se abscesso fênix.

A drenagem do abscesso pode ocorrer, ainda, via canal radicular ou via periodonto. Quando a trajetória do pus segue o espaço periodontal em direção ao sulco gengival o abscesso formado pode ser confundido com o abscesso periodontal. O diagnóstico diferencial requer dois testes, o de vitalidade pulpar e o de sondagem. O abscesso periapical não apresenta vitalidade, portanto, a resposta ao teste será negativa, ao passo que no abscesso de origem periodontal a resposta ao estímulo ao frio é positiva. A presença de bolsa é característica do abscesso periodontal e não está presente no periapical. No entanto, pode ocorrer a constatação de necrose pulpar e a presença de bolsa simultaneamente, o que caracteriza o envolvimento endoperiodontal.

A periodontite bacteriana, bem como o abscesso periapical, possuem a mesma etiologia. A ausência de edema na fase inicial dificulta o diagnóstico diferencial com a periodontite bacteriana. Na verdade, o diagnóstico clínico é impraticável; somente os achados histopatológicos podem identificá-los. A grande vantagem é que o tratamento imediato, assim como o plano de tratamento para ambas as patologias, são os mesmos.

TRATAMENTO IMEDIATO DO ABSCESSO PERIAPICAL NA FASE INICIAL E EM EVOLUÇÃO

O tratamento imediato do abscesso na fase inicial ou em evolução é exatamente o mesmo da periodontite de origem bacteriana (Quadro 8). O objetivo do tratamento é promover a drenagem oportuna visando à descompressão dos tecidos do periápice.

Durante a abertura coronária, principalmente no caso do abscesso na fase inicial, pode ocorrer a drenagem do pus via canal radicular. Nesse caso, mesmo com a drenagem, o procedimento de urgência deve ser realizado. A neutralização de toxinas bacterianas e a diminuição do contingente microbiano obtidos com o tratamento imediato favorecem não só a regressão da reação inflamatória, mas também a sintomatologia dolorosa.

A drenagem via cirúrgica não é a conduta habitual para essas situações. O pus encontra-se intraósseo ou, ainda, abaixo do periósteo (em evolução). Para que ocorra a drenagem é necessária a trepanação óssea ou ainda uma incisão profunda nos tecidos. Dependendo da área na qual o abscesso se encontra há risco iminente de incisar acidentalmente fibras musculares e/ou nervosas.

No caso do abscesso, além da prescrição de anti-inflamatório e analgésico deve-se avaliar a necessidade da antibioticoterapia. Antes de prescrever o antibiótico o profissional deve estar atento ao histórico de saúde do paciente, principalmente para a possibilidade de interação medicamentosa e relato de alergia ao medicamento. Nem todo caso de abscesso agudo requer a necessidade de antibioticoterapia. De forma geral, o uso de antibiótico está relacionado a pacientes com problemas sistêmicos, como febre nas últimas 24 horas, pacientes imunocomprometidos, abscesso difuso principalmente associados a gânglios linfáticos infartados e presença de trismo sem causa aparente.[30-33]

O antibiótico de primeira escolha para as infecções endodônticas é a amoxicilina pura[30] (Quadro 7).

QUADRO 7 Protocolo terapêutico para antibiótico administrado em paciente não sensível à amoxicilina e para paciente alérgico
Amoxicilina
1 cápsula de 500 mg a cada 8 h por 7 dias
Para pacientes alérgicos à penicilina:
Clindamicina
1 cápsula de 150 mg a cada 6 h por 7 dias ou
1 cápsula de 300 mg a cada 8 h por 7 dias A dose diária não deve exceder 1.800 mg/dia em doses divididas
Eritromicina
1 comprimido de 500 mg a cada 6 h por 7 dias

Vale informar que a amoxicilina associada ao ácido clavulânico age na inibição da enzima produzida por algumas bactérias que impedem a ação das penicilinas, aumentando, assim, seu espectro de ação. No entanto, essa associação favorece o desenvolvimento da resistência bacteriana em relação aos antimicrobianos de pequeno espectro, além de promover maior incidência de efeitos colaterais. Portanto, a associação fica restrita aos casos nos quais a cultura evidencia infecção causada por bactérias produtoras de penicilinase ou, ainda, infecções consideradas graves.[34]

QUADRO 8 Sequência operatória do tratamento imediato do abscesso dentoalveolar agudo na fase inicial e na fase "em evolução"

Tratamento imediato do abscesso fase inicial e em evolução

1. Anestesia local com lidocaína 2% com vasoconstritor
2. Remoção de toda a restauração provisória e do tecido cariado
3. Acesso à câmara pulpar com broca esférica de alta rotação
4. Isolamento absoluto com lençol de borracha
5. Antissepsia do campo operatório com NaOCl 1%
6. Localização do canal com explorador reto
7. Preparo cervical com brocas LA (20/06, 35/06 e 45/06) ou limas de preparo cervical
8. Penetração desinfetante com lima de pequeno diâmetro até o CTP
9. Determinação do CRD, preferencialmente com o uso de localizador eletrônico (confirmar o CRD por meio de RX periapical)
10. Desobstrução apical
11. Aguardar de 10-15 min para que a drenagem ocorra
12. Secagem do canal radicular
13. Medicação intracanal com pasta de hidróxido de cálcio
14. Selamento duplo da cavidade (guta-percha em bastão)
15. Preenchimento da cavidade endodôntica com CIV
16. Aplicação de adesivo dentinário sobre a superfície do CIV, seguida da polimerização
17. Remoção do isolamento absoluto
18. Alívio oclusal
19. Prescrição de anti-inflamatório não esteroide e/ou analgésico; e/ou antibiótico

Os procedimentos iniciais realizados na câmara pulpar devem ser acompanhados, inevitavelmente, da irrigação/aspiração/inundação com NaOCl 1%

E se a drenagem não ocorrer?

Caso a drenagem não aconteça, a sintomatologia deve ser controlada por meio da medicação anti-inflamatória e analgésica. A prescrição de antibiótico deve ocorrer somente quando o paciente estiver debilitado ou apresentar comprometimento sistêmico (ver capítulo "Profilaxia antibiótica e antibioticoterapia nas urgências odontológicas").

A tentativa de ultrapassar o instrumento além do forame apical, bem como de instrumentar a porção foraminal para forçar a drenagem, não são condutas viáveis. O aumento do diâmetro foraminal dificulta a obtenção do batente apical e compromete a vedação da obturação nessa região.

Os autores não são adeptos de que o paciente permaneça com o dente aberto, ou seja, sem o curativo de demora. Essa prática associada a bochechos com água morna pode até favorecer a drenagem, porém, as consequências negativas, a seu ver, são maiores:

1. Manter o dente aberto, além de não garantir que ocorra a drenagem, mantém uma via de contaminação constante com o meio bucal.
2. Microrganismos presentes no meio bucal, bem como restos alimentares, penetram no canal radicular, favorecendo a manutenção da reação inflamatória infecciosa. Vedar a cavidade endodôntica apenas com bolinha de algodão não impede a invasão microbiana.
3. Com o dente aberto, todo o procedimento realizado durante o tratamento imediato foi desperdiçado. A diminuição do contingente bacteriano e a neutralização de subprodutos tóxicos do canal radicular obtidos durante a intervenção de urgência favorecem a regressão da infecção e da sintomatologia.
4. O curativo de demora com pasta de hidróxido de cálcio age como barreira física além do efeito antibacteriano.

Pelo exposto, sugere-se a realização do curativo de demora[35] associado à terapêutica medicamentosa, como mencionado no tratamento imediato da periodontite bacteriana aguda.

TRATAMENTO IMEDIATO DO ABSCESSO PERIAPICAL NA FASE EVOLUÍDA

A drenagem do pus no caso de abscesso na fase evoluída é facilitada tendo em vista a localização da coleção purulenta. O ponto de flutuação informa a região na qual o pus encontra-se submucoso. Qualquer tentativa de drenagem superficial fora dessa região não terá êxito.

Inicialmente é realizada a antissepsia extraoral com iodopovidona 9% (PVPI) e bochecho intraoral com clorexidina 0,12% por 1 minuto.

A anestesia com lidocaína 2% com vasoconstritor deve ser realizada a distância e não na região do edema. A área infecciosa apresenta pH ácido que impede a eficiência anestésica, além da possibilidade de a agulha disseminar a contaminação para áreas teciduais sadias. Com o bisturi realiza-se a incisão da área flutuante e, posteriormente, a divulsão dos tecidos com pinça hemostática. A pinça é introduzida aos poucos no tecido, abrindo-o a cada avanço. A divulsão das lojas teciduais visa a facilitar a drenagem de maior volume de substância purulenta. Nesse momento é oportuna a manutenção do sugador no pus drenado. Após a drenagem a loja é irrigada com soro fisiológico.

O dreno pode ser obtido a partir de uma luva cirúrgica estéril. Corta-se uma tira de formato retangular e largura equivalente ao dedo mínimo da mão. Com uma pinça clínica, a tira de látex é inserida lentamente no interior da mucosa incisada até oferecer resistência. O excesso da borracha é removido com a tesoura.

Para fixação do dreno o operador pode realizar uma sutura simples envolvendo a tira de látex e a borda da incisão. No caso de drenagem extraoral, sobre o dreno é realizado um curativo com gaze estéril. O dreno deverá permanecer por um período mínimo de 3 dias.

Para os casos de drenagem intraoral o paciente é orientado a fazer bochechos, 4 vezes ao dia, com água quente. O calor promove a vasodilatação, estimulando a circulação sanguínea e viabilizando a drenagem. Ao concluir os procedimentos é realizado o ajuste oclusal no dente em questão.

A prescrição de anti-inflamatório (AINE) e antibióticos é pertinente nesses casos. O paciente é orientado a retornar 2-3 dias após para a remoção do dreno e realização do tratamento endodôntico.

Após a conclusão da drenagem, se houver tempo hábil e o paciente tiver condição de manter o atendimento, o tratamento imediato semelhante ao sugerido para as demais fases do abscesso deve ser executado.

QUADRO 9 Sequência operatória do tratamento imediato do abscesso dentoalveolar agudo na fase evoluída

Tratamento imediato do abscesso na fase evoluída

1. Antissepsia extraoral com iodopovidona 9% e intraoral com clorexidina 0,12%
2. Anestesia local com lidocaína 2% com vasoconstritor
3. Incisão da área flutuante com bisturi com lâmina n. 15
4. Divulsão dos tecidos com pinça hemostática
5. Preparo do dreno a partir de uma luva cirúrgica estéril
6. Inserção do dreno no interior do tecido incisado, por meio de pinça clínica
7. Irrigação da loja cirúrgica com soro fisiológico
8. Realizar o curativo com gaze estéril na drenagem extraoral
9. Para drenagem intraoral recomendar bochechos diários (4x ao dia) com água quente
10. Realizar o alívio oclusal (dente em infraoclusão)
11. Prescrição de anti-inflamatório, analgésico e antibiótico
12. Marcar retorno do paciente (3 dias após) para remoção do dreno
13. Havendo tempo hábil, a partir da colocação do dreno, continuar o tratamento imediato como recomendado no abscesso fase inicial

REFERÊNCIAS

1. Nair PNR. Apical periodontitis: a dynamic encounter between root canal infection and host response. Periodontol. 2000. 1997;13:121-48.
2. Zero DT, Zandona AF, Vail MM, Spolnik KJ. Dental caries and pulpal disease. Dent Clin N Am. 2011;55(1):29-46.
3. Gomes BPFA, Herrera DR. Etiologic role of root canal infection in apical periodontitis and its relationship with clinical symptomatology. Braz Oral Res. 2018;32(1):e69.
4. Abbott PV. Classification, diagnosis and clinical manifestations of apical periodontitis. Endod Topics. 2004;8:36-54.
5. Sundqvist G, Figdor D. Life as an endodontic pathogen. Endod Topics. 2003;6:3.
6. Kuriyama T, Karasawa T, Nakagawa K, Saiki Y, Yamamoto E, Nakamura S. Bacteriologic features and antimicrobial susceptibility in isolates from orofacial odontogenic infections. Oral Surg Oral Med Oral Pathol Oral Radiol Endod. 2000;90(5):600-8.
7. Torabinejad M, Shabahang S. Pulp and periapical pathosis. In: Torabinejad M, Walton RE (eds.). Principles and practice of endodontics. 4.ed. Philadelphia: WB Saunders; 2009. p.49-67.
8. Lin LM, Huang GT-J. Patobiologia da periodontite apical. In: Hargreaves KM, Berman LH (eds.). Cohen Caminhos da polpa. 11.ed. Rio de Janeiro: Elsevier; 2017. p.630-59.
9. Lin LM, Huang GT-J, Rosenberg P. Proliferation of epithelial cell rests, formation of apical cysts, and regression of apical cysts after periapical wound healing. J Endod. 2007;33(8):908-16.
10. Syrjanen S, Tammisalo E, Lilja R, Syrjanen K. Radiographical interpretation of the periapical cysts and granulomas. Dentomaxillofac Radiol. 1982;11:89.
11. Takahashi K. Microbiological, pathological, inflammatory, immunological and molecular biological aspects of periradicular disease. Int Endod J. 1998;31(5):311-25.
12. Sundqvist G, Eckerbom MI, Larsson AP, Sjogren UT. Capacity of anaerobic bacteria from necrotic pulpto induce purulent infeccion. Infect Immum. 1979;25(2):685-93.
13. Oguntebi B, Slee AM, Tanzer JM, Langeland K. Predominan microflora associated with human dental periradicular abscesses. J Clin Microbiol. 1982;15(5):964-6.
14. Hargreaves KM, Swift JQ, Roszkowski MT, Bowles W, Garry MG, Jackson DL. Pharmacology of peripheral neuropeptide and inflammatory mediator release. Oral Surg Oral Med Pathol. 1994;78(4):503.
15. Orstavik D, Kerekes K, Molven O. Effects of extensive apical reaming and calcium hydroxide dressing on bacterial infection during treatment of apical periodontitis: a pilot study. Int Endod J. 1991;24(1):1-7.
16. Sjogren U, Figdor D, Persson S, Sundqvist G. Influence of infection at the time of root filling on the outcome of endodontic treatment of teeth with apical periodontitis. Int Endod J. 1997;30(5):297-306.
17. Oliet S. Single-visit endodontics: a clinical study. J Endod. 1983;9(4):147-52.
18. Weiger R, Rosendahl R, Lost C. Influence of calcium hydroxide intracanal dressings on the prognosis of teeth with endodontically induced periapical lesions. Int Endod J. 2000;33(3):219-26.
19. Martinho FC, Chiesa WM, Leite FR, Cirelli JA, Gomes BP. Antigenic activity of bacterial endodontic contents from primary root canal infection with periapical lesions against macrophage in the release of interleukin-1beta and tumor necrosis factor alpha. J Endod. 2010;36(9):1467-74.
20. Martinho FC, de Rabello DG, Ferreira LL, Nascimento GG. Participation of endotoxin in root canal infections: a systematic review and meta-analysis. Eur J Dent. 2017;11(3):398-406.
21. Silva JÁ, Ribeiro-Filho NP. A dor como um problema psicofísico. Rev Dor. 2011;12(2):138-51.
22. Figini L, Lodi G, Gorni F, Gagliani M. Single versus multiple visits for endodontic treatment of permanent teeth: a Cochrane systematic review. J Endod. 2008;34(9):1041-7.
23. Martinho FC, Gomes CC, Nascimento GG, Gomes APM, Leite FRM. Clinical comparision of the effectiveness of 7- and 14-day intracanal medication in root canal disifection and inflammatory cytokines. Clin Oral Investig. 2018;22(1):523-30.

24. Barbosa-Ribeiro M, Arruda-Vasconcelos R, de-Jesus-Soares A, Zaia AA, Ferraz CCR, de Almaeida JFA et al. Effectiveness of calcium hydroxide-based intracanal medication on infectious/inflammatory contents in teeth with post-treatment apical periodontitis. Clin Oral Investig. 2019;23(6):2759-66.
25. Reddy SA, Hicks ML. Apical extrusion of debris using two hand and two rotary instrumentation techniques. J Endod. 1998;24(3):180-3.
26. Chong BS, Pitt Ford TR. The role of intracanal medication in root canal treatment. Int Endod J. 1992;25(2):97-106.
27. Lin LM, Di Fiore PM, Lin JL, Rosenberg PA. Histological study of periradicular tissue responses to uninfected and infected devitalized pulps in dogs. J Endod. 2006;32(1):34-8.
28. Seltzer S, Naidorf IJ. Flare-ups in endodontics: 1. Etiological Factors. J Endod. 1985;11:472.
29. Siqueira Jr JF, Rôças IN, Lopes HP. Emergências e urgências em endodontia. In: Lopes & Siqueira (eds.). Endodontia. Biologia e técnica. 4.ed. Rio de Janeiro: Elsevier; 2015. p.671-82.
30. American Association of Endodontists (AAE). Antibiotics and the treatment of endodontic infections. Endodontics: Colleagues for excellence. 2006;1-6.
31. Skucaite N, Peciuliene V, Vitkauskiene A, Machiulskiene V. Susceptibility of endodontic pathogens to antibiotics in patients with symptomatic apical periodontitis. J Endod. 2010;36(10):1611-6.
32. Doran SO, Pan GH. Management of endodontic emergencies. In: Hargreaves KM, Berman LH (eds.). Cohen's pathways of the pulp. 11.ed. Rio de Janeiro: Elsevier; 2017. p.706.
33. Balasubramaniam R, Jayakumar S. Antibiotics in endodontics: concise review. Int J Applied Dent Science. 2017;3(4):323-9.
34. Kuriyama T, Williams DW, Yanagisawa M, Iwahara K, Shimizy C, Nakagama K et al. Antimicrobial susceptibility of 800 anaerobic isolates from patients with dentoalveolar infection to 13 oral antibiotics. Oral Microbiol Immunol. 2007;22(4):285-8.
35. Halsselgren G. Pains of dental origin. Dent Clin North Am. 2000;12:263.

4

Tratamento de dente infectado (penetração desinfetante)

Antonio Miranda da Cruz Filho

INTRODUÇÃO

Este breve capítulo tem o objetivo de descrever passo a passo a técnica da penetração desinfetante (PD) com a utilização de vários instrumentos. A PD é empregada nos casos de urgência, como tratamento imediato de dentes sintomáticos e infectados, ou, ainda, previamente ao preparo químico mecânico (PQM) de dentes assintomáticos e contaminados.

A penetração desinfetante tem como intuito diminuir o contingente bacteriano e promover a neutralização de toxinas do canal radicular. A manobra consiste na introdução de instrumentos em direção ao ápice, por meio de técnica progressiva e de movimentos leves, evitando a extrusão de microbiotas e matéria orgânica/inorgânica além do forame. A passagem de tecido necrótico e microrganismos através do espaço foraminal propicia a instalação da infecção, além de desencadear a dor.[1]

Para alguns, o ato da penetração desinfetante já é considerado o início da fase de instrumentação; para outros é uma manobra para evitar a extrusão apical de microrganismos empregada nos casos de urgências ou previamente ao PQM de dentes contaminados. Independentemente da interpretação, nos dentes infectados o instrumento endodôntico não deve ser colocado de uma única vez no comprimento de trabalho. Diferentemente dos casos de polpa viva, a penetração direta do instrumento na porção apical em geral desencadeia patologias perirradiculares.[1] Portanto, seja no atendimento de urgência ou no tratamento endodôntico de dente assintomático e infectado, a realização da PD é fundamental e indispensável.

Qual a diferença da PD com um e com vários instrumentos?

Não há relatos na literatura sobre uma diferença significante entre uma técnica e outra. A explicação pode estar relacionada à quantidade de matéria orgânica e inorgânica desprendida das paredes dentinárias. No tratamento imediato o objetivo principal é promover a desobstrução foraminal, visando a drenagem do exsudato inflamatório/infeccioso, assim o instrumento não toca, necessariamente, as paredes radiculares, em consequência há maior quantidade de matéria orgânica/inorgânica retida sobre a dentina radicular e menor em suspensão. O desprendimento de resíduos provenientes do canal radicular pode favorecer a compactação apical e inviabilizar a drenagem.

Na PD com vários instrumentos ocorre ação direta do instrumento endodôntico na dentina radicular. Além da neutralização do conteúdo necrótico, ocorre concomitantemente o desgaste da camada de pré-dentina. O PQM realizado posteriormente almeja a remoção do máximo de tecido dentinário contaminado. Sendo assim, o desgaste inicial da dentina radicular durante a PD é algo desejável.

A meta a ser obtida com a PD é atingir o comprimento de trabalho, evitando a extrusão de matéria orgânica/inorgânica, bem como de bactérias patogênicas. A instrumentação do canal radicular pode ser realizada logo em seguida, no entanto, sugerimos que a obturação não seja concluída na mesma sessão.

O tratamento endodôntico de dentes necróticos em uma única sessão promove maior incidência de inchaço em relação ao tratamento em múltiplas sessões.[2,3] Deve-se considerar que a experiência do operador é um fator bastante significante para a realização do tratamento. No entanto, não é o único elemento: as condições de saúde do paciente, bem como a patogenicidade e o número de microrganismos, implicam diretamente o resultado da terapia.

A literatura ressalta que o tratamento de dente desvitalizado em uma única sessão tem o benefício do tempo e da conveniência, tanto para o profissional como para o paciente, porém apresenta o ônus de maior frequência de dor pós-operatória e inchaço.[4] Em uma perspectiva acadêmica, os autores são adeptos da sessão múltipla para os casos de necrose pulpar. O desprazer de tratar novamente o dente é bem maior que a satisfação de tê-lo obturado em uma única sessão.

DESCRIÇÃO PASSO A PASSO DA PENETRAÇÃO DESINFETANTE

Para detalhamento da técnica, parte-se do pressuposto de que o dente se encontra com isolamento absoluto, abertura coronária e preparo cervical realizado. O preparo cervical tem como objetivo instrumentar a porção cervical do canal radicular, além de facilitar a entrada de instrumentos em direção ao ápice e determinar de forma mais fidedigna o diâmetro anatômico.

Inicialmente, o canal é irrigado, aspirado e inundado com solução de hipoclorito de sódio; na sequência, escolhe-se o instrumento inicial.

Seleção do instrumento inicial da penetração desinfetante

O instrumento inicial deve ser um alargador ou lima tipo K de diâmetro compatível com a porção cervical, de tal forma que ao ser introduzido nos primeiros 5 mm do canal radicular ofereça resistência quando pressionado em direção à região apical. Em outras palavras, a lima deve "travar" nos primeiros 5 mm da embocadura radicular.

Por que nos primeiros 5 mm?

O preparo cervical promove o desgaste de dentina contaminada nos primeiros 5-6 mm do canal radicular. A partir desse preparo, a lima inicial dará continuidade à penetração desinfetante, com a troca sucessiva de instrumentos de diâmetros cada vez menores.

Cinemática do instrumento

A cinemática empregada é de ½ volta no sentido horário e ½ volta no sentido anti-horário, repetidamente. Durante a cinemática o instrumento jamais deve ser forçado em direção apical. O movimento é finalizado quando o instrumento estiver solto no interior do canal radicular.

Irrigação, aspiração e inundação

A irrigação é feita a cada troca de instrumento ou quando o instrumento desprender excessiva quantidade de matéria orgânica/inorgânica.

A irrigação e aspiração do canal tem dupla função:

- Possibilitar que o hipoclorito de sódio exerça sua ação antimicrobiana e de neutralização de conteúdo tóxico.
- Promover o arraste físico de matéria orgânica/inorgânica e de microrganismos para fora do canal radicular.

A irrigação deve ser realizada lentamente e com a agulha o mais próximo possível do terço apical. O volume da solução é de suma importância. Quantidade insuficiente impede o maior aproveitamento das propriedades da solução irrigadora.

Durante a irrigação, a embocadura da cânula de aspiração permanece próxima à borda externa da cavidade endodôntica. A cânula não deve ser inserida no interior da câmara pulpar, a não ser para secá-la. A aspiração próxima à embocadura do canal impede que o fluxo da solução irrigadora adentre mais profundamente o canal radicular.

A inundação mantém a câmara pulpar cheia de solução, o que é primordial para que o hipoclorito de sódio continue em atividade.

Quando trocar o instrumento?

Uma vez que o instrumento esteja solto, deve ser removido e o canal, irrigado, aspirado e inundado. O novo instrumento a ser inserido deve apresentar diâmetro imediatamente menor que o anterior.

Exemplo: se o instrumento #60 foi utilizado, o próximo será o #55.

O novo instrumento é introduzido até oferecer resistência, sem ser forçado em direção apical. Uma vez posicionado, segue com a cinemática de ½ volta no sentido horário e ½ volta no sentido anti-horário, repetidamente. Quando o instrumento estiver solto, ele é retirado e o canal, irrigado, aspirado e inundado. Na sequência, um novo instrumento de diâmetro imediatamente menor é utilizado.

Até quando as limas serão trocadas?

O procedimento anterior deve ser repetido com instrumentos de diâmetros cada vez menores, até que determinado instrumento atinja o limite do comprimento de trabalho provisório (CTP).

Ao atingir o CTP, a odontometria convencional ou eletrônica é realizada.

Observação: as limas empregadas com cursores de silicone ("*stop*") no CTP facilitam identificar quando o instrumento atinge o comprimento preestabelecido. Assim, uma vez calculado o CTP e antes de iniciar a PD, o comprimento é transferido para a sequência de limas. À medida que os instrumentos são trocados pelos de menor diâmetro, os cursores se aproximam cada vez mais do ponto de referência. Quando o cursor tocar o referencial, o instrumento estará no CTP (Figura 1).

E após o cálculo do CT?

Após obter o CT sugerido pelo cálculo matemático ou por meio eletrônico, o valor do comprimento é transferido para os próximos instrumentos a serem utilizados.

Exemplo: supondo que o instrumento #35 encontra-se no CTP. Após obter o CT sugerido, o comprimento é transferido para os instrumentos #30, #25, #20 e assim sucessivamente.

A penetração desinfetante deve continuar com o instrumento imediatamente menor àquele que atingiu o CTP. À medida que os instrumentos sequenciais são empregados, os cursores irão se aproximar cada vez mais do ponto de referência. Quando o cursor atingir o referencial, o instrumento é mantido na posição para tomada radiográfica da confirmação do CT (Figura 1). Uma vez certificado o CT, o operador poderá dar sequência à fase do PQM com a técnica que desejar.

Observações importantes:

1. Obtido o CT sugerido, o instrumento jamais deve ser introduzido diretamente do CTP para o CT. A penetração desinfetante deve ser mantida gradualmente com a troca sucessiva de instrumentos de diâmetros cada vez menores, até que atinja o CT.
2. Durante a PD é recomendável que, a cada 2 trocas de instrumentos, o canal seja explorado com instrumento de pequeno diâmetro (#08 ou #10), até 1-2 mm além do instrumento de trabalho. Tal procedimento visa a evitar a compactação de dentina excisada.

O instrumento (#08 ou #10) é utilizado com movimento exploratório de introdução ¼ a ½ volta e tração.

3. Em canais atrésicos, por vezes o instrumento #20 ou #15 é o primeiro a ser utilizado. Nesses casos, quando o instrumento de menor diâmetro disponível já foi utilizado e ainda não foi possível atingir o CT, a conclusão da PD será realizada somente com esse instrumento.
   Exemplo: foram utilizados os instrumentos #20, #15, #10 e #08. Porém o instrumento #08 encontra-se no terço médio do canal. A partir desse ponto será utilizado somente o instrumento #08, até o término da PD. A cinemática a ser empregada é de penetração, ou seja, introdução ¼ a ½ volta e tração. O instrumento é introduzido gradualmente e intercalado com irrigação/aspiração/inundação do canal radicular. A irrigação abundante é essencial na prevenção da compactação de dentina. A cada 1-2 mm percorridos no canal radicular o instrumento deve ser removido e o canal, irrigado/aspirado e inundado.
4. O preparo cervical é um procedimento dinâmico e pode ser repetido no decorrer da PD ou mesmo durante o PQM. Na dificuldade de avançar com o instrumento em direção apical, a retomada do preparo cervical facilita sobremaneira esse procedimento. A cada novo preparo a porção cervical do canal tende a obter maior divergência das paredes dentinárias, viabilizando o acesso à porção apical.
5. Nos dentes necrosados sintomáticos, a PD é realizada em todo o comprimento do dente (CRD), enquanto nos assintomáticos a técnica limita-se ao comprimento de trabalho (CT), geralmente a 0,5 mm aquém do ápice.
6. A penetração desinfetante é um conjunto de procedimentos que não podem ser dissociados. Uma vez iniciada, o operador deve seguir a técnica até a obtenção do comprimento de trabalho. Diante das afecções crônicas, a PD realizada parcialmente pode desequilibrar a relação estável existente entre o número de microrganismos e a resistência do paciente, favorecendo o aparecimento de periapicopatias agudas. Dessa forma, é importante que o operador realize sempre o planejamento prévio do caso conforme o tempo disponível. Nos casos de dentes assintomáticos, não havendo tempo hábil para a PD, não inicie o tratamento.

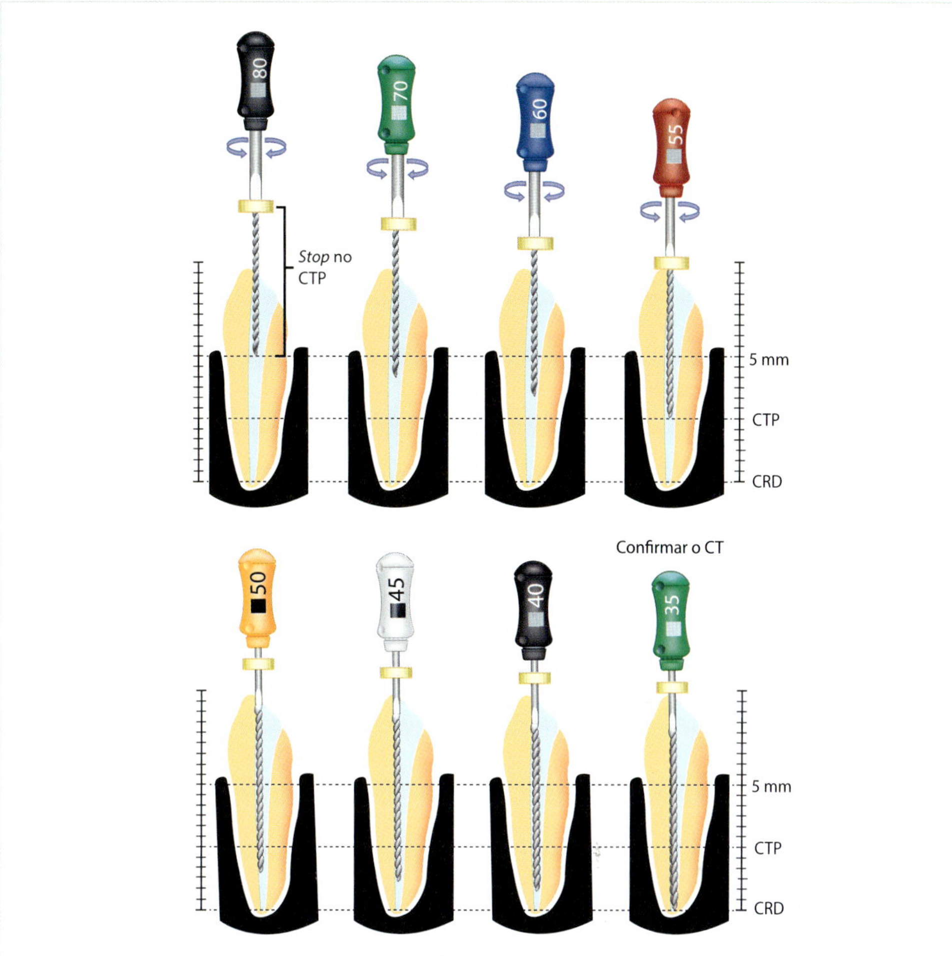

FIGURA 1 Exemplo ilustrativo da sequência dos instrumentos durante a penetração desinfetante.

REFERÊNCIAS

1. Reddy SA, Hicks ML. Apical extrusion of debris using two hand and two rotary instrumentation techniques. J Endod. 1998;24(3):180-3.
2. DiRenzo A, Gresla T, Johnson BR, Rogers M, Tucker D, BeGole EA. Postoperative pain after 1- and 2-visit root canal therapy. Oral Surg Oral Med Oral Pathol Oral Radiol Endod. 2002;93(5):605-10.
3. Ghoddusi J, Javidi M, Zarrabi MH, Bagheri H. Flare-ups incidence and severity after using calcium hydroxide as intracanal dressing. N Y State Dent J. 2006;72(4):24-8.
4. Figini L, Lodi G, Gorni F, Gagliani M. Single versus multiple visits for endodontic treatment of permanent teeth (Review). Cochrane Database Syst Rev. 2007;17(4):CD005296.

5

Tratamento de urgência das doenças periodontais

Daniela Bazan Palioto Bulle
Yasmin Simões Dal'Acqua
Michel Reis Messora
Flávia Aparecida Chaves Furlaneto Messora

INTRODUÇÃO

A doença periodontal (DP) é uma doença crônica polimicrobiana de caráter imunoinflamatório que acomete os tecidos de proteção e suporte dos dentes. É causada por um desequilíbrio da flora comensal (disbiose) induzido ou mantido por processo inflamatório crônico.[1] Embora caracterizada por sinais inflamatórios crônicos, podem acontecer manifestações de fenômeno inflamatório agudo.

A inflamação aguda é descrita por apresentar instalação repentina, progressão rápida e curso breve. Além disso, caracteriza-se por sinais clássicos da inflamação como: calor, rubor, tumor e, principalmente, dor. Uma das entidades clínicas que apresentam esse quadro é conhecida por lesões periodontais agudas, que podem ser divididas em abscessos e doenças necrosantes.[2]

Lesões agudas no periodonto estão entre as poucas situações clínicas na periodontia em que os pacientes podem procurar atendimento de urgência, principalmente por causa da dor associada. Diferentemente da maioria das outras condições periodontais, durante o curso dessas lesões há destruição rápida dos tecidos periodontais.[3]

Sendo assim, é de extrema importância um diagnóstico rápido e correto com tratamento imediato. Apesar de seu curso rápido e breve, pode se disseminar e/ou deixar sequelas complexas e, portanto, trazem consigo a necessidade de atendimento rápido, intervenção mecânica (para remoção de biofilme e exsudato) e o acompanhamento do paciente nas primeiras 24, 48 e até 72 horas posteriores à intervenção.

Sempre que houver uma lesão aguda do periodonto, seja ela um abscesso ou doença necrosante, é condição *si ne qua non* torná-la crônica antes de o tratamento necessário ser executado. A remoção do paciente do quadro agudo permitirá uma intervenção segura e apropriada.

Atualmente a classificação das doenças e condições periodontais utilizada é a estabelecida pela AAP e pela European Federation of Periodontology (EFP), em 2017.[4] Resume-se em três grandes categorias e determina as atuações em processos crônicos e agudos.

1ª) Saúde periodontal, doenças e condições gengivais (Quadro 1)

QUADRO 1 Classificação das doenças e condições periodontais. 1ª categoria

Saúde periodontal Doenças e condições gengivais		
Saúde gengival Saúde periodontal	Gengivite (induzida por biofilme)	Doenças gengivais (não induzidas por biofilme)

Adaptado de Caton et al., 2018.[5]

2ª) Periodontite

Nessa categoria, três diferentes formas de periodontite são identificadas com base na patofisiologia dessas condições, sendo divididas em: doenças periodontais necrosantes, periodontite e periodontite como manifestação de doença sistêmica.

As doenças periodontais necrosantes, cujo fenótipo clínico característico inclui necrose, sangramento e dor na papila, por estarem diretamente associadas ao comprometimento da resposta imune do hospedeiro, continuam sendo uma categoria distinta de periodontite (Quadro 2).

QUADRO 2 Classificação das doenças e condições periodontais. 2ª categoria

Periodontite		
Doenças periodontais necrosantes	Periodontite	Periodontite como manifestação de doença sistêmica

Adaptado de Caton et al., 2018.[5]

3ª) Outras condições que afetam o periodonto

Destacam-se aqui na terceira categoria os abscessos periodontais e as lesões endoperiodontais que afetam o periodonto, assim como inúmeras condições sistêmicas, forças oclusais traumáticas, condições adquiridas ou congênitas (Quadro 3).

QUADRO 3 Classificação das doenças e condições periodontais. 3ª categoria

Outras condições que afetam o periodonto	Doenças ou condições sistêmicas que resultam em perda de tecido periodontal (independentemente da periodontite)
	Abscessos periodontais e lesões endodônticas/periodontais
	Deformidades mucogengivais
	Forças oclusais traumáticas
	Fatores relacionados ao dente e à prótese

Adaptado de Caton et al., 2018.[5]

ABSCESSOS DO PERIODONTO

Abscessos periodontais são definidos como um acúmulo localizado de substância purulenta (pus) adjacente à parede gengival do sulco/bolsa periodontal, causando rápida e intensa destruição do periodonto durante um curto período de tempo. Apresentam sintomas clínicos característicos de fácil interpretação.[6]

Essa lesão está entre as urgências odontológicas mais comuns, entre 7,7-14%, e apresentam elevado risco de disseminação sistêmica, visto que bactérias presentes dentro do abscesso podem se espalhar e causar infecções em outras partes do corpo. Sendo assim, é imprescindível que o tratamento seja rápido e adequado.[2]

No passado se considerava o abscesso periodontal crônico ou agudo. Essa visão foi alterada recentemente porque um abscesso, por definição, é sempre uma lesão aguda.[4]

ABSCESSOS GENGIVAIS

Consiste em inflamação purulenta, localizada nos tecidos periodontais de proteção.[7]

Sinais e sintomas:

- Ausência de perda de inserção periodontal, tumefação de consistência flácida, coloração vermelha e textura brilhante (gengiva marginal ou papila interdentária).
- Doloroso, especialmente ao toque.
- Sensibilidade à percussão nos dentes vizinhos.
- Fístula ou drenagem espontânea via sulco gengival.
- Se a lesão não for tratada, usualmente ela se rompe de forma espontânea.

ABSCESSOS PERIODONTAIS

Inflamação purulenta, localizada nos tecidos periodontais de sustentação.[7]

Sinais e sintomas:

- Presença de elevação na gengiva ao longo da parte lateral da raiz.
- Geralmente associados a uma bolsa periodontal profunda com perda de inserção.
- Perda óssea normalmente é observada no exame radiográfico.
- Leve desconforto a dor severa.
- Supuração durante sondagem.
- Dor estimulada pela mastigação.
- Mobilidade dentária.
- Sensação de dente extruído.
- Pode ou não haver exsudato purulento.

Diagnóstico diferencial entre abscessos periapicais e periodontais

Abscessos periodontais e periapicais são entidades patológicas que possuem em comum sintomatologia dolorosa e localização semelhante, sendo comum a falha no diagnóstico, o que resulta muitas vezes em tratamento ineficiente. No esquema a seguir é possível observar alguns tópicos essenciais que devem ser levados em consideração ao determinar o diagnóstico (Quadro 4).

QUADRO 4 Diferenças entre os abscessos periodontal e periapical

Abcesso periodontal	Abcesso periapical
▪ Presença de bolsa periodontal	▪ Cárie ou restauração profunda
▪ Vitalidade pulpar	▪ Ausência de vitalidade pulpar
▪ Localização coronal	▪ Localização apical
▪ Dor constante e localizada	▪ Dor severa, difusa, intermitente
▪ Percussão: dor menos intensa	▪ Percussão: dor intensa

A radiografia periapical também é um dos principais métodos de diagnóstico nesse caso, pois promove o rastreamento da bolsa periodontal ou fístula por meio da introdução de um cone de guta-percha ou material radiopaco.

ABSCESSOS PERICORONÁRIOS

Caracteriza-se pela inflamação purulenta e localizada no tecido gengival que recobre dentes parcialmente erupcionados.[7]

Atualmente os abscessos devem ser classificados com base em sua etiologia, e não mais em função da sua localização. Diferentes fatores etiológicos podem explicar a sua ocorrência nos tecidos periodontais, podendo se desenvolver na presença ou na ausência de perda de inserção preexistente. Na atual classificação, abscessos gengivais e periodontais foram alocados em uma única categoria, denominada abscessos no periodonto.[2]

QUADRO 5 Classificação atual dos abscessos gengivais e periodontais

<table>
<tr><td rowspan="7">Abscessos no periodonto</td><td rowspan="6">Pacientes com periodontite</td><td rowspan="3">Exacerbação aguda</td><td>Periodontite não tratada</td></tr>
<tr><td>Não responsivo à terapia periodontal</td></tr>
<tr><td>Terapia periodontal de suporte</td></tr>
<tr><td rowspan="3">Pós-tratamento</td><td>Pós-raspagem</td></tr>
<tr><td>Pós-cirurgia</td></tr>
<tr><td>Pós-medicação</td></tr>
<tr><td>Em pacientes sem periodontite</td><td>Impactação
Fatores ortodônticos
Alterações anatômicas
Iatrogenias
Reabsorção externa
Aumento gengival</td><td></td></tr>
</table>

Adaptado de Herrera et al., 2018.[2]

TRATAMENTO

Abscesso gengival

1ª sessão

- Anestesia tópica ou infiltrativa no local.
- Remoção do corpo estranho, drenagem via sulco gengival com a utilização de uma sonda periodontal ou raspagem com curetas de forma suave.
- Em situações mais agudas: a área flutuante deve ser incisada com lâmina 15 e o exsudato exteriorizado com pressão leve.
- Área irrigada com soro fisiológico ou clorexidina 0,12% e coberta com gaze umedecida sob leve pressão.
- Após 24 horas:
- A área deve ser reavaliada e tentar realizar a completa raspagem e alisamento radicular (RAR).

Abscesso periodontal

1ª sessão

Controle da condição aguda, se o dente puder ser salvo.

Em caso de prognóstico desfavorável do dente, por motivos periodontais ou restauradores, a opção de tratamento mais sensata pode ser a extração.

- Anestesia a distância.
- Drenagem
  - via bolsa periodontal, deve ser completamente desbridada;
  - incisão externa no retalho (ponto de flutuação).
- Limpeza delicada.
- Irrigação da bolsa periodontal (sem pressão), com soro fisiológico ou clorexidina 0,12%.
- Ajuste oclusal pode ajudar no alívio imediato.

Deve ser avaliado o uso de antibióticos sistêmicos apenas se houver sinais claros de envolvimento sistêmico ou infecção disseminada, como febre e linfadenopatia (ver capítulo "Profilaxia antibiótica e antibioticoterapia nas urgências odontológicas").

QUADRO 6 Protocolo antibiótico
Pacientes com histórico de alergia aos derivados de penicilina
Clindamicina 300 mg – 1 comprimido a cada 8 h por 7 dias
Azitromicina 500mg – 1 comprimido ao dia por 3 dias
Pacientes sem histórico de alergia aos derivados de penicilina
Amoxicilina 500 mg/clavulanato de potássio (125 mg) – 1 cápsula a cada 8 h por 7 dias

Após a drenagem e "gentil" desbridamento, o paciente deve retornar 24-48 horas após o tratamento para avaliar a resolução do abscesso. No caso de abscessos periodontais em áreas mais propícias à disseminação e dependendo da condição sistêmica do paciente, deve-se ainda avaliar a necessidade de acompanhamento até 72 horas subsequentes.

2ª sessão

Deve ser avaliada a necessidade de início ou continuidade da terapia periodontal, visto que a maioria desses abscessos ocorre em uma bolsa periodontal preexistente.

▷ Caso clínico 1 – abscesso periodontal

Paciente compareceu com sintomatologia dolorosa, febre e mal-estar, apresentava aumento gengival localizado entre os dentes 21 e 22 (Figura 1a) com bolsa periodontal profunda. Por meio do exame radiográfico foi possível constatar defeito intraósseo nessa região. Em virtude dos sinais de manifestação sistêmica, foi realizada profilaxia antibiótica com o uso de 1 grama de amoxicilina (500 mg) (ver capítulo "Profilaxia antibiótica e antibioticoterapia nas urgências odontológicas"), raspagem e alisamento radicular (Figura 1b), devendo continuar com o uso do mesmo medicamento associado ao clavulanato de potássio (125 mg) na posologia a cada 8 h, por 5 dias. No pós-operatório foram prescritos analgésicos e bochechos com digluconato de clorexidina 0,12%. Após a intervenção de urgência (drenagem do exsudato) houve melhora considerável do edema (Figura 1c). Durante as consultas de retorno de 2 dias e 1 semana (Figura 1d) foi possível observar melhora significativa, porém ainda havia presença de bolsa periodontal. Sendo assim, foi planejado o tratamento periodontal definitivo baseado em raspagem e alisamento radicular em campo aberto (Figura 1e). Acompanhamento realizado 5 meses e 18 meses após o procedimento cirúrgico (Figura 1f). Nesse período o paciente esteve em fase de manutenção.

▷ Caso clínico 2 – abscessos múltiplos

Paciente do sexo feminino, 24 anos, apresentava queixa de dor intensa com dificuldade para falar e mastigar. No exame clínico foi observado sangramento espontâneo, exsudato purulento em algumas regiões e aumento gengival generalizado (Figura 2a). Ao realizar a sondagem periodontal foram constatados perda de inserção, pequenos depósitos de cálculos em alguns dentes e presença de bolsas profundas. No primeiro atendimento clínico realizaram-se drenagem e instrumentação coronária. Pós-procedimento foi prescrito analgésico paracetamol 750 mg (a cada 6 h) por 2 dias e bochechos com digluconato de clorexidina 0,12% (2 vezes ao dia). Não foi receitado nenhum antibiótico, tendo em vista a ausência de manifestação sistêmica. Após 1 semana, a paciente relatou alívio da dor e melhora clínica significativa (Figura 2b). Nessa consulta de retorno foram realizados nova instrumentação ultrassônica, instrução de higiene oral e exame periodontal completo,

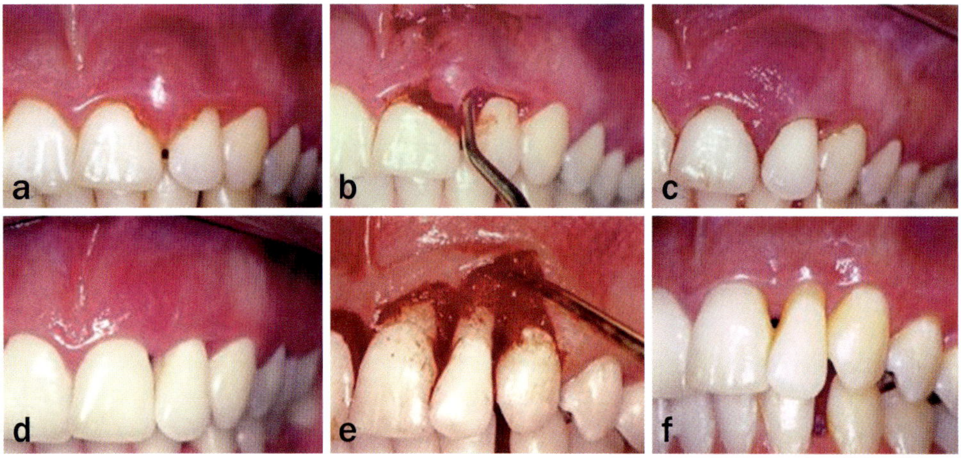

FIGURA 1 a) Aspecto clínico inicial. Notar região edemaciada entre os dentes 21 e 22; b) raspagem e alisamento radicular com cureta; c) pós-operatório imediato; d) aspecto clínico 7 dias após intervenção de urgência; e) cirurgia de acesso para raspagem e alisamento radicular, 3 meses após urgência; f) 18 meses pós-cirurgia, fase de manutenção.
Fotos publicadas no artigo Joly JC et al., 2002. Fotos utilizadas com autorização.

sendo constatada, ainda, presença de bolsas profundas generalizadas. Com a melhora da condição geral da paciente e término da fase aguda realizou-se o tratamento periodontal definitivo com instrumentação manual e ultrassônica, sendo possível observar melhora no aspecto gengival após 3 meses (Figura 2c). Foi necessário também restabelecer um novo contorno gengival entre os dentes 41 e 24 (Figura 2d). Houve acompanhamento do caso aos 13 e 27 meses (Figuras 2e e 2f, respectivamente).

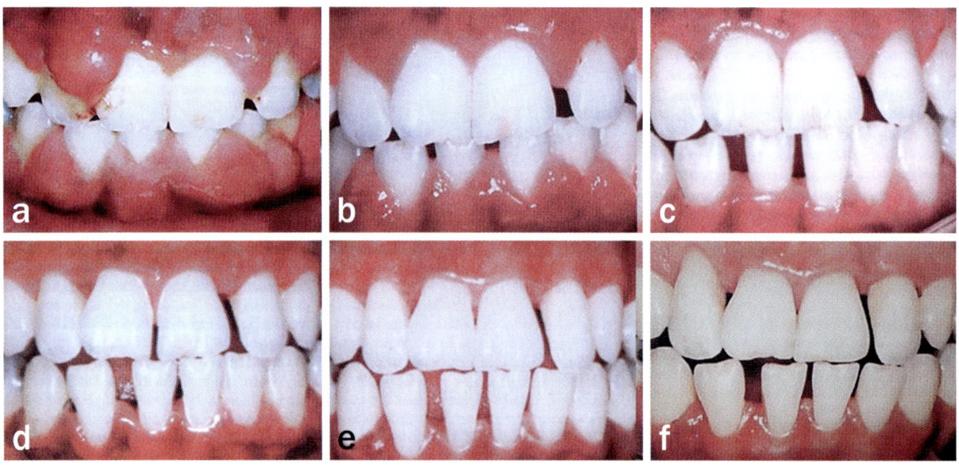

FIGURA 2 a) Aspecto clínico inicial. Notar abscessos periodontais múltiplos envolvendo todas as regiões; b) 1 semana após intervenção de urgência; c) 3 meses após a terapia periodontal; d) 2 meses após nova cirurgia de correção do contorno gengival dos dentes 41 e 42; e) acompanhamento de 13 meses; f) acompanhamento de 27 meses.
Fotos publicadas no artigo Duro Júnior AM et al., 2000. Fotos utilizadas com autorização.

DOENÇAS PERIODONTAIS NECROSANTES (DPN)

Processo inflamatório agudo dos tecidos periodontais caracterizado por necrose/úlcera na papila interdental, essa condição já foi nomeada de várias formas: gengivite ulcerativa necrosante aguda (GUNA) e periodontite ulcerativa necrosante aguda (PUNA).[8] Porém, o termo ulcerativa necrosante se torna redundante, assim como o uso da palavra "aguda", visto que já estão inseridos nas próprias características da doença, sendo eliminados da nomeação.[2] A patologia apresenta três característica três características clínicas típicas: necrose papilar, sangramento e dor. É possível observar também a formação de pseudomembrana, presença de halitose, linfadenopatia regional e febre.[4]

Representam as condições mais graves associadas ao biofilme dentário, levando à destruição tecidual rápida. Essa doença se divide em dois tipos: gengivite necrosante (GN) e periodontite necrosante (PN). Na PN, diferentemente da GN, há progressão da doença para o ligamento periodontal e osso alveolar, possibilitando a perda de inserção.[9]

No entanto, ambas são doenças debilitantes e de rápida destruição tecidual, podendo representar estágios diferentes de uma mesma doença e progredir para formas mais graves de DPN.[10] Por exemplo, a estomatite necrosante (EN), na qual a condição necrótica ultrapassa a linha mucogengival, resultando em ampla exposição óssea;[11] e NOMA (*cancrum oris*), considerada uma doença infecciosa oportunista, na qual o processo necrótico pode ocorrer além da maxila e mandíbula, chegando a envolver outras estruturas como a articulação temporomandibular, o nariz e o pavimento da órbita.[12]

Por estar fortemente associada ao comprometimento da resposta imune do hospedeiro, a nova classificação da DP passou a considerar essas condições na determinação dessas doenças.[4]

▷ Caso clínico 3 – gengivite necrosante

Paciente do sexo masculino, 28 anos, queixava-se de dor e sangramento espontâneo e relatou aparecimento rápido da inflamação após período de grande estresse. Não apresentava nenhuma condição sistêmica que pudesse ter desencadeado a doença. Ao exame clínico foi possível observar gengiva edemaciada, sangramento ao leve toque (Figura 3a), com necrose e inversão no contorno das papilas (Figura 3b). Durante o exame periodontal não foi constatada perda de inserção; foi confirmado com o exame radiográfico que não apresentava perda óssea. O tratamento consistiu em limpeza delicada com ultrassom e curetas, prescrição de analgésico e bochechos com digluconato de clorexidina 0,12% (2 vezes ao dia) por 7 dias.

QUADRO 7 Doenças periodontais necrosantes e condições sistêmicas

Doenças periodontais	
Doenças periodontais necrosantes em pacientes crônicos gravemente comprometidos.	Doenças periodontais necrosantes em pacientes temporariamente e/ou moderadamente comprometidos.
Adultos	Paciente com gengivite
Crianças	Paciente com periodontite

Adaptado de Herrera et al., 2018.[2]

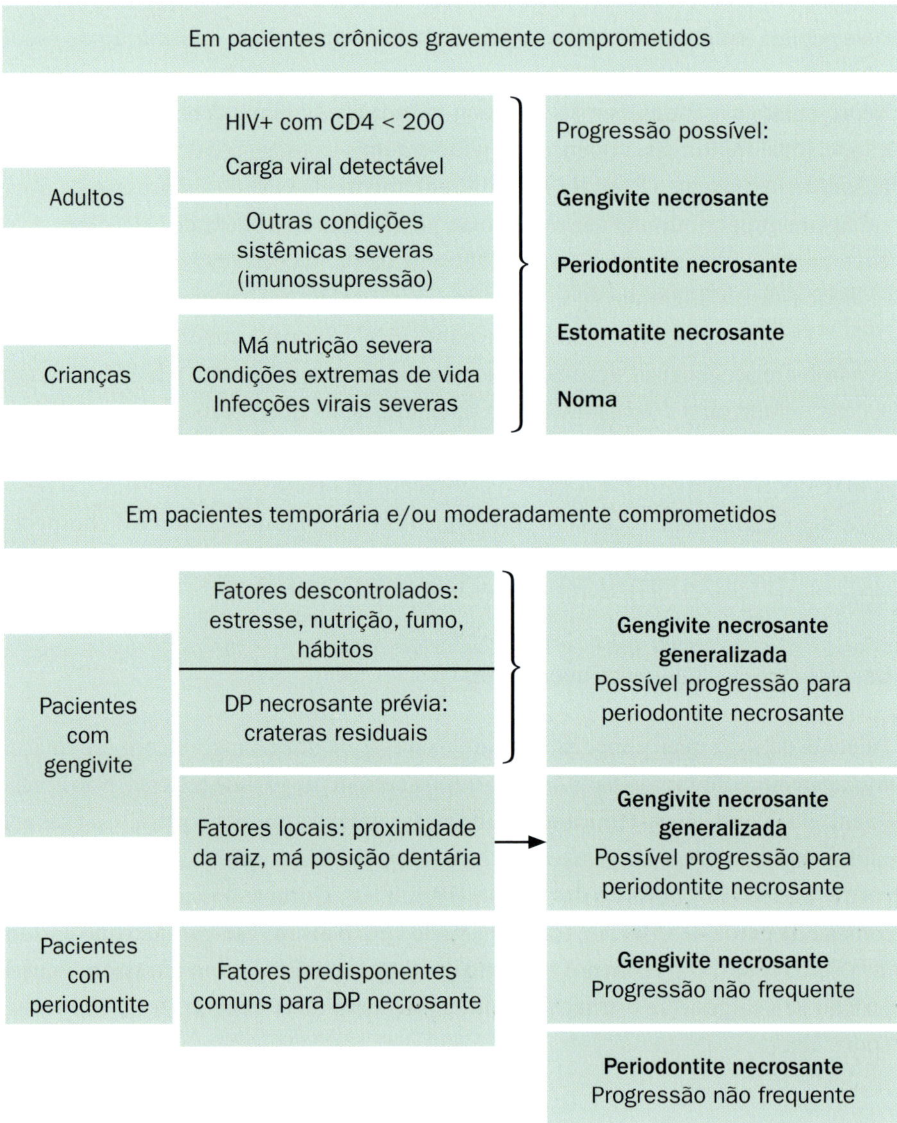

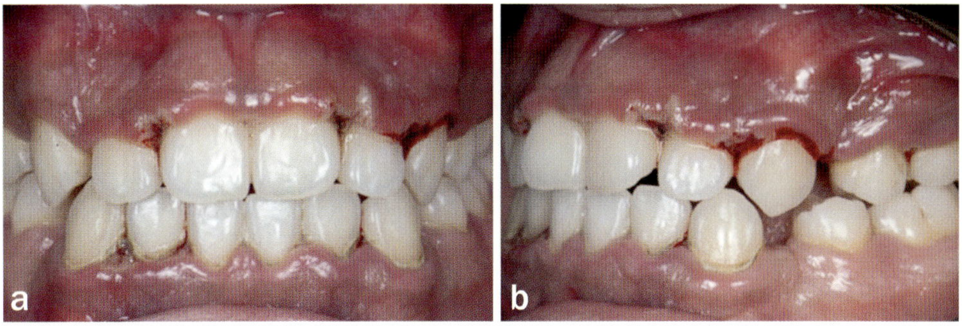

FIGURA 3 a) Aspecto clínico da condição inicial. É possível notar gengivas edemaciadas com sangramento, principalmente nas regiões anterior superior e inferior; b) necrose com inversão papilar. Notar a presença de tecido necrótico na gengiva marginal, principalmente na região entre o incisivo central e o lateral, com perda nos formatos das papilas.
Fotos cedidas pelo Prof. Pedro Henrique Felix Silva.

▷ Caso clínico 4 – periodontite necrosante

Paciente do sexo masculino, 18 anos, procurou atendimento de urgência, pois apresentava dor e odor fétido na cavidade oral. Relatou ser infectado pelo HIV via transmissão vertical (da mãe para o feto), fazia uso de terapia antirretroviral irregular para controle e apresentava quadro grave de imunossupressão (taxa de linfócito T CD4+ < 200 células/mL^3 de sangue e carga viral detectável). Ao exame clínico foi possível observar condições precárias em relação à saúde bucal, com raízes residuais, restaurações insatisfatórias, com muitos elementos dentais cariados (Figura 4a). Quanto à situação periodontal, apresentava quadro inflamatório com alterações no contorno gengival, sendo mais acentuado na região dos dentes 43 e 44, pela qual foi possível ver a presença de crateras interproximais (Figura 4b), com perda de inserção. Realizou-se raspagem supragengival na boca toda com ultrassom em sessão única, instrução de higiene oral e prescrição de bochecho com digluconato

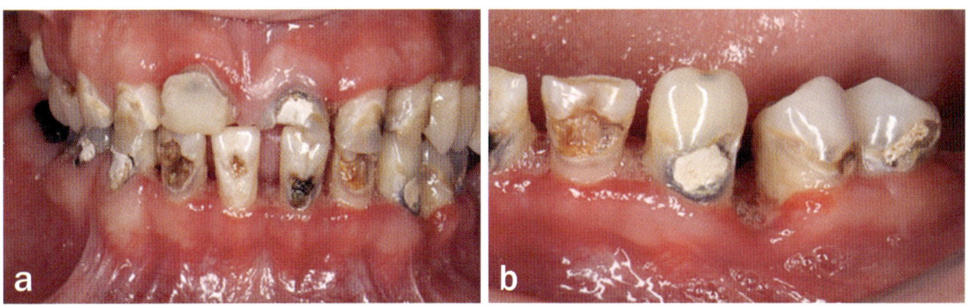

FIGURA 4 a) Aspecto clínico da condição inicial. Paciente HIV+ possuía condição bucal precária, gengiva edemaciada com perda do contorno; b) presença de crateras interproximais. Nota-se perda de papila nessa região, com perda de inserção e presença de quadro inflamatório acentuado.
Fotos cedidas pelo Prof. Átila Vinícius Vitor Nobre.

de clorexidina 0,12% (2 vezes ao dia) por 1 semana. Não se receitou antibiótico, pois o paciente já estava tomando essa medicação para outras infecções oportunistas. Na consulta de retorno o paciente apresentou melhora. Realizou-se nova sessão de raspagem supragengival, no entanto, o paciente não compareceu mais ao serviço para acompanhamento.

Na prática clínica é comum muitos profissionais confundirem a gengivite necrosante com a gengivoestomatite herpética primária (GHP), que é uma infecção virótica primária da cavidade oral provocada pelo vírus da herpes simples (HSV-1), diferentemente da GN, que possui etiologia bacterina. A faixa etária também é distinta, visto que a GHP acomete com maior frequência crianças, e a GN, indivíduos entre 15-30 anos.[7] O Quadro 8 apresenta melhor esclarecimento para facilitar o diagnóstico diferencial entre essas doenças:

QUADRO 8 Principais diferenças entre a GN e a GHP

Diagnóstico diferencial		Gengivite necrosante	GHP
Úlceras	Localização	Papila interdental Gengiva marginal	Gengiva Toda mucosa oral
	Características	Pseudomembrana Sangramento espontâneo Dor à palpação	Várias vesículas que se aglutinam e formam úlceras rasas e de formato regular. Sem tendência acentuada para sangrar e podem ou não ser sensíveis à palpação.
	Duração	Curta duração, com tratamento adequado	Mais de 1 semana
Sintomas	Local	Gengiva dolorida Mau hálito	Feridas na boca
	Sistêmicos	Normalmente sem febre	Febre

Adaptado de Wadia e Ide, 2017.[7]

Tratamento da GN

1ª sessão

- Remoção de pseudomembrana com gaze embebida em peróxido de hidrogênio (água oxigenada).
- Raspagem para remoção de placa/cálculo.
- Recomenda-se o uso de ultrassom para causar menos traumatismo ao tecido.
- Pacientes devem associar o uso de agentes químicos (bochechos com clorexidina 0,12%, 2 vezes ao dia) até que as lesões regridam e ocorra a cicatrização.
- Pacientes devem evitar o fumo, o bebida alcoólica, alimentos ácidos e/ou condimentados.

Uso de antibióticos sistêmicos:

- Casos mais severos.
- Onde há comprometimento sistêmico.

- Pacientes que não estão respondendo ao tratamento mecânico ou apresentam resposta mínima.
- Quando há febre e mal-estar.

QUADRO 9 Protocolo antibiótico
Antibiótico de 1ª escolha
Metronidazol 250 mg, 1 comprimido a cada 8 h por 7 dias

2ª sessão

- Raspagem e alisamento radicular (RAR).
- Remoção de fatores iatrogênicos.
- Orientação de higiene oral.
- Reavaliação.
- Controle e manutenção.

Pode ser necessária complementação cirúrgica:

- Gengivectomia em crateras gengivais rasas.
- Cirurgia a retalho em crateras gengivais profundas.

LESÕES ENDODÔNTICAS-PERIODONTAIS

As lesões endodônticas/periodontais isoladas ou combinadas são localizadas e sua área de infecção se apresenta na forma circunscrita não apenas nas regiões apicais dos dentes, mas também na região lateral das raízes e nas regiões de bifurcação dos dentes multirradiculares. Essas lesões são originadas no tecido periodontal e/ou pulpar, sendo essencialmente resultado de uma comunicação patológica entre a bolsa periodontal e a polpa dentária.

Existem várias comunicações entre o complexo dentino-pulpar e o periodonto, como o forame apical, túbulos dentinários, canais laterais e acessórios. Essas vias também podem ser decorrentes de defeitos de desenvolvimento do órgão dentário, sendo elas: pérolas ou projeções de esmalte, sulco palatogengival.

Essas relações anatômicas e funcionais sugerem interdependência, não apenas no seu comportamento fisiológico, mas no surgimento de lesões que envolvem tanto o interior do elemento dental quanto os tecidos de suporte. No entanto, esses compartimentos ainda podem se comunicar por meios não relacionados à anatomia ou defeitos de desenvolvimento do órgão dentário, mas sim por situações iatrogênicas ou patológicas, fraturas alveolodentárias, reabsorções externas etc.[13]

Essas lesões, quando existentes, podem comprometer gravemente o prognóstico do dente e necessitam de cuidados multidisciplinares. A sequência do tratamento é dependente do diagnóstico, baseando-se na identificação do grau de comprometimento da polpa e do periodonto apical e lateral.[14] O tratamento e o prognóstico das lesões endodôntico-periodontais variam, dependendo da etiologia, patogênese e diagnóstico correto de cada condição específica. Antigamente, a sua classificação para diagnóstico era feita de acordo com a fonte primária da infecção, podendo ser originária do canal radicular ou da bolsa periodontal.[15]

Essas lesões têm recebido diversas nomenclaturas, sendo a mais utilizada a estabelecida por Simon,[16] que as classifica em 5 tipos:

1. **Lesão endodôntica primária:** processo inflamatório infeccioso no tecido pulpar, resultante de agentes nocivos nos canais. Apresenta fístula exclusivamente de origem endodôntica com drenagem no tecido periodontal. Durante a sondagem é encontrada quantidade mínima de cálculo e biofilme, geralmente o paciente não apresenta dor e, quando possui, o desconforto é mínimo. Apenas terapia endodôntica é necessária para cura.
2. **Lesão endodôntica primária com envolvimento periodontal secundário:** surge em virtude da persistência da lesão endodôntica primária que iniciou uma lesão periodontal, sendo possível observar a formação de placa dentária e a perda de inserção. Pode cicatrizar apenas com terapia endodôntica.
3. **Lesão periodontal primária:** processo inflamatório infeccioso no tecido periodontal com destruição gradual ao longo da superfície da raiz até o ápice radicular. A polpa possui vitalidade pulpar, mas apresenta mudanças degenerativas ao longo do tempo. O prognóstico depende totalmente da terapia periodontal.
4. **Lesão periodontal primária com envolvimento endodôntico secundário:** surge em virtude da progressão da doença periodontal que causa a necrose do tecido pulpar via forame apical ou pela exposição de canais laterais e acessórios. O prognóstico depende da terapia periodontal, uma vez que a condição endodôntica tenha sido resolvida.
5. **Lesão combinada verdadeira:** lesão endodôntica e periodontal que se desenvolveram independentemente e com progressão simultânea, se encontrando ao longo da superfície radicular. A cura da lesão periapical pode ser observada após a terapia endodôntica bem-sucedida. Já o quadro periodontal pode ou não melhorar com o tratamento periodontal, dependendo do grau de envolvimento.

Atualmente, o diagnóstico e a classificação dessas lesões devem se basear no estado atual da doença e no prognóstico do dente envolvido. No momento em que a lesão é detectada, é necessário observar se há presença ou ausência de fraturas e perfurações, presença ou ausência de periodontite e extensão da destruição periodontal ao redor dos dentes afetados,[2] como mostra o Quadro 10 a seguir.

QUADRO 10 Classificação das doenças e condições periodontais

Lesões endo-perio		
Com dano na raiz	Fratura radicular ou rachaduras	
	Perfuração do canal radicular ou da câmara pulpar	
	Reabsorção externa	
Sem dano na raiz	Em pacientes periodontais	Grau 1: bolsa periodontal estreita e profunda em 1 superfície do dente Grau 2: bolsa periodontal larga e profunda em 1 superfície do dente Grau 3: bolsa periodontal profunda em mais de uma superfície do dente
	Em pacientes não periodontais	

Adaptado de Herrera et al., 2018.[2]

CONSIDERAÇÕES FINAIS

É sempre importante ressaltar a atenção e o cuidado necessários por parte do cirurgião-dentista quando se trata de uma consulta de urgência, devendo sempre diferenciá-la das consultas odontológicas de rotina, visando uma resolução pontual e a principal queixa do paciente.

Cada atendimento deve ser individualizado e deve-se lembrar que lesões agudas requerem intervenção mecânica delicada, porém adequada. Além disso, a regra reside na necessidade de acompanhamento estreito do paciente para evitar disseminação para planos importantes de cabeça e pescoço, bem como bacteriemia sistêmica. Ainda, o atendimento no tempo adequado e o devido acompanhamento podem evitar sequelas não reversíveis. Vale salientar que os tratamentos realizados na consulta de urgência não são definitivos e será necessário cronificar as lesões antes de procedimentos definitivos.

REFERÊNCIAS

1. Hajishengallis G, Lamont RJ. Beyond the red complex and into more complexity: the polymicrobial synergy and dysbiosis (PSD) model of periodontal disease etiology. Mol Oral Microbiol. 2012;27(6):409-19.
2. Herrera D, Retamal-Valdes B, Alonso B, Feres M. Acute periodontal lesions (periodontal abscesses and necrotizing periodontal diseases) and endo-periodontal lesions. J Periodontol. 2018;89(Suppl 1):S85-S102.
3. Corbet EF. Diagnosis of acute periodontal lesions. Periodontol 2000. 2004;34:204-16.
4. Papapanou PN, Sanz M, Buduneli N, Dietrich T, Feres M, Fine DH. Periodontitis: consensus report of workgroup 2 of the 2017 World Workshop on the Classification of Periodontal and Peri-Implant Diseases and Conditions. J Periodontol. 2018;89(Suppl 1):S173-S82.
5. Caton GJ, Armitage G, Berglundh T, Chapple ILC, Jepsen S, Kornman KS et al. A new classification scheme for periodontal and peri-implant diseases and conditions: introduction and key changes from the 1999 classification. J Clin Periodontol. 2018;45(Suppl 20):S1-S8.
6. Herrera D, Roldán S, Sanz M. The periodontal abscess: a review. J Clin Periodontol. 2000;27(6):377-86.
7. Wadia R, Ide M. Periodontal emergencies in general practice. Prim Dent J. 2017;6(2):46-51.

8. Armitage GC. Development of a classification system for periodontal diseases and conditions. Ann Periodontol. 1999;4(1):1-6.
9. Herrera D, Alonso B, de Arriba L, Santa Cruz I, Serrano C, Sanz M. Acute periodontal lesions. Periodontol 2000. 2014;65(1):149-77.
10. Horning GM, Cohen ME. Necrotizing ulcerative gingivitis, periodontitis, and stomatitis: clinical staging and predisposing factors. J Periodontol. 1995;66(11):990-8.
11. Holmstrup P, Westergaard J. Doença periodontal necrosante. In: Lindhe J, Karring T, Lang NP (eds.). Tratado de periodontia clínica e implantologia oral. 4.ed. Rio de Janeiro: Guanabara Koogan; 2005. p.239-54.
12. Enwonwu CO, Falkler WA, Phillips RS. Noma (cancrum oris). Lancet. 2006;368(9530):147-56.
13. Rotstein I. Interaction between endodontics and periodontics. Periodontol 2000. 2017;74(1):11-39.
14. Rotstein I, Simon JH. Diagnosis, prognosis and decision-making in the treatment of combined periodontal-endodontic lesions. Periodontol 2000. 2004;34:165-203.
15. Simon JH, Glick DH, Frank AL. The relationship of endodontic-periodontic lesions. J Endod. 2013;39(5):e41-6.
16. Simon JH, Glick DH, Frank AL. The relationship of endodontic-periodontic lesions. J Periodontol. 1972;43(4):202-8.

6

Diagnóstico e tratamento da pericoronarite

Paulo Domingos Ribeiro-Junior
Nataira Regina Momesso
Mariza Akemi Matsumoto

DEFINIÇÃO E ETIOLOGIA

A pericoronarite é definida como um processo inflamatório e/ou infeccioso que ocorre nos tecidos moles ao redor da coroa de um dente parcialmente irrompido na cavidade bucal. Embora possa ocorrer em qualquer idade, acomete preferencialmente adultos jovens em virtude da presença dos terceiros molares inferiores nessas condições, e 81% dos indivíduos acometidos encontram-se na faixa etária de 20-29 anos.[1,2] Em raras ocorrências pode se desenvolver em dentes que não apresentam contato aparente com a cavidade bucal, quando de localização submucosa e na ausência de periodonto de inserção do dente adjacente.

A causa mais frequente do desenvolvimento das pericoronarites está relacionada ao acúmulo de placa bacteriana e restos de alimentos entre a coroa dentária e o tecido gengival sobrejacente (também denominado opérculo gengival), que, por sua vez, encontra-se em íntimo contato com o capuz pericoronário, local de difícil higienização. Nessas condições, desenvolve-se uma microbiota variada, predominantemente anaeróbia, onde estão presentes os *Streptococcus, Actinomyces e Propionibacterium,* bem como bactérias produtoras de betalactase, como *Prevotella, Bacteroides, Fusobacterium, Capnocytophaga* e *Staphylococcus* sp.[2-5]

Além da infecção bacteriana local, a pericoronarite também pode ser inflamatória causada por trauma local. Traumas leves e constantes durante a oclusão e/ou mastigação sobre os dentes parcialmente irrompidos com seus antagonistas podem levar à formação de ulcerações e edemas.[4,6,7] Desse modo, além da exposição parcial da coroa na cavidade bucal, o mau posicionamento do dente também é um fator que favorece essa situação. Segundo Dhonge et al.,[4] a instalação da pericoronarite é mais frequente em dentes com impacção vertical (67%), seguida pela impacção mesioangular (12%) e distoangular (14%) (Figura 1).

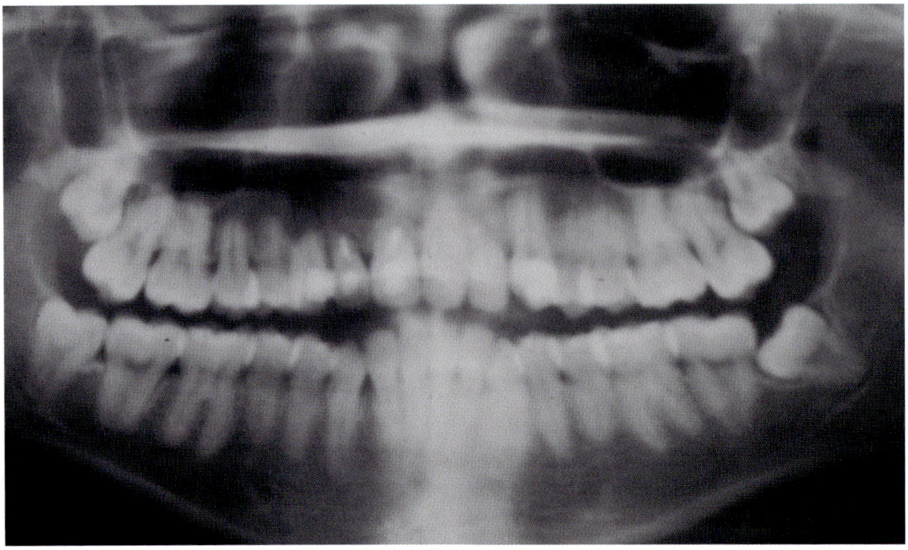

FIGURA 1 Radiografia panorâmica mostrando o elemento 38 em posição mesioangular sem possibilidade de irromper na cavidade bucal em virtude de sua impacção no 37. Do mesmo modo, observa-se o dente 48 na posição vertical sem possibilidade de erupção completa em razão do seu posicionamento no ramo mandibular.

ASPECTOS CLÍNICOS E CLASSIFICAÇÃO DAS PERICORONARITES

As pericoronarites podem ser classificadas em agudas e crônicas, dependendo de como se apresentam. Em ambas, o paciente acometido refere dor que varia de leve a intensa e gosto desagradável na boca, podendo apresentar ulceração da mucosa, edema, sangramento local e trismo.[2,4,6,8] No entanto, na pericoronarite aguda o episódio tende a ser único, com duração relativamente curta, de 3-4 dias, com melhora significativa após tratamento profilático e cuidados locais (Figura 2).

Já a pericoronarite crônica, também chamada aguda recidivante, caracteriza-se pela sua recorrência frequente, apresentando as mesmas características clínicas, sinais e sintomas da aguda. Quando na presença de infecção, o exsudato purulento está presente. Independentemente de ser aguda ou crônica, nota-se que a instalação da pericoronarite está associada com frequência a um comprometimento imunológico do indivíduo, que pode ser causado por estresse emocional, imunodepressão e/ou até mesmo à presença de doença do trato respiratório superior[4] (Figura 3a-b).

TRATAMENTO

Como terapia local, indica-se realizar uma vigorosa irrigação do espaço periodontal com solução fisiológica a 0,9% estéril e antissépticos bucais com o auxílio de seringa hipo-

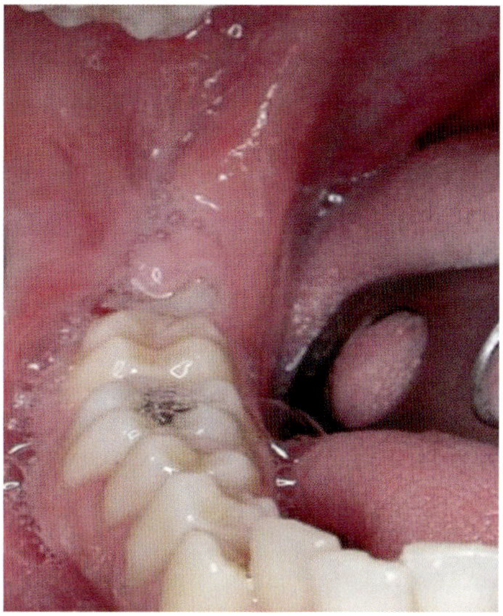

FIGURA 2 Pericoronarite do 48. Apesar da ausência de limitação funcional, observa-se edema importante da mucosa sobrejacente.

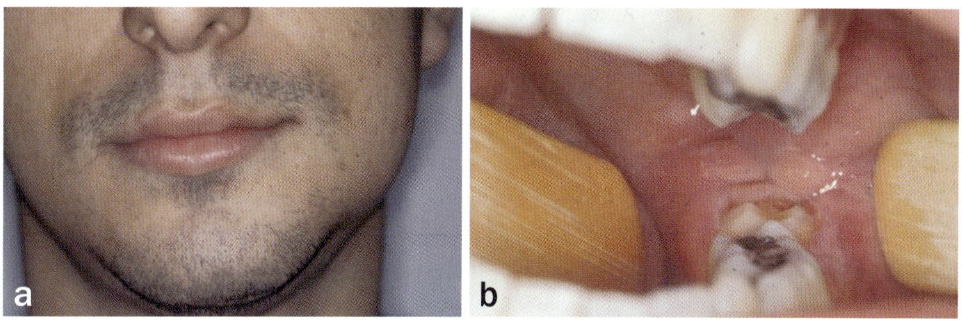

FIGURA 3 a) Edema facial do lado esquerdo da face devido à pericoronarite associada ao dente 38; b) aspecto intrabucal exibindo mucosa edemaciada cobrindo parcialmente a coroa do dente. Nota-se limitação da abertura bucal (trismo) em decorrência do quadro infeccioso.

dérmica e agulha de irrigação, tomando-se o cuidado de remover o bisel para evitar danos à mucosa, com o objetivo de remover restos de alimentos e placa bacteriana presentes no local. Pode-se associar uma delicada raspagem e/ou curetagem da superfície dentária que se encontra submucosa, cuidadosamente, para não levar a placa bacteriana para planos mais profundos (Figura 4a-c).

Indica-se, também, avaliar a presença de trauma local pela oclusão com o dente antagonista. Essa situação clínica não é incomum em virtude do edema que ocorre pela inflamação local, ocasionando o aumento volumétrico da mucosa acometida e, assim, o contato precoce com o dente antagonista. Se essa situação for observada, pode-se reali-

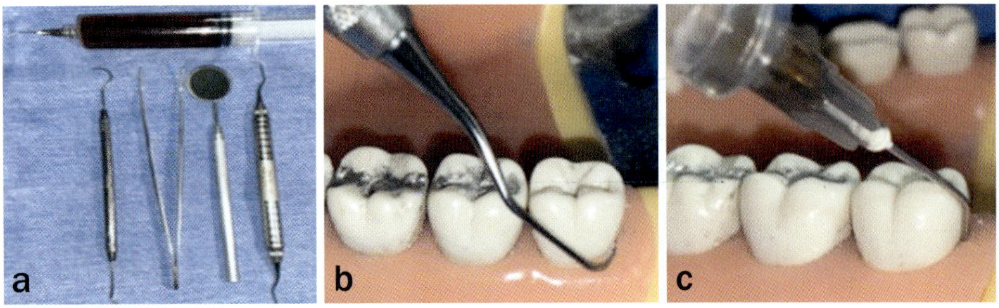

FIGURA 4 a) Materiais e instrumentais necessários para tratamento local da pericoronarite; b) limpeza e desbridamento com curetas de Gracey na região abaixo do capuz pericoronário; c) exemplo de tratamento local da pericoronarite aguda inicial por meio da irrigação com solução antisséptica na região abaixo do capuz pericoronário.

zar um alívio oclusal com resina composta sobre a face oclusal dos segundos molares (Figura 5a-c), como um levante de mordida utilizado em ortodontia. A prevenção e/ou a prevenção e/ou tratamento do trauma local podem, ainda, ser realizados com a confecção de uma placa de mordida parcial realizada sobre a oclusal dos dentes anteriores com resina acrílica (Figura 6a-b).

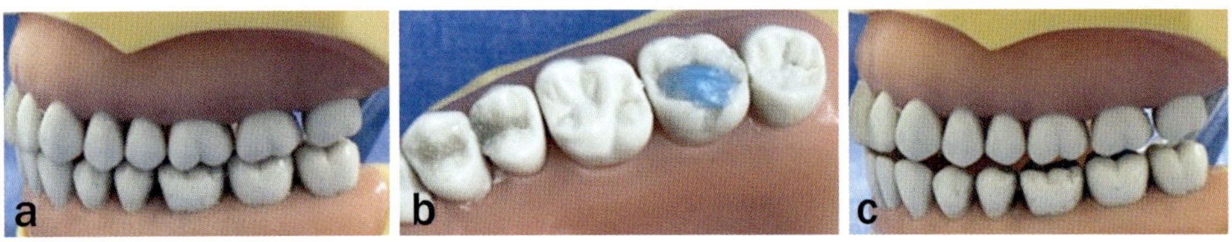

FIGURA 5 a) Simulação em manequim da oclusão habitual do paciente em trauma; b) confecção do levante de mordida (material em azul) sobre o segundo molar superior para minimizar o trauma local sobre a região de opérculo gengival dos terceiros molares inferiores e superiores; c) simulação do alívio articular.

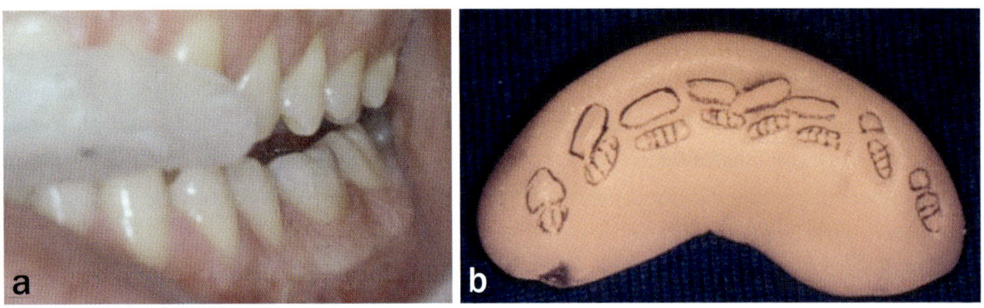

FIGURA 6 a) Placa oclusal de mordida parcial realizada com resina acrílica sobre os dentes anteriores superiores para minimizar o trauma local sobre o opérculo gengival do terceiro molar inferior; b) registros oclusais na placa de acrílico parcial durante seu ajuste.

Em ambos os tipos de pericoronarite, o tratamento local se mostra eficiente, no entanto, somente o tratamento cirúrgico é capaz de evitar episódios futuros. Entende-se por tratamento cirúrgico a extração do dente acometido, bem como a remoção do tecido mole afetado por meio de gengivectomia, nessas circunstâncias denominada operculectomia ou cunha distal. Na região de terceiros molares inferiores a operculectomia distal pode ser indicada se existir uma distância de pelo menos 10 mm entre a distal do terceiro molar envolvido e a região anterior do ramo ascendente da mandíbula. Essa distância pode ser avaliada por meio de exames imaginológicos. As Figuras 1 e 6 mostram radiografias panorâmicas de casos de pericoronarite, nas quais a distância de 10 mm necessária para a operculectomia não é suficiente. A cunha distal também é comumente indicada quando a pericoronarite envolve os segundos molares inferiores de pacientes que já tiveram seus terceiros molares extraídos, mas apresentam mandíbula curta e com dificuldade de total erupção dos segundos molares.

É importante salientar que o não tratamento cirúrgico da pericoronarite crônica recorrente por meio da extração dentária pode levar ao comprometimento do dente adjacente, ocasionando uma possível cárie dentária ou uma periodontite, e assim originar um abscesso odontogênico.

A abordagem sistêmica para a resolução do quadro infeccioso vai depender dos achados clínicos locais e da condição sistêmica do hospedeiro. Na maioria das vezes, para o paciente jovem que raramente apresenta alguma incompetência imunológica, apenas o tratamento clínico local descrito anteriormente é suficiente, associado às orientações de higiene e antissepsia local e prescrições de antiálgicos (analgésicos ou anti-inflamatórios não esteroides) de 2-3 dias. A higiene bucal inclui escovação cuidadosa da região acometida, bochechos com gluconato de clorexidina 0,12% duas vezes ao dia e limpeza local com haste com algodão embebida na própria clorexidina 0,12% e/ou na água oxigenada 10 volumes, uma vez ao dia. Esses cuidados devem ser realizados pelo menos por mais dois dias após o desaparecimento dos sintomas.

A prescrição de antibióticos sistêmicos deverá ser realizada se sinais flogísticos, como edema local ou facial severo, presença de secreção purulenta local, febre, mal-estar, sinais de abscesso e limitações funcionais como o trismo forem observados, ou, ainda, se o indivíduo acometido apresentar-se debilitado imunologicamente, o que é comum nas pericoronarites crônicas (Figura 7a-b). Além disso, fatores como tabagismo e diabetes descompensado são agravantes dessa condição. A presença de dor à palpação em regiões distantes da área acometida é um sinal clínico importante que deve ser considerado para a administração de antibióticos sistêmicos, por exemplo, pericoronarite na região de terceiro molar inferior com dor à palpação na região de ângulo mandibular (Quadro 1).

Quando não tratadas corretamente, as pericoronarites podem evoluir para um abscesso pericoronário, podendo a infecção disseminar em direção aos espaços faciais do pescoço, como espaço sublingual, submandibular, parafaríngeo, pterigomandibular, infratemporal, submassetérico, bucal e região torácica. Essas disseminações podem levar à formação

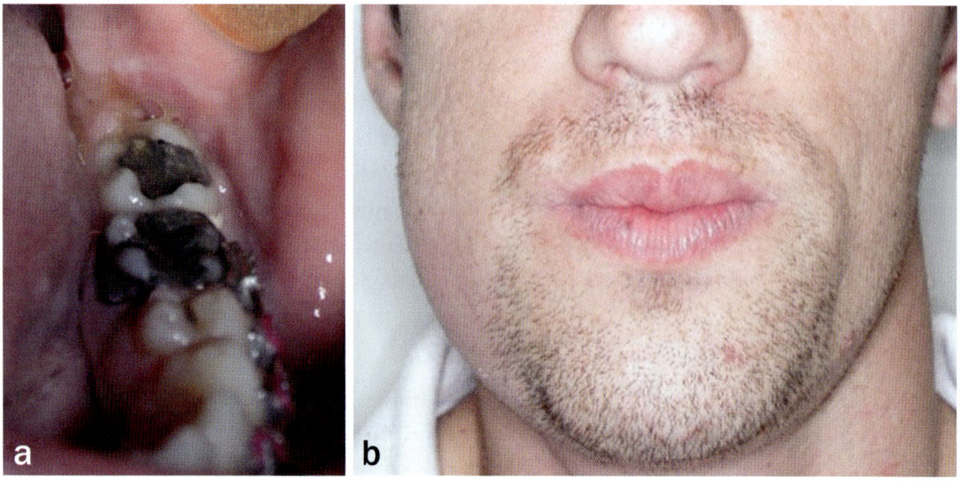

FIGURA 7 a) Pericoronarite aguda reicidivante supurativa associada ao elemento 38; b) edema facial do lado direito associado à pericoronarite do 48. Em ambas as situações clínicas o tratamento sistêmico com antibióticos é indicado, seguido de drenagem cirúrgica do exsudato purulento, se necessário.

QUADRO 1 Sinais e sintomas dos diferentes tipos de pericoronarite e indicação de seus respectivos tratamentos, local e sistêmico

Pericoronarite	Sinais e sintomas	Tratamento local	Tratamento sistêmico
Aguda sem limitações funcionais	Eritema local, pequeno edema gengival, dor leve e moderada, **SEM** limitações funcionais.	Desbridamento e irrigação* local. Higiene e limpeza oral e remoção do trauma.	Analgésicos***
Aguda/crônica com limitações funcionais	Eritema local, pequeno edema gengival, dor moderada a intensa, dor local ou distante **COM** limitações funcionais.	Desbridamento e irrigação* local associados a bochechos.** Antibióticos sistêmicos.	Analgésicos + Amoxicilina + Metronidazol****

* Soluções antissépticas como: gluconato de clorexidina 0,12%, solução salina 0,9%.

** Bochechos com gluconato de clorexidina 0,12%; e podem também ser indicados bochechos com água morna e sal 2 vezes ao dia.

*** Dipirona sódica e paracetamol. Evitar AINE.

**** Prescrição por 7 dias consecutivos.

de abscessos peritonsilares, celulite e angina de Ludwig, e, nesses casos, os pacientes podem relatar, além de febre, mal-estar e trismo, dor severa e dificuldade na deglutição (disfagia), bem como obstrução severa das vias aéreas (dispneia). Quando isso acontece, a abordagem cirúrgica se torna urgente para realização de drenagem e descompressão dos espaços teciduais, de forma a assegurar a abertura das vias aéreas e o melhor prognóstico do caso.[1,2,4]

Os antibióticos a serem administrados na pericoronarite devem ser de amplo espectro ou combinações entre eles. A primeira escolha é a amoxicilina em associação com o metronidazol durante 7-14 dias. Recomenda-se pelo menos 1.500 e 1.200 mg/dia de amoxicilina e metronidazol, respetivamente. Em pacientes alérgicos recomenda-se a clindamicina 300 mg, quatro vezes ao dia, associada a metronidazol na mesma posologia. O paciente deve ter um acompanhamento próximo, e, em virtude da microbiota complexa envolvida (bactérias Gram-positivas e Gram-negativas), pode ser necessário inibir a atividade da betalactase, utilizando-se amoxicilina 500 mg + ácido clavulânico 125 mg, três vezes por dia, também em combinação com metronidazol.

Em casos de abscesso pericoronário local ou a distância, a drenagem cirúrgica poderá ser realizada após a cobertura antibiótica e em momento oportuno. Preferencialmente, os dentes envolvidos não devem ser extraídos nas situações agudas ou na presença de abscesso.

Para analgesia indica-se a administração de dipirona sódica 500 mg ou paracetamol 750 mg.[1] O uso de anti-inflamatórios não esteroides, como o ibuprofeno e a nimesulida, não parece exercer efeitos superiores aos dos analgésicos para o controle da dor nos casos de pericoronarite, porém, podem ser prescritos com cautela.[2]

CONSIDERAÇÕES FINAIS

Em virtude da prevalência de pacientes jovens acometidos pela pericoronarite e seu potencial imunológico, os tratamentos locais indicados neste capítulo são suficientes para a resolução momentânea dessa condição, muitas vezes urgente. Em situações mais severas, quando o indivíduo apresenta sinais flogísticos e refere dores distantes da região de origem, apresenta limitação funcional, e mostra-se imunodeprimido, os antibióticos sistêmicos devem ser prescritos e os pacientes devem ter um acompanhamento próximo pelo cirurgião-dentista.

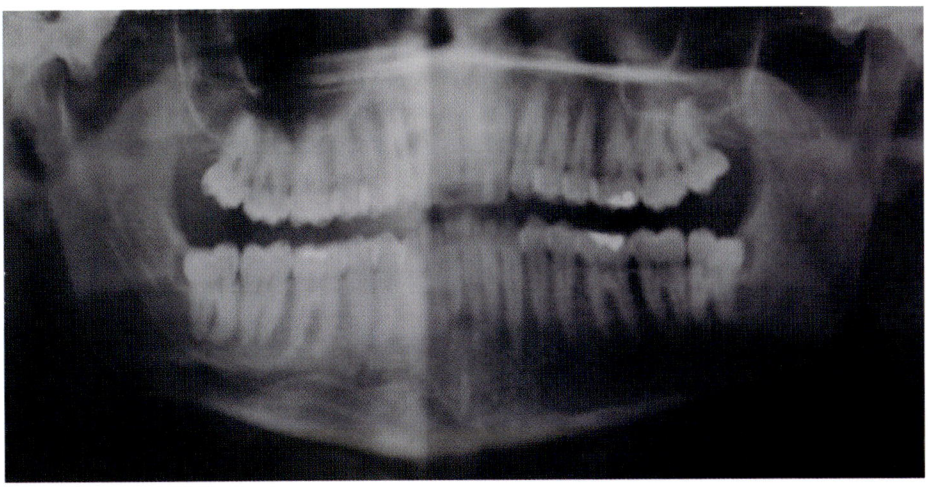

FIGURA 8 Radiografia panorâmica revelando o dente 48 semi-irrompido com área distal radiolúcida característica, ocasionada pela infecção local crônica (radiografia referente ao paciente da Figura 7b).

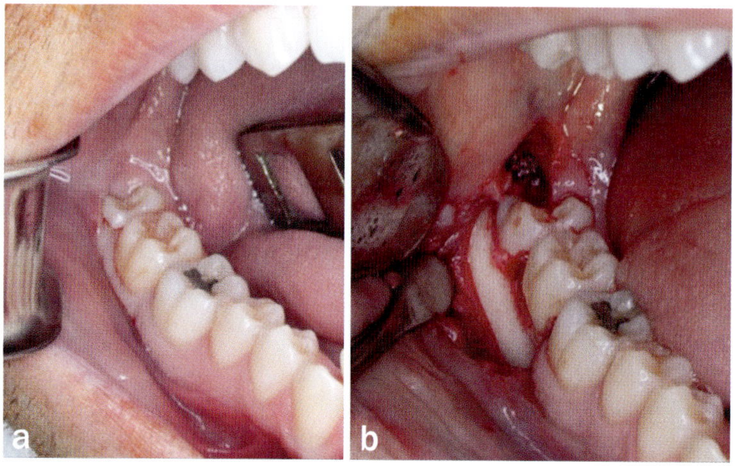

FIGURA 9 a) Aspecto da mucosa após 14 dias da resolução da pericoronarite crônica supurativa associada ao elemento 48 (exibida na Figura 7b); b) aspecto transoperatório do procedimento para exodontia do 48, a fim de evitar episódios recorrentes da pericoronarite.

Porém o tratamento definitivo, na maioria das vezes, exigirá a exodontia. Raras são as situações em que apenas a operculectomia mostra-se suficiente para o tratamento. Cabe enfatizar que a exodontia deve ser realizada somente após a resolução da fase aguda da pericoronarite. Além disso, a fim de se minimizarem as chances de infecções pós-exodônticas, a profilaxia antibiótica se faz necessária.

REFERÊNCIAS

1. Renton T, Wilson NHF. Problems with erupting wisdom teeth: signs, symptoms, and management. Br J Gen Pract. 2016;66(649):e606-8.
2. Wehr C, Cruz G, Young S, Fakhouri WD. An insight into acute pericoronitis and the need for an evidence-based standard of care. Dent J. 2019;7(3):1-10.
3. Sixou JL, Magaud C, Jolivet-Gougeon A, Cormier M, Bonnaure-Mallet M. Microbiology of mandibular third molar pericoronitis: incidence of β-lactamase-producing bacteria. Oral Surg Oral Med Oral Pathol Oral Radiol Endod. 2003;95(6):655-9.
4. Dhonge RP, Zade RM, Gopinath V, Amirisetty R. An insight into pericoronitis. Int J Dent Med Res | MAR-APR Dr Roshan P Dhonge. 2015;1(10):172-5.
5. Zhang X, Sun Z, Yang Q. Application of denaturing gradient gel electrophoresis to the analysis of bacterial communities associated with asymptomatic and symptomatic pericoronitis. J Oral Maxillofac Surg [Internet]. 2018;76(3):483-9. Disponível em: https://doi.org/10.1016/j.joms.2017.08.007; acessado em: 9 abr 2021.
6. Duarte HN, Sato FRL, Moraes M. Pericoronarite e infecções das vias aérias superiores: revisão. Rev Clín Pesq Odontol. 2007;3(2):125-32.
7. Moloney J, Stassen LFA. Pericoronitis: treatment and clinical dilemma. J Ir Dent Assoc. 2009;55(4):190-2.
8. Galvão EL, da Silveira EM, de Oliveira ES, da Cruz TMM, Flecha OD, Falci SGM et al. Association between mandibular third molar position and the occurrence of pericoronitis: a systematic review and meta-analysis. Arch Oral Biol [Internet]. 2019;107(July):104486. Disponível em: https://doi.org/10.1016/j.archoralbio.2019.104486; acessado em: 9 abr 2021.

7

Diagnóstico e tratamento das alveolites

Paulo Domingos Ribeiro-Junior
Nataira Regina Momesso
Mariza Akemi Matsumoto

DEFINIÇÃO E DIAGNÓSTICO

Uma das complicações mais frequentes após procedimento de extração de dentes permanentes se refere a um quadro inflamatório e/ou infeccioso que ocorre no alvéolo dentário e que recebe denominações variadas como osteíte alveolar, osteíte localizada, alveolite seca dolorosa, osteíte alveolar localizada, alvéolo séptico, alvéolo necrótico, alveolalgia e, mais comumente, alveolite.[1] A alveolite foi inicialmente descrita na literatura por Crawford[2] (1896), e no período entre 1896 e 2018, considerando suas características clínico-patológicas, já foi relatada de 17 maneiras diferentes. Sua incidência varia de 3-5% de todas as extrações dentárias,[3] chegando a 45% nos terceiros molares inferiores.[4]

Basicamente, a alveolite se desenvolve a partir da não formação ou formação deficiente do coágulo sanguíneo no interior do alvéolo,[5,6] e fatores locais e sistêmicos podem predispor essas condições, como infecção prévia à extração, traumatismo do osso alveolar, quebra da cadeia asséptica, imunodeficiências, tabagismo e medicamentos com atividade fibrinolítica ou imunossupressores.[7] Todos os fatores que estão ligados à atividade fibrinolítica e à perda ou desestabilização do coágulo no interior do alvéolo contribuem para seu desenvolvimento, até mesmo o trauma local precoce. Deve-se destacar aqui a correta orientação pós-operatória para que o paciente não realize nenhum trauma no local que possa desestabilizar o coágulo, principalmente nas primeiras 24 horas, por exemplo, os bochechos que devem ser evitados nesse período. Isso se dá pelo importante papel que o coágulo sanguíneo exerce no processo de cura do tecido ósseo. Imediatamente após os procedimentos de cuidados pós-exodontia, o alvéolo é preenchido pelo sangue local e a cascata de coagulação é ativada, culminando na formação da rede de fibrina e dando origem ao coágulo, o qual servirá de arcabouço para os novos vasos sanguíneos que serão formados a partir das paredes do alvéolo, bem como para a migração de células de defesa e mesenquimais, formando o tecido de granulação. Nessas condições, juntamente com a atividade osteoclástica nas paredes ósseas, acontece o processo de diferenciação das células osteoblásticas e novo tecido ósseo começa a ser depositado, preenchendo o alvéolo dentário. Desse modo, quaisquer fatores que perturbem os eventos de formação do coágulo sanguíneo podem interromper e impedir o processo de reparo alveolar. Considerando a evolução desse processo, as alveolites são classificadas em secas e úmidas.

ALVEOLITE SECA

É a mais comum entre os tipos de alveolite. Ocorre em virtude de um distúrbio no reparo após a formação do coágulo e antes da formação do tecido de granulação. Esse distúrbio predispõe o ambiente a uma inflamação localizada nas paredes alveolares, que apresenta sinais e sintomas característicos. Os sintomas vão desde um desconforto pós-operatório até dor aguda local ou irradiante não responsiva às drogas analgésicas,[3] podendo ter seu início até o terceiro ou quarto dia pós-extração. A falta de recobrimento da região do alvéolo por mucosa pode predispor a um quadro de infecção secundária.

ALVEOLITE ÚMIDA

A alveolite úmida é menos comum, causada por contaminação do coágulo e/ou tecido de granulação,[4,8] sem exposição óssea aparente. No interior do alvéolo observa-se tecido granulomatoso arroxeado ou esbranquiçado e pouco aderido às paredes alveolares, podendo haver exsudato purulento.

Na maioria dos casos, a sintomatologia dolorosa se inicia dentro de 48 horas a 4 dias após a extração, irradiando para regiões adjacentes como o conduto auditivo, articulação temporomandibular, cervical, e não é aliviada por analgésicos. A halitose acentuada e o gosto desagradável podem estar presentes.[4,9-11] Apesar de a alveolite seca não ser de natureza infecciosa, esta pode ser contaminada secundariamente pela exposição das paredes alveolares ao meio bucal. Desse modo, os sinais e sintomas de um quadro infeccioso podem estar presentes, como enfartamento ganglionar, febre e prostração[4,8,11] (Figuras 1a-b).

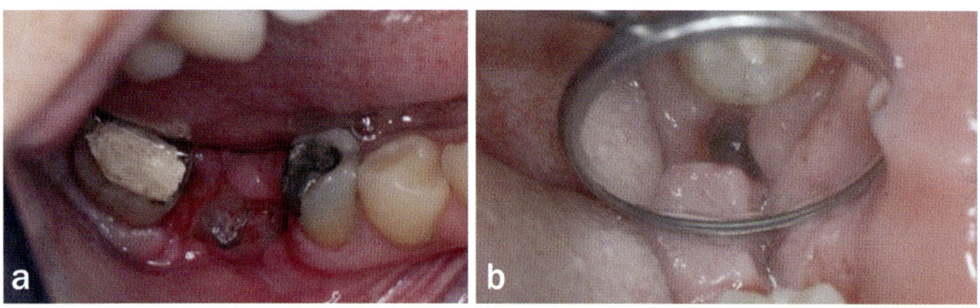

FIGURA 1 a) Região do 46 apresentando característica clínica de alveolite seca com 6 dias da extração; b) região do 38 com alveolite úmida, com seis dias após a exodontia.

TRATAMENTO DAS ALVEOLITES

Considerando sua etiologia multifatorial, não há na literatura tratamento específico para as alveolites, independentemente de ela ser do tipo seca ou úmida. Porém, considerando-se os fatores locais e sistêmicos de cada caso isolado, é possível estabelecer um plano de tratamento que inclui desde irrigação local com soluções antissépticas, uso de medicamentos antimicrobianos locais e sistêmicos, até a exploração cirúrgica da região, a fim de proporcionar o alívio da dor, eliminação dos tecidos necróticos e de promover neoformação óssea.[12]

Podemos direcionar o tratamento por meio da sintomatologia presente e, assim, sugerir 3 tipos de abordagens terapêuticas de acordo com os sinais e sintomas (Quadro 1).

1. Abordagem 1: paciente com dor leve a moderada que cessa com analgésicos periféricos (paracetamol, dipirona, ibuprofeno, nimesulida).
2. Abordagem 2: paciente com dor de moderada a intensa em que os efeitos dos analgésicos periféricos são reduzidos. Como exemplo, os efeitos deveriam durar por 6 horas e duram apenas 3 horas.
3. Abordagem 3: pacientes com dor severa que não cessa com quaisquer analgésicos.

QUADRO 1 Diferentes abordagens terapêuticas locais e sistêmicas de acordo com a sintomatologia do paciente com alveolite

Alveolite	Sinais e sintomas	Tratamento local	Tratamento sistêmico
Abordagem 1	Dor leve e moderada (cessa com analgésicos)	Irrigação* e, se indicado, associar o desbridamento	Paracetamol Dipirona Ibuprofeno Nimesulida
Abordagem 2	Dor moderada (não cessa com analgésicos)	Irrigação* e desbridamento. Colocação de 2-3 mL da pomada metronidazol 10%, lidocaína 2%, lanolina q.s.p., a cada 1, 2 ou 3 dias	Amoxicilina** Clindamicina** Analgésico de ação central*** pode ser necessário
Abordagem 3	Dor severa	Irrigação* e desbridamento. Colocação de 2-3 mL da pomada metronidazol 10%, lidocaína 2%, lanolina q.s.p., a cada 1, 2 ou 3 dias, e/ou curetagem e formação de novo coágulo	Amoxicilina** Clindamicina** Analgésico de ação central*** pode ser necessário

* Soluções antissépticas como: gluconato de clorexidina 0,12% ou por meio de combinações antissépticas com iodeto de sódio 3% e o peróxido de hidrogênio 3%, na proporção de 1:1, associadas ao soro fisiológico ou de forma isolada.
** Em caso de febre, a supuração deve ser prescrita, por 7-10 dias.
*** Tramadol ou paracetamol com codeína.

A limpeza do alvéolo por meio de irrigação com solução salina estéril (cloreto de sódio a 0,9%) e antissépticos (gluconato de clorexidina 0,12%, peróxido de hidrogênio 10 vol. e/ou iodeto de sódio 3%), associada a leve desbridamento do alvéolo utilizando curetas ou pinças, deve ser a primeira escolha. O objetivo da irrigação consiste em realizar a remoção mecânica do conteúdo intra-alveolar, retirando áreas necróticas e com fibrina degenerada, expondo as paredes ósseas alveolares, e assim permitir uma reepitelização do alvéolo necrótico pela mucosa gengival adjacente. As soluções antissépticas, como o gluconato de clorexidina a 0,12% ou as combinações antissépticas com iodeto de sódio 3% e o peróxido de hidrogênio 3% (10 volumes), na proporção de 1:1, podem ser utilizadas associadas à solução salina[4] (Figuras 2a-b).

Se a curetagem for necessária, deve ser feita de forma suave e apenas em torno da mucosa.[13] Para tanto, há necessidade de anestesiar o paciente e em alguns casos a inflamação local pode não permitir um efeito anestésico satisfatório, o que dificulta o procedimento. No entanto, deve-se evitar excesso de uso do anestésico local, principalmente próximo à região. O efeito da grande quantidade do vasoconstritor e do sal anestésico nas regiões próximas pode ser prejudicial ao reparo; e jamais realizar irrigação do alvéolo com estes, o que leva a um atraso importante no processo de reparo.

Quando o paciente se encontra com quadro febril e observa-se a presença de exsudato purulento, indica-se a terapia antimicrobiana sistêmica com a administração de penicilinas semissintéticas, como a amoxicilina na dose de 1,5 mg a cada 24 horas (500 mg a cada 8 h). Para os indivíduos alérgicos a esse grupo de medicamentos, sugere-se a clindamicina na dose de 1,2 mg a cada 24 horas (300 mg a cada 6 h). Para controle da dor, a associação de analgésicos periféricos com os anti-inflamatórios não esteroides é uma boa opção.[14] Eventualmente, os analgésicos de ação central, como o tramadol ou o paracetamol com codeína, podem ser necessários.

A abordagem 2 é indicada em casos de maior severidade de sintomatologias. Além das irrigações e da curetagem cuidadosa, o uso de implantes intra-alveolares com as pomadas, cremes e/ou géis antimicrobianos e anestésicos e/ou analgésicos tem se mostrado eficiente. O objetivo da utilização dos implantes intra-alveolares é preencher o alvéolo e realizar uma antissepsia local, minimizando o desconforto do paciente até que haja o início da cicatrização do alvéolo. Podem conter em sua formulação componentes de ação analgésica, anti-inflamatória e antimicrobiana, como o óxido de zinco e eugenol, paramonoclorofenol, iodoformo, cânfora, metronidazol e lidocaína, entre outros.[15,16]

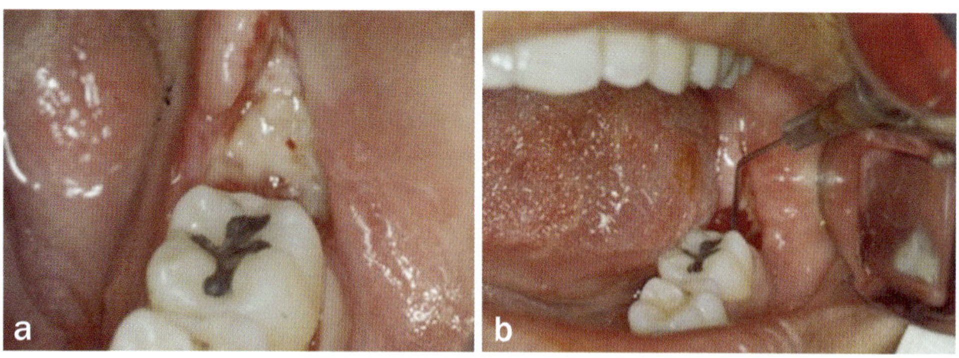

FIGURA 2 a) Alveolite seca na região do dente 38 com 7 dias pós-extração, apresentando sintomatologia leve a moderada; b) irrigação com solução antisséptica de soro fisiológico 0,9%, água oxigenada 10 volumes e iodo.

Para sua correta utilização, os implantes intra-alveolares em forma de pastas, cremes e/ou géis devem ser colocados no interior do alvéolo por meio de seringa de 2 ou 3 mL associada a uma agulha 40 x 12 ou cânula de aspiração endodôntica grossa. Em caso de uso da agulha deve-se cortar ou quebrar o seu bisel. Usualmente a quantidade da medicação colocada no interior do alvéolo depende do dente envolvido, em média 0,5-1 mL é suficiente. Porém, pode-se colocar uma quantidade maior na seringa e esta pode ser mantida em refrigeração para as aplicações subsequentes diárias no mesmo paciente. Após irrigação, uma leve secagem do alvéolo, com gaze ou aspirador, deve ser realizada, e o implante intra-alveolar em forma de pastas, cremes e/ou gel deve ser gentilmente aplicado sobre as paredes alveolares (Figura 3a-f).

As medicações intra-alveolares devem ser repostas (recolocadas) a cada dia, ou a cada dois ou três dias, dependendo da sintomatologia e evolução do paciente. No momento da reaplicação, deve-se realizar uma cuidadosa irrigação no interior do alvéolo a fim de remover o implante inserido no dia anterior. É importante orientar o paciente para que durante esse tratamento ele não realize bochechos acentuados e/ou estimule a saída do medicamento da região intra-alveolar. Se forem realizados, devem ser feitos de forma gentil. A escovação bucal deve ser moderada. Após considerável melhora sintomática os medicamentos podem ser deixados para que sejam eliminados espontaneamente ou podem ser removidos por meio de irrigações.[9]

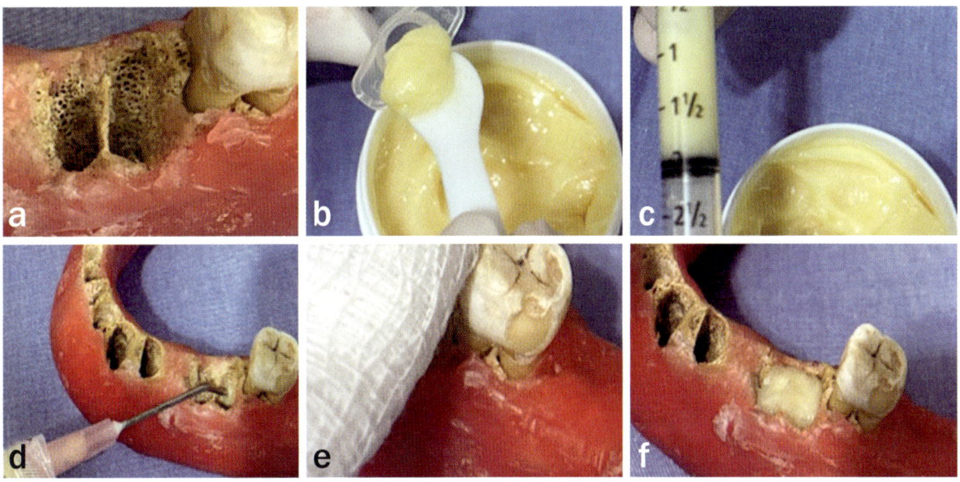

FIGURA 3 a) Modelo de crânio simulando alvéolo seco após irrigação com ausência do coágulo; b) pomada manipulada (metronidazol 10% + lidocaína 2% + menta 1% + lanolina q.s.p 50 g) sendo inserida em seringa de 3 mL com auxílio da espátula; c) medicação no interior da seringa para inserção no alvéolo; d) agulha 40 x 12 sem bisel ou cânula endodôntica de aspiração acoplada à seringa para a aplicação realizada de forma incremental e gentil até o completo preenchimento do alvéolo; e) após o término da aplicação, com uma gaze é realizada gentilmente uma compressão de forma a retirar a umidade e acomodar a pomada por toda a superfície do alvéolo; f) pomada preenchendo todo o alvéolo.

Na atualidade, no meio dos autores, o medicamento mais comumente utilizado para o implante intra-alveolar é uma pomada formulada com os seguintes medicamentos: metronidazol 10%, lidocaína 2%, lanolina q.s.p., com menta ou outro aroma. Essa formulação com e sem a associação com outros componentes foi muitas vezes experimentada em estudos científicos pelo grupo de pesquisa liderado por Poi et al.[15,16] (2006), na Unesp de Araçatuba. Nessa pasta (Figura 4) ainda pode ser aplicado o gel em Orabase, o que permite, pela baixa hidrossolubilidade, a permanência no local por mais tempo. Outras pomadas ou pastas para esse fim podem ser encontradas no mercado já previamente formuladas, como exemplo: Alveostesin®, à base de óxido de zinco e eugenol, paramonoclorofenol, iodofórmio e cânfora ou Alveolex®, composto de própolis 10%, iodofórmio 5%, cera de abelha e espessante.

Nos casos em que o paciente apresenta dor severa, não responsiva a analgésicos e sem uma adequada resposta aos tratamentos anteriores, poderemos ter a necessidade da abordagem 3. Deve-se considerar a possibilidade de presença de espículas ósseas ou de paredes ósseas alveolares que ultrapassem o limite da mucosa gengival. Nessa situação, as irrigações e o uso dos implantes podem ser o tratamento inicial. Porém, na maioria das vezes, será necessária uma intervenção cirúrgica para a plastia óssea alveolar, curetagem, formação de um novo coágulo e sutura.[10,12] Nessa situação clínica, algumas vezes, uma alveoloplastia corretiva será necessária, com uma nova formação do coágulo e uma nova sutura.

Por ser dolorosa e poder disseminar a infecção de modo a retardar o processo de cicatrização, a curetagem mecânica tem pouca indicação se o paciente tiver uma boa resposta aos tratamentos anteriores.[12] Porém, nos casos em que não se tem uma adequada reposta aos tratamentos anteriores ou há exposição de espículas ósseas, a curetagem deve ser realizada. Essa manobra deve ser feita com cuidado, com boa técnica anestésica e com a certeza de que os tecidos necróticos serão removidos em sua totalidade, permitindo a formação de um novo coágulo intra-alveolar (Figuras 5a-f).

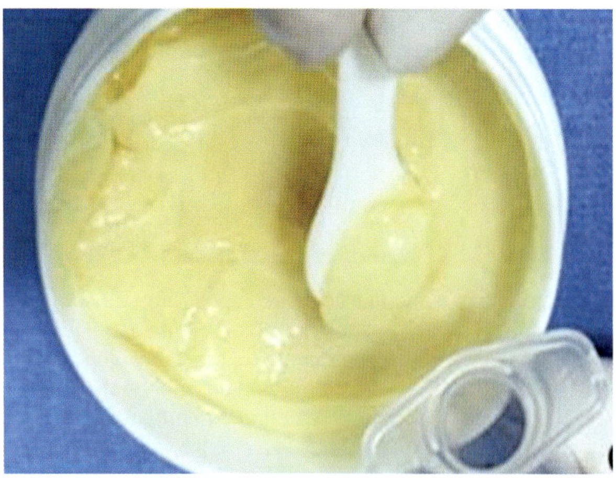

FIGURA 4 Pomada contendo metronidazol 10% + lidocaína 2% + menta 1% + lanolina q.s.p 50 g.

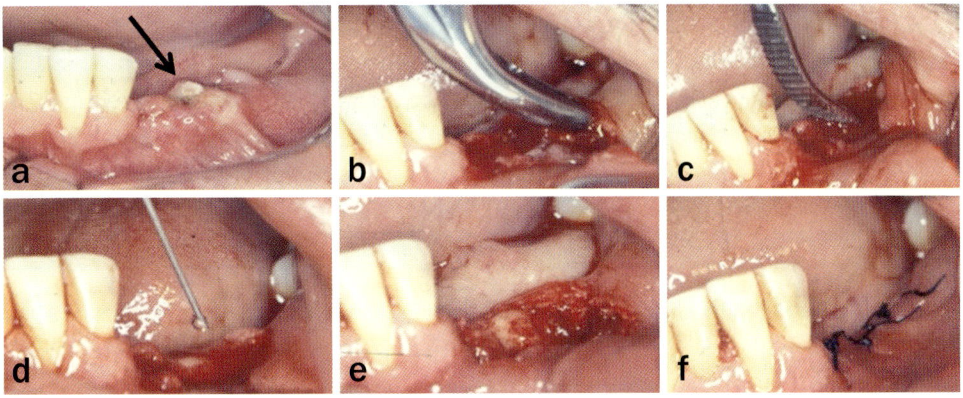

FIGURA 5 a) Alveolite com a presença de espícula óssea extra-alveolar (seta) necessitando de alveoloplastia corretiva para resolução; b) após anestesia terminal infiltrava a distância e bloqueio do nervo alveolar inferior, bucal e lingual, realizou-se uma nova incisão, descolamento e a remoção das espículas ósseas com auxílio de um alveolótomo; c) com uma lima para osso foi realizada a regularização do alvéolo e o desbridamento da cavidade; d) irrigação com solução fisiológica; e) formação de um novo coágulo intra-alveolar; f) reaproximação das bordas e sutura com seda 4-0.
Caso da disciplina de CTBMF da Unisagrado, Bauru/SP, realizado pelo Prof. Aparício Fiuza de Carvalho Dekon.

Essa intervenção cirúrgica pode não ser suportada pelo paciente em momentos iniciais da alveolite, e/ou em virtude da falta de experiência técnica do operador. Assim, o momento oportuno para intervenção deve ter uma ponderação entre a destreza técnica e o grau de sensibilidade do paciente.

Sempre que necessário, o tratamento sistêmico deve ser associado ao tratamento local, objetivando-se a prevenção da propagação da infecção para outras regiões, especificamente ao trabeculado ósseo vizinho. Nesses casos, em que se verifica também menor capacidade de defesa do hospedeiro, a chance da evolução para uma osteomielite, apesar de rara, deve ser considerada.

CONSIDERAÇÕES FINAIS

Apesar do alto índice de sucesso dos tratamentos das alveolites, sua prevenção ainda é a melhor alternativa. Atenção durante os cuidados transoperatórios, a fim de se evitarem traumas locais desnecessário; além da atenção na remoção de espículas e esquírolas ósseas por meio de limagem, curetagem e irrigação adequadas mostram-se eficientes. O respeito à cadeia asséptica é fundamental, desde os procedimentos de antissepsia pré-operatória até sua manutenção durante todo o procedimento operatório. Além disso, recomendações pós-operatórias devem ser seguidas à risca pelo paciente, repouso do local nas primeiras 24 horas é essencial. A higiene bucal deve ser cuidadosa nas primeiras 24 horas; uso de soluções antissépticas como bochechos apenas após as primeiras 24 horas; alimentação adequada e ausência de bochechos vigorosos, além de repouso físico, favorecem a sua não ocorrência.

A irrigação e a medicação intra-alveolar constituem um dos tratamentos propostos e mais efetivos, com menor desconforto ao paciente. Na maioria das vezes não necessita de anestesia e o curativo vai sendo feito conforme a necessidade clínica de cada caso. Também maioria das vezes deve ser realizado por meio da implantação das pomadas e/ou cremes e/ou gel a cada 1 ou cada 2 dias, de acordo com os sinais e sintomas do paciente.

REFERÊNCIAS

1. Chow O, Wang R, Ku D, Huang W. Alveolar osteitis: a review of current concepts. J Oral Maxillofac Surg [Internet]. 2020;78(8):1288-96. Disponível em: https://doi.org/10.1016/j.joms.2020.03.026; acessado em: 9 abr 2021.
2. Crawford J. Dry socket. Dent Cosmos. 1896;38:929-31.
3. Parthasarathi K, Smith A, Chandu A. Factors affecting incidence of dry socket: a prospective community-based study. J Oral Maxillofac Surg [Internet]. 2011;69(7):1880-4. Disponível em: http://dx.doi.org/10.1016/j.joms.2010.11.006; acessado em: 9 abr 2021.
4. Cardoso CL, Rodrigues MTV, Ferreira O, Garlet GP, De Carvalho PSP. Clinical concepts of dry socket. J Oral Maxillofac Surg [Internet]. 2010;68(8):1922-32. Disponível em: http://dx.doi.org/10.1016/j.joms.2009.09.085; acessado em: 9 abr 2021.
5. Birn H. Etiology and pathogenesis of fibrinolytic alveolitis ("dry socket"). Int J Oral Surg. 1973;2(5):211-63.
6. Nitzan W. Surgical management of temporomandibular joint ankylosis TfTpe III by retaining the displaced condyle and disc. J Oral Maxillofac Surg. 1998;56(10):11330-8.
7. Nusair YM, Abu Younis MH. Prevalence, clinical picture, and risk factors of dry socket in a Jordanian Dental Teaching Center. J Contemp Dent Pract. 2007;8(3):53-63.
8. Hermesch CB, Hilton TJ, Biesbrock AR, Baker RA, Cain-Hamlin J, McClanahan SF et al. Perioperative use of 0.12% chlorhexidine gluconate for the prevention of alveolar osteitis: efficacy and risk factor analysis. Oral Surg Oral Med Oral Pathol Oral Radiol Endod. 1998;85(4):381-7.
9. Noroozi AR, Philbert RF. Modern concepts in understanding and management of the "dry socket" syndrome: comprehensive review of the literature. Oral Surgery, Oral Med Oral Pathol Oral Radiol Endodontology [Internet]. 2009;107(1):30-5. Disponível em: http://dx.doi.org/10.1016/j.tripleo.2008.05.043; acessado em: 9 abr 2021.
10. Preetha S. An overview of dry socket and its management. IOSR J Dent Med Sci 2014;13(5):32-5.
11. Saghiri MA, Asatourian A, Sheibani N. Angiogenesis and the prevention of alveolar osteitis: a review study. J Korean Assoc Oral Maxillofac Surg. 2018;44(3):93-102.
12. Portela PP, Bedendo S. A complicação alveolite após a remoção do terceiro molar inferior: revisão de literatura. Rev Iniciação Científica da Univ Val do Rio Verde. 2014;4(1):94-104.
13. Takemoto M, Gauer L, Zago CD, Andrade MR de, Tagliari D. Prevenção e tratamento de alveolites. 2015;3(2):51-9.
14. Nary-Filho H, Ribeiro-Junior PD, Gonçales ES. Acidentes e complicações das exodontias. Bio Odonto. Periodontia, Implantodontia & Cirurgia. 2004;1(4):09-66.
15. Poi WR, Carvalho PSP, Okamoto T, Andrade ED, Panzarini SR. Influência da pasta à base de metronidazol a 10% e lidocaína a 2% sobre o processo de reparo em alvéolo dental infectado. Análise histológica e histomorfométrica em ratos. Rev Odontol. 1998;27(1):53-72.
16. Silva LJ, Poi WR, Panzarini SR, Rodrigues TS, Simonato LE. Clinical evalution of an oitment with 10% metronidazole and 2% lidocaine in the treatment of alveolitis. Minerva Stomatol. 2006;55(7-8):431-6.

8

Urgência em DTM e dores orofaciais

César Bataglion

DISFUNÇÕES TEMPOROMANDIBULARES

Disfunções temporomandibulares (DTM) é uma expressão coletiva que engloba vários problemas que envolvem os músculos mastigatórios, a articulação temporomandibular e estruturas associadas. Representam uma parcela significativa das dores orofaciais, sendo considerada por muitos autores a segunda maior causa de dor orofacial.

As DTM foram identificadas como causa principal de dores não dentárias na região orofacial e são consideradas uma subclassificação das disfunções musculoesqueléticas.[1] Esse conjunto de distúrbios apresenta muitos sintomas, sendo o mais frequente a dor nos músculos da mastigação, na articulação temporomandibular (ATM) e regiões de confluência, tais como orelha, cabeça, pescoço e nuca.

Estudos epidemiológicos de populações adultas mostram que em até 75% deles ocorre pelo menos um sinal de disfunção e em 33% deles pelo menos um sintoma, sem, no entanto, necessitarem de tratamento. Estima-se que somente 7% desses indivíduos precisem de tratamento.[2,3] As DTM são, com frequência, autolimitantes, sofrendo remissão ou flutuações ao longo do tempo.[4,5]

A dor das disfunções temporomandibulares (dores musculoesqueléticas) é de natureza somática profunda, podendo ser aguda ou crônica. Nos casos agudos se torna necessário o atendimento de urgência dos pacientes acometidos pela disfunção. Este capítulo mostra as modalidades de atendimento dos pacientes nessa condição clínica.

O objetivo das terapias dos pacientes com DTM em caráter de urgência é amenizar ou acabar com a dor, oferecendo ao paciente condições de realizar o tratamento da disfunção que o acometeu. Sendo a etiologia das DTM multifatorial, as terapias devem ser multidisciplinares e abranger os distúrbios físicos, bem como reduzir ou eliminar os efeitos de todos os fatores, quer sejam iniciadores (macrotrauma, sobrecarga, parafunção) ou predisponentes (problemas sistêmicos que influenciam na saúde geral, problemas psicológicos e problemas estruturais como oclusão e ATM).

Muitos sinais e sintomas dessas disfunções podem ser passageiros ao longo do tempo e autolimitantes, resolvendo-se sem que haja sérios efeitos e ainda restando dúvidas sobre como será a evolução da disfunção.

Devem-se evitar as terapias agressivas e irreversíveis, como mudanças complexas na oclusão e cirurgias; as terapias devem ser conservadoras, ou seja, reversíveis.[6-8]

Terapias conservadoras que devem ser preconizadas no início do tratamento incluem medicamentos, aparelhos intraorais, fisioterapia, automanejo e modificação comportamental, a fim de oferecer alívio dos sintomas para os pacientes.

As terapias instituídas precocemente para a dor aguda reduzem a probabilidade de desenvolvimento de uma DTM crônica.

Alguns pacientes com DTM não apresentam a melhora esperada, sendo as possíveis razões: (a) os pacientes foram incompleta ou erroneamente diagnosticados; e (b) os fatores contribuintes da disfunção não foram tratados ou não foram reconhecidos. É importante que o clínico entenda que os fatores psicológicos (eixo II das DTM) precisam ser considerados.

DOR OROFACIAL

A dor orofacial é toda dor associada a tecidos moles e mineralizados (pele, vasos sanguíneos, ossos, dentes, glândulas ou músculos) da cavidade oral e da face. Pode ser referida na região da cabeça e/ou pescoço ou estar associada a cervicalgias, cefaleias primárias e doenças reumáticas como fibromialgia e artrite reumatoide.[9]

As principais fontes da dor orofacial são: problemas odontogênicos, cefaleias, patologias neuromusculares, dores musculoesqueléticas, dores psicogênicas, câncer, infecções, fenômenos autoimunes e trauma tecidual.[9]

Um estudo que examinou 45.711 cidadãos americanos mostrou que o tipo mais comum de dor orofacial foi a dor de dente, relatada por 12,2% da população estudada. A dor na articulação temporomandibular (ATM) foi relatada por 5,3% e a dor na face ou bochecha por 1,4%.[10]

As dores orofaciais apresentam-se como um sistema "guarda-chuva", em que dentro dele normalmente estão as pulpites, dores periodontais, dores neuropáticas, síndrome da ardência bucal e as disfunções temporomandibulares, entre outras patologias. É importante avaliar a intensidade da dor, a sua qualidade (pulsátil, em choque, pressão, em facada, com ardência, localizada, espalhada ou referida) e sua duração (segundos, minutos, horas, dias, meses, anos), bem como os fatores (precipitantes, perpetuantes, aqueles que melhoram a dor, aqueles que pioram).

O clínico, portanto, deve estar atento às características da dor, elaborar diagnóstico correto e intervir na condição de dor, quer seja aguda ou crônica. As emergências quase sempre envolverão as dores agudas, ou aquelas dores crônicas que por algum motivo se agudizaram. Dores crônicas são aquelas presentes há mais de 3 meses, com características de sensibilização central e periférica, sentidas em várias regiões com forte associação a fatores psicossociais.

As dores agudas têm como características estarem relacionadas a um evento, agudizarem em decorrência de um quadro crônico, estarem relacionadas a travamentos da mandíbula (dificuldade para abrir a boca ou para fechar), apresentarem intensidade maior que as crônicas, provocando grande incômodo aos pacientes.

DORES NEUROPÁTICAS

Dores iniciadas ou causadas por uma lesão ou disfunção no sistema nervoso. Originam-se de anormalidades funcionais do sistema nervoso.[11] Apresentam duas categorias principais: episódicas e contínuas. As condições episódicas se caracterizam por neuralgias paroxísticas com dores tipo choque, lancinantes, ardentes que duram de segundos a minutos, e seus exemplos clássicos na região orofacial são neuralgia do trigêmeo, neuralgia do glossofaríngeo, neuralgia do nervo intermédio e neuralgia do laríngeo superior.

As condições neuropáticas de dor contínua englobam as neurites, a neuralgia pós-herpética e a dor por desaferentação que ocorre secundária a um trauma (p. ex., o neuroma pós-cirúrgico). Essas dores são descritas como em queimação, sem remissão e são exacerbadas pelos movimentos ou toque.

A neuralgia do trigêmeo se caracteriza por dor em choque, unilateral, lancinante, com crises que duram de segundos a poucos minutos, acomete mais o segundo e terceiro ramos do nervo trigêmeo, é precipitada por estímulos inócuos e o paciente não apresenta déficit neurológico.

A neuralgia trigeminal pós-traumática se caracteriza por dor em um dente ou na face, que surge após exodontia ou endodontia, cujas características se apresentam em queimação, ardência e facada, e duração normalmente superior a três meses. Enquadra-se aqui a odontalgia atípica, atualmente denominada dor facial persistente idiopática.

A síndrome da ardência bucal também é um tipo de dor neuropática com características de queimação, ardência, na região da língua, palato, mucosa jugal e gengiva. Tem associação com a xerostomia.

As medicações para as dores neuropáticas geralmente incluem anticonvulsivantes (carbamazepina) e antidepressivos. O clínico deve reconhecer esses quadros das dores neuropáticas e encaminhar ao profissional competente, normalmente o médico neurologista.

As terapias indicadas para os procedimentos de urgência na área de DTM e dor orofacial estão descritas a seguir.

TERAPIA FARMACOLÓGICA

A terapia farmacológica pode ajudar no controle de alguns sintomas associados às DTM e às dores orofaciais. Os pacientes devem estar cientes de que medicamentos geralmente não oferecem uma solução ou cura para o problema, mas a medicação em conjunto com outras terapias pertinentes às disfunções musculoesqueléticas podem oferecer alívio da dor para muitos problemas.

Os fármacos mais utilizados em DTM incluem os analgésicos, anti-inflamatórios não esteroides (AINE), relaxantes musculares, ansiolíticos, antidepressivos em doses baixas, anticonvulsivantes e corticosteroides administrados por via oral, injetáveis e tópicos.

Algumas sugestões de fármacos são apresentadas e, de modo geral, eles são prescritos em intervalos regulares por período específico (p. ex., três vezes ao dia[12] por 10 dias).

Medicamentos diversos

Analgésicos

Os analgésicos são medicamentos que interferem na nocicepção, portanto, reduzem a experiência dolorosa do paciente. A redução da dor muitas vezes é uma parte importante da terapia para muitas DTM. Eles são eficazes para dores leves a moderadas associadas à DTM. Deve-se lembrar que medicamentos analgésicos e anti-inflamatórios[13] comumente proporcionam irritação gastrointestinal; portanto, orientar o paciente para evitar alimentos que provoquem desconforto gástrico e, se necessário, administrar medicamentos redutores da produção de ácido no estômago.

Na classe dos analgésicos os mais comumente utilizados em DTM são:

- Dipirona: excelente analgésico para dores musculoesqueléticas.
- Paracetamol.

Anti-inflamatórios

Os anti-inflamatórios não esteroides (AINE) devem ser administrados quando o clínico suspeita de quadros inflamatórios, tais como miosite, capsulite, retrodiscite, artrites próprias da ATM ou decorrentes de macrotraumas. Podem ser administrados por via oral ou por injeção. A maioria dos anti-inflamatórios age combatendo os efeitos da prostaglandina, sendo também bons analgésicos.

Os anti-inflamatórios mais comumente utilizados em DTM são:

- Ibuprofeno: oferece excelente alívio para os distúrbios musculoesqueléticos.
- Nimesulida.
- Diclofenaco.
- Cetorolaco de trometamina.

Relaxantes musculares

Os relaxantes musculares foram por muito tempo prescritos para a DTM, embora muitos concordem que sua eficácia é mínima, pois a maioria das dores musculares não está associada a um aumento significativo da atividade muscular. A maioria deles tem efeito central que seda o paciente, o qual deve, portanto, ser avisado desses inconvenientes quando dirigir veículos ou operar máquinas.

Os relaxantes musculares mais comumente utilizados em DTM são:

- Ciclobenzaprina.
- Carisoprodol.
- Orfenadrina.

Medicamentos injetáveis

Anestésicos locais

A anestesia local é útil para diferenciar o local que é a fonte da dor do local onde a dor é sentida pelo paciente. Quando o local da fonte da dor é submetido a anestesia, o clínico tem condições de confirmar o diagnóstico, pois eliminará a dor em seu local de manifestação. Os anestésicos locais, sem vasoconstritor,[14] podem ser utilizados para ponto-gatilho miofascial, resultando em significativa redução da dor.[15]

Os anestésicos locais mais comumente utilizados em DTM são:

- Lidocaína a 2% (xilocaína).
- Mepivacaína a 3%.
- Bupivacaína a 0,5%: indicada quando se necessita de um anestésico de ação mais prolongada, porém apresenta ligeira miotoxicidade quando comparada à lidocaina.[16]

Medicamentos tópicos

Os medicamentos tópicos podem ser introduzidos através da pele e/ou mucosa oral, pois quando a medicação é colocada topicamente uma porção pode ser absorvida pelo tecido, trazendo alívio para a área dolorosa. Nas dores com fontes nos tecidos locais ou próximos a eles, a medicação tópica torna-se útil, lembrando sempre que seu efeito promove a dessensibilização periférica e, dessa forma, diminui ou elimina as informações nocivas ao SNC, o que se torna um fator extremamente importante.

Os medicamentos tópicos mais comumente utilizados em DTM são:

- Gel de lidocaína (xilocaína).
- Gel de diclofenaco.
- Creme de ibuprofeno.

APARELHOS INTRAORAIS

Aparelho intraoral anterior (*front-plateau*)

A placa de mordida anterior (*front-plateau*) é um aparelho de acrílico incolor autopolimerizável, que recobre as incisais de canino a canino dos dentes superiores e apresenta contatos somente com os dentes anteriores inferiores.[17,18] Apresenta guia incisal nos movimentos protrusivos e guia canino nos movimentos de lateralidade.[19]

A placa de mordida anterior (Figura 1) elimina temporariamente a informação nociceptiva quando os estímulos são provenientes de contatos prematuros que podem estar associados às disfunções temporomandibulares, promovendo instabilidade ortopédica ou má oclusão súbita.

Deve ser utilizada por curto período de tempo (três a quatro dias no máximo), visto que os dentes posteriores sem contato no aparelho podem extruir.

FISIOTERAPIA

A fisioterapia conta com uma grande variedade de recursos no tratamento dos pacientes com disfunção temporomandibular, que em conjunto com o tratamento odontológico, ou outros ligados à área, proporcionará melhor equilíbrio muscular e favorecerá a mobilidade da articulação temporomandibular, sempre buscando a remissão da dor e o restabelecimento das funções do sistema estomatognático, o que levará a tratamentos de DTM bem-sucedidos.[20-22]

A fisioterapia é um tipo de terapia conservadora e reversível com grande aplicabilidade na área das disfunções temporomandibulares, envolvendo fundamentalmente duas modalidades: a) eletroterapia; e b) técnicas manuais. A seleção da técnica deve ficar a cargo do

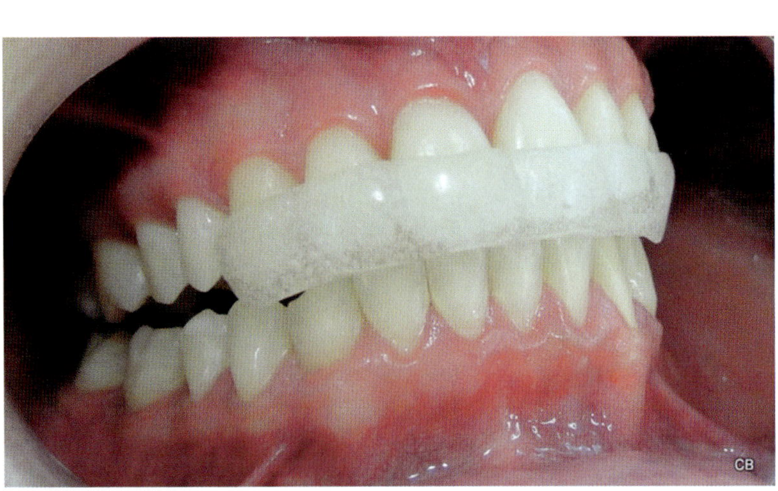

FIGURA 1 Placa de mordida anterior (*front-plateau*).

fisioterapeuta, após avaliação do caso clínico, diagnóstico fisioterapêutico e terapia indicada. Isso torna o atendimento do paciente focado na multidisciplinaridade, o que é muito benéfico e proporciona ao cirurgião-dentista aprendizado no trabalho em equipe. O dentista deverá indicar um fisioterapeuta com conhecimentos em DTM para o sucesso do tratamento. A troca de informações quanto à abordagem do fisioterapeuta é por demais importante. A seguir serão elencadas algumas modalidades fisioterapêuticas utilizadas nas DTM.

Calor

Calor superficial

Calor úmido

O calor é um agente físico que promove aumento da circulação (vasodilatação) na área aplicada, promovendo vasodilatação e oxigenação aos tecidos comprometidos, além de auxiliar na eliminação dos catabólitos resultantes do mecanismo celular. Vamos lembrar que um grande fator de dor muscular nas DTM deve-se à vasoconstrição; portanto, o calor neutraliza essa situação, reduzindo os sintomas por aumentar o fluxo sanguíneo, proporcionando analgesia periférica.

O calor úmido consiste em compressas aplicadas com utilização de toalhas felpudas umedecidas em água aquecida e aplicadas na região da face, em média 15-20 minutos, 3 vezes ao dia (Figura 2).

Calor profundo

Ultrassom

O ultrassom é uma forma de terapia que converte uma energia mecânica gerada por ondas ultrassônicas em produção de calor. Deve ser aplicado em regiões musculares ou na

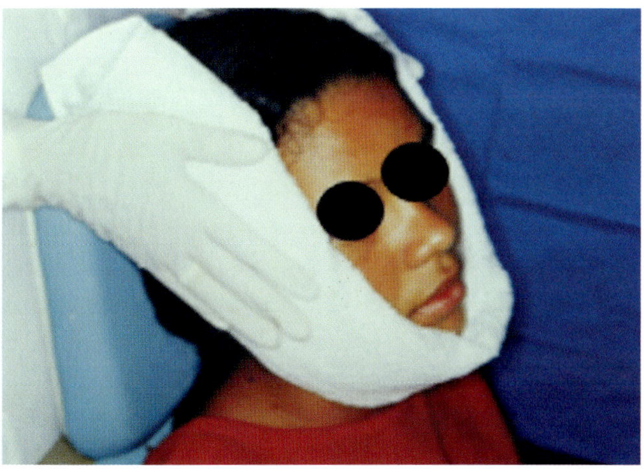

FIGURA 2 Aplicação de calor úmido.

articulação temporomandibular em movimentos circulares, com auxílio de um gel condutor, por 3-5 minutos, em geral com ultrassom pulsado de 100 Hz, na frequência de 1 MHz, na potência de 0,2 W/cm^2 (Figuras 3a-b). A terapia com ultrassom fornece aumento da temperatura nos tecidos de modo mais profundo que o calor superficial,[23] com todos os benefícios do calor (efeito térmico) que foram citados anteriormente. Promove redução do edema, favorece a regeneração tissular, aumenta a amplitude de movimento articular em decorrência do aumento da extensibilidade das fibras colágenas, contribui na resolução de processos inflamatórios crônicos musculares e/ou articulares (efeitos não térmicos), é especialmente recomendado para a diminuição do espasmo muscular.[1] A terapia com ultrassom mostra-se efetiva no tratamento de pontos-gatilho.[24-26]

Crioterapia

A terapia com gelo a zero grau centígrado é um método simples efetivo no alívio da dor. O gelo é um potente anti-inflamatório indicado nos casos de edemas agudos. O gelo pode ser aplicado com bolsas térmicas ou com copos plásticos de café com água congelada (Figura 4), na área afetada, com movimentos circulares, por 7 minutos (no máximo 10 minutos) na face, três vezes ao dia. O paciente pode segurar o copo para não ficar com os dedos congelados; ainda poderá colocar o copo dentro de saco plástico. O paciente sentirá um desconforto inicial e depois dormência,[27] momento em que deverá ser removido.

Outro modo de aplicar o frio é com *sprays* de resfriamento, sendo mais utilizado o fluorometano,[28] que é aplicado na área afetada a uma distância de 30 cm (Figura 5a), por 5 segundos. Deve-se proteger o paciente com uma toalha (Figura 5b) para não permitir que o *spray* entre em contato com os olhos, ouvidos, nariz ou boca. O *spray* de resfriamento tem indicação na dor miofascial, em que é aplicado no músculo e posteriormente realiza-se o alongamento passivo.[28,29]

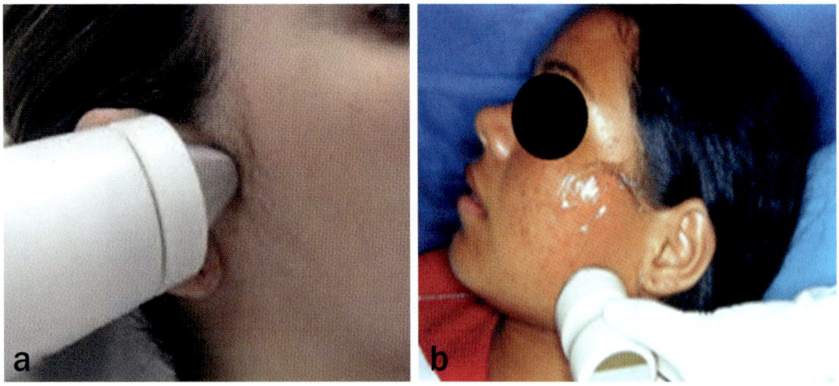

FIGURA 3 a) Aplicação de ultrassom na região articular; b) aplicação de ultrassom no músculo masseter.

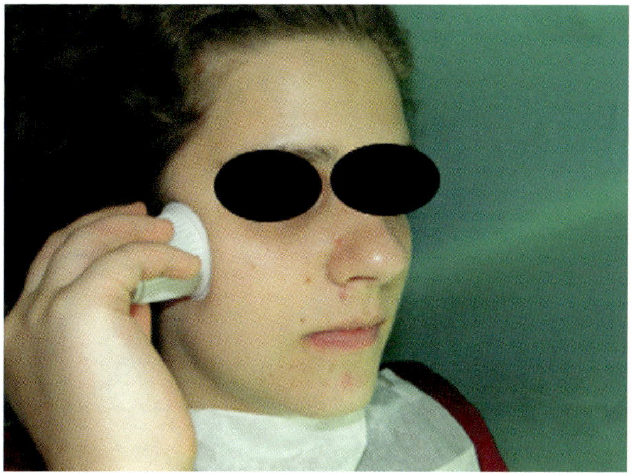

FIGURA 4 Aplicação de gelo.

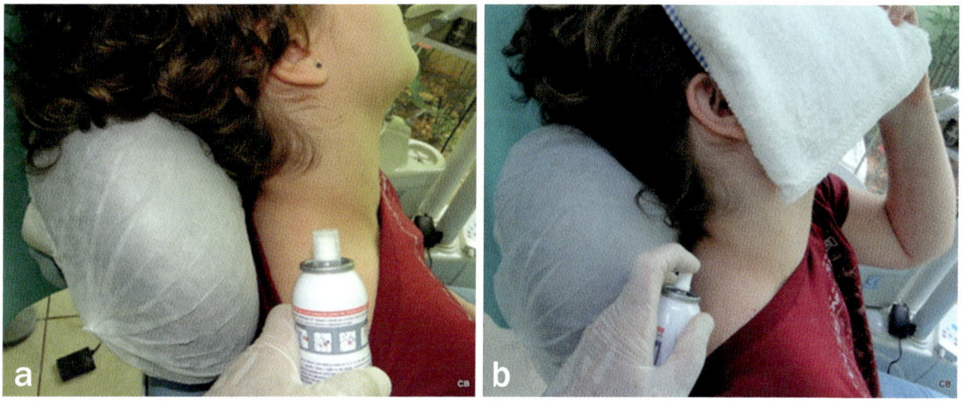

FIGURA 5 a) Aplicação de *spray* de resfriamento; b) proteção do paciente com toalha.

Estimulação elétrica nervosa transcutânea

A estimulação elétrica nervosa transcutânea (TENS, da sigla em inglês para *transcutaneous electrical nerve stimulation*)[30-32] consiste na aplicação de estímulo elétrico em baixa ou alta frequência, em nível subdoloroso,[33] através de eletrodos envoltos com gel condutor com protocolos de até 20 minutos, uma vez por dia, durante cerca de 10 dias, nas regiões musculares afetadas pela disfunção (Figura 6). A ativação dessa estimulação nas fibras de tato e pressão produz um bloqueio da mensagem dolorosa no sistema nervoso central, ocorrendo também liberação de analgésicos endógenos centrais, como as endorfinas e encefalinas, modulando o estímulo doloroso e, como consequência, obtendo-se um relaxamento muscular geral. Aparelhos de TENS portáteis são utilizados para uso em longo prazo por pacientes com dor crônica e podem ser eficazes em várias DTM.

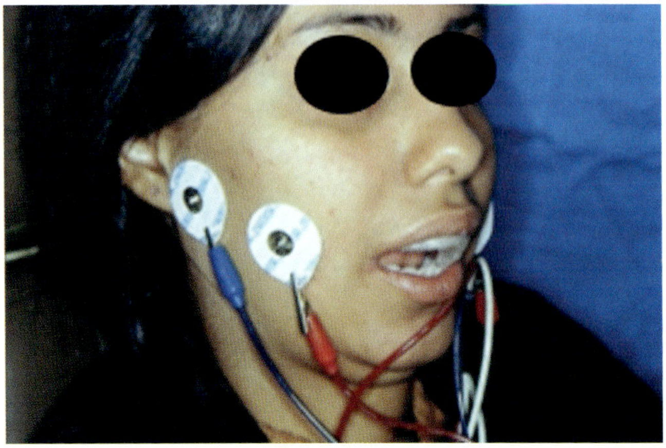

FIGURA 6 Aplicação da estimulação elétrica nervosa transcutânea.

Soft laser (*laser* terapêutico)

A terapia a *laser* (*light amplification by the stimulated emission of radiation*) consiste na aplicação do feixe *laser*, com intensidades diferentes, de 660 e 808 nm. A variação permite tratamentos não invasivos de diferentes patologias, particularmente a DTM. Existem vários tipos no mercado, sendo indicados 2 comprimentos de onda: a) *laser* terapêutico infravermelho de 100 mW, comprimento de onda 808 nm ± 10 nm e meio ativo semicondutor: GaALAs; b) *laser* terapêutico vermelho de 100 mW, comprimento de onda 660 nm ± 10 nm e meio ativo semicondutor: InGaALP.

Essa terapia se caracteriza por ser uma potente fonte de analgesia, bem como pelo poder anti-inflamatório, ativação de ATP e síntese proteica, efeitos cicatrizantes, regenerativos, acelera a síntese de colágeno, aumenta a vascularização dos tecidos e diminui a dor.[33] O sucesso da terapia a *laser* se torna quase indiscutível, e é altamente indicada nos casos de pontos-gatilho miofasciais, neuralgias do trigêmeo e disfunções crônicas.

Pode ser aplicado em pontos localizados (Figura 7), em ponto-gatilho miofascial ou sobre pontos de acupuntura (*laser* acupuntura), com protocolos que variam de acordo com o tipo de aparelho utilizado.

Técnicas manuais

As técnicas manuais são atuações práticas da fisioterapia e têm como objetivo a redução da dor e o restabelecimento da função muscular.[34] As técnicas manuais são divididas em três categorias: mobilização de tecidos moles, mobilização articular e condicionamento muscular.

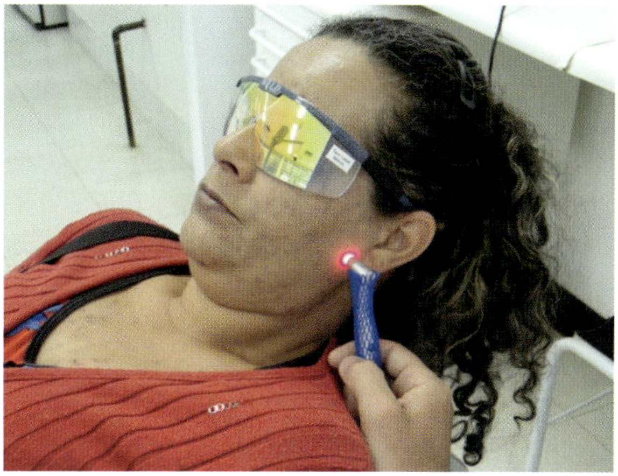

FIGURA 7 Aplicação de *laser*.

Massagem

As massagens (superficiais e profundas) fazem parte do grupo de recursos, juntamente com as compressas quentes, geladas e contraste, que auxiliam muito a evolução do tratamento. Proporcionam alívio sintomatológico ao paciente por produzir analgesia e relaxamento muscular, com efeitos satisfatórios. A massagem mostra-se mais eficaz se os pacientes receberem calor úmido por 10-15 minutos antes de iniciá-la e pode ser realizada previamente aos exercícios terapêuticos. A estimulação dos nervos sensoriais cutâneos por ação da massagem exerce uma influência inibitória na dor.[35]

Entre as várias manobras disponíveis, a massagem suave por fricção comumente é a mais utilizada, visto que é fácil de ser realizada pelo próprio paciente (automassagem), em seu domicílio, consistindo em movimentos circulares realizados com os dedos indicadores e médios nas regiões musculares mais comprometidas pela dor (Figura 8) e devendo ser aplicada durante 15 minutos, três vezes ao dia. Essa terapia feita pelo paciente faz com que aumente o seu comprometimento com o tratamento.

A massagem profunda, diferentemente da superficial, deve ser realizada pelo fisioterapeuta. Ela é eficaz na mobilização de tecidos, aumenta o fluxo sanguíneo para a área afetada e elimina os pontos-gatilho.[28] Da mesma forma que a massagem superficial, torna-se mais eficaz se o paciente receber calor úmido por 10-15 minutos antes de iniciar a massagem.

Exercícios terapêuticos

Os exercícios terapêuticos têm por finalidade a reeducação funcional dos componentes musculoesqueléticos do sistema estomatognático. Há vários tipos de indicação, e, para melhor compreensão, podemos classificá-los em:

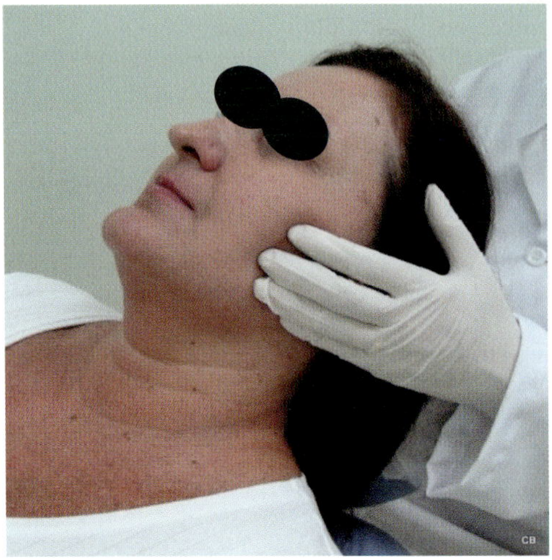

FIGURA 8 Massagem.

Exercícios de coordenação

Esses exercícios, também chamados isotônicos, consistem na realização de todos os movimentos mandibulares de forma rítmica e suave com períodos de relaxamento e são indicados para os casos de restrição dos movimentos mandibulares por favorecerem maior amplitude, principalmente nos casos de incoordenação muscular e mioespasmo, pois auxiliam na regularização do tônus muscular. Também são indicados para os quadros clínicos de pacientes que apresentam desvios e deflexões da mandíbula, como ocorre nos casos de deslocamento do disco articular.

São de grande valia, pois proporcionam ao paciente a conscientização quanto à excursão dos movimentos mandibulares, sendo portanto altamente indicados "com cautela" aos pacientes com tendência a subluxação mandibular.

Compreendem os movimentos de abertura e fechamento da boca (Figura 9), lateralidades direita (Figura 10a) e esquerda (Figura 10b), bem como o movimento de protrusão (Figura 10c). Podem ser realizados, após ensinamento do clínico, pelo próprio paciente sem auxílio externo, começando com uma série de cinco repetições, que avança de forma gradativa no decorrer do tratamento, devendo ser realizadas diariamente em uma frequência que depende das condições do caso clínico. Caso o paciente prefira, pode recorrer ao fisioterapeuta para auxiliá-lo na realização dos exercícios de coordenação.

Exercícios contrarresistidos

Os exercícios de contrarresistência, também chamados isométricos, visam o fortalecimento muscular necessário ao movimento coordenado e o relaxamento muscular reflexo, utilizando o fenômeno da inibição recíproca. Quando o paciente abre a boca, os músculos ativos nesse momento são os abaixadores da mandíbula. Se nessa ocasião for oferecida uma

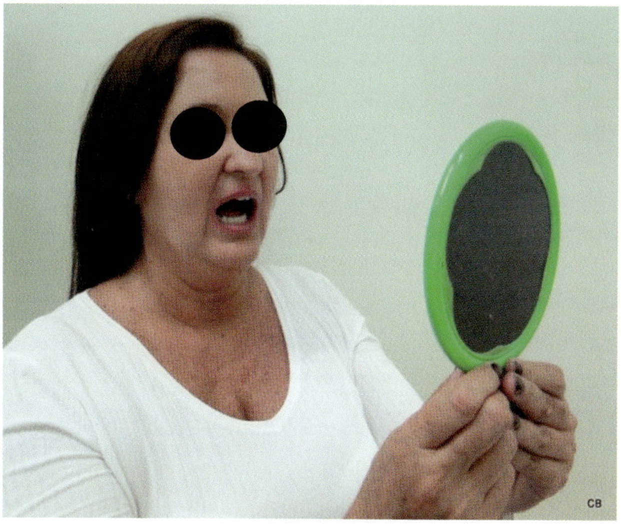

FIGURA 9 Exercício de coordenação: abertura da boca.

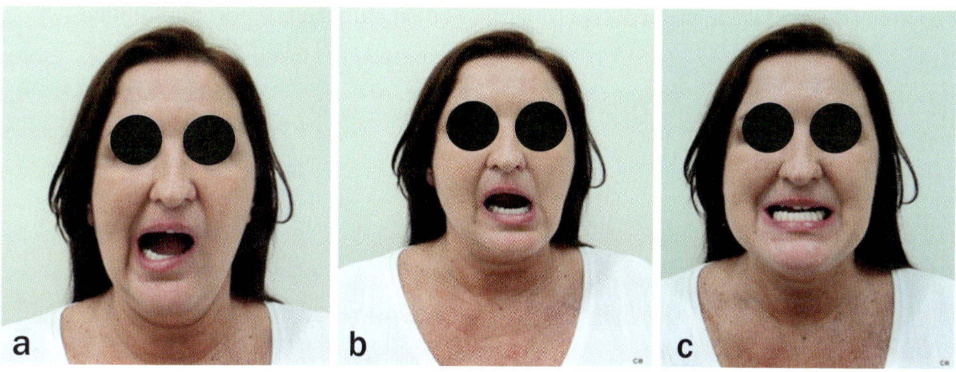

FIGURA 10 Exercício de coordenação: a) lateralidade direita; b) lateralidade esquerda; c) protrusão.

resistência à abertura da boca, os músculos elevadores (antagônicos) normalmente relaxam. Desse modo ocorre para todos os movimentos, ou seja, se oferecer resistência ao fechamento da boca, os músculos abaixadores serão relaxados. O paciente deve ser instruído a mover a mandíbula para a direita contra uma leve resistência e depois para a esquerda, também com resistência, e finalmente mover para a frente (em protrusão), oferecendo resistência a esse movimento.

São realizados em contrarresistência externa (manual) pelo profissional fisioterapeuta (Figura 11a) ou pelo próprio paciente (Figura 11b), e mantidos por um período de contração de até 5 segundos, seguido de igual período de relaxamento. Devem ser repetidos 10 vezes por sessão, três vezes ao dia, de modo a não provocar dor.

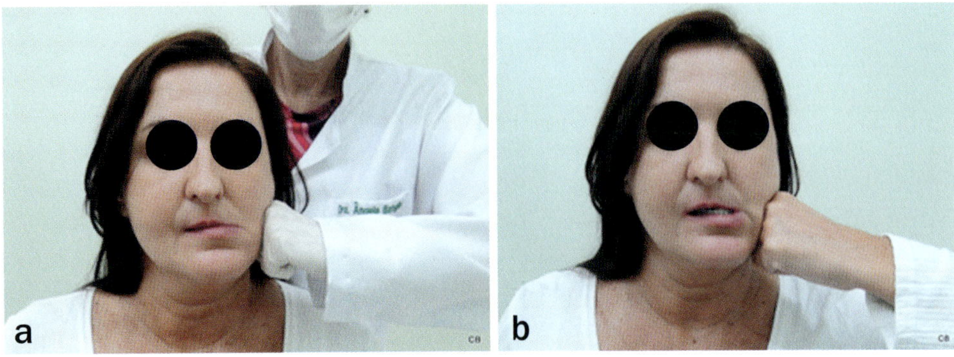

FIGURA 11 Exercício de contrarresistência: a) realizado pelo profissional; b) realizado pelo próprio paciente.

Os exercícios de contrarresistência podem ser úteis para pacientes com estalidos iniciais sem dor, pois ajudam a fortalecer os ligamentos, melhoram a função e favorecem a resistência a deslocamentos do disco articular.[35]

Englobam todos os movimentos da mandíbula (Figuras 12a-c e 13a-b), porém são contraindicados na presença de mioespasmos por acentuarem o tônus muscular; portanto, são indicados na fase mais tardia do tratamento da disfunção temporomandibular.

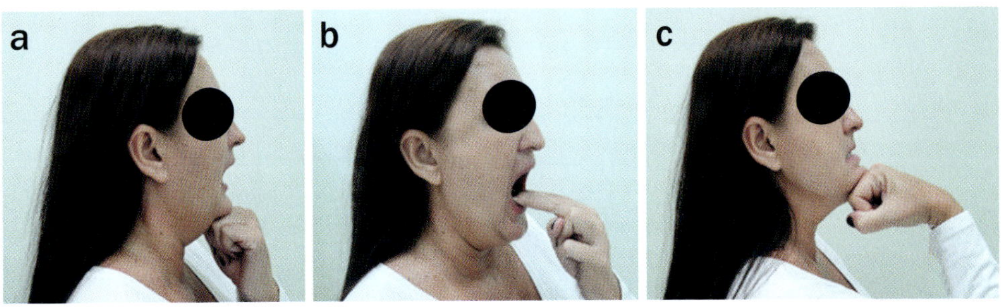

FIGURA 12 Exercício de contrarresistência: a) à abertura da boca; b) ao fechamento da boca; c) à protrusão da mandíbula.

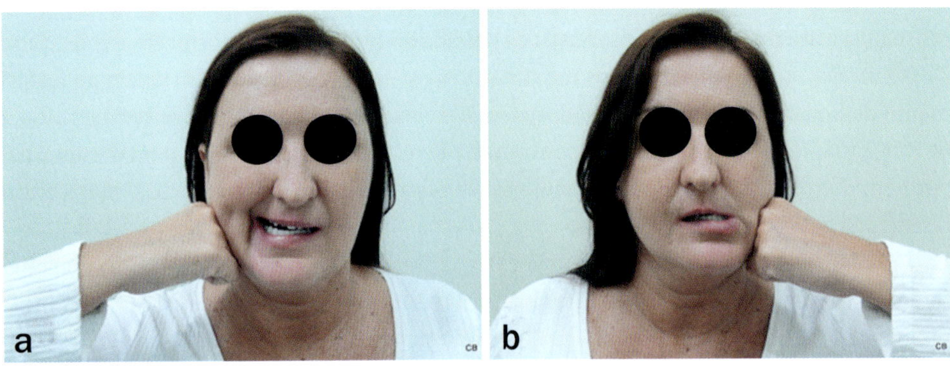

FIGURA 13 Exercício de contrarresistência: a) à lateralidade direita; b) à lateralidade esquerda.

A cautela ao realizar esses exercícios é muito importante, pois quando não realizados corretamente desencadeiam a dor. A realização é diária com aplicação prévia de calor e com frequência de acordo com as condições apresentadas pelo caso clínico.

Alongamento passivo

Esses tipos de exercícios terapêuticos, como o próprio nome indica, baseiam-se em movimentos passivos impostos à articulação temporomandibular que promovem um aumento da extensão dos músculos, ajudando a restabelecer o comprimento muscular que foi reduzido, rompem aderências e aumentam a movimentação da mandíbula quando está limitada. São eficazes no manejo das DTM.[36,37]

Os alongamentos podem ser feitos pelo próprio paciente (Figura 14a) ou pelo profissional, iniciando-se por cinco segundos e, posteriormente, igual período de relaxamento. Devem ser realizados diariamente, com cautela; os pacientes são instruídos a abrir a boca de forma lenta, sem promover dor, com frequência moderada para não provocar estiramentos musculares danosos ou injúrias à articulação. Orientar o paciente a realizar os movimentos mandibulares em frente a um espelho, procurando abrir a boca com movimentos retos, sem desvios (Figura 14b).

Os alongamentos passivos podem também ser realizados pelo paciente com a interposição de espátulas de madeira entre os dentes, aumentando paulatinamente sem proporcionar dor (Figura 15). Fornecem boa contribuição para a abertura da boca, principalmente nos quadros de mioespasmo.

A aplicação prévia de calor é benéfica em virtude do relaxamento muscular resultante que a termoterapia oferece, visto que, se os alongamentos forem realizados sob tensão muscular, haverá predisposição a danos na musculatura como citado anteriormente.

Liberação miofascial

A liberação miofascial é uma técnica terapêutica que atua com mobilizações manuais da fáscia visando quebrar o espasmo muscular, aumentar a circulação local e diminuir a

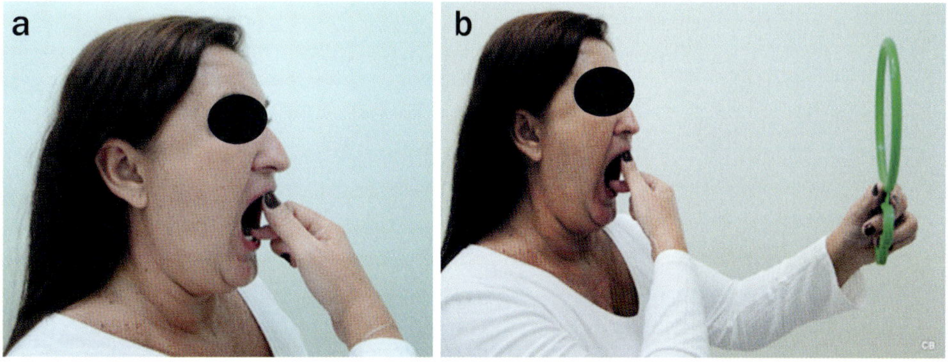

FIGURA 14 Alongamento passivo: a) realizado pelo paciente; b) com auxílio do espelho.

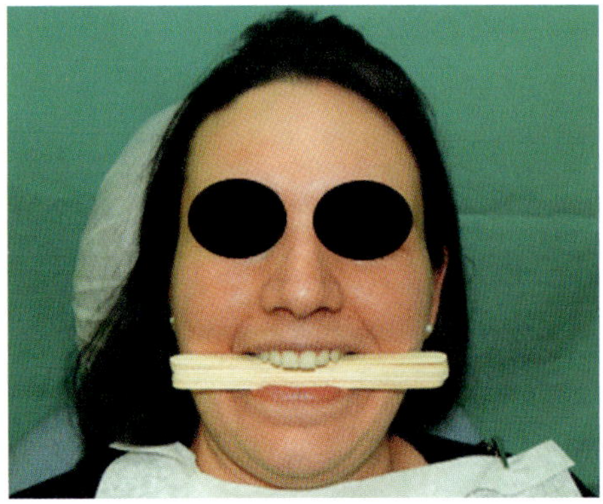

FIGURA 15 Alongamento passivo realizado com acréscimo de espátulas de madeira.

dor.[38] Por meio da liberação da tensão do músculo e da fáscia, aumenta a circulação local, reduz a dor e o espasmo, entre outros benefícios, e pode proporcionar alívio de cefaleias do tipo tensional, mediante técnicas de desativação de pontos-gatilho miofascial.[39]

O objetivo da liberação miofascial é ter melhor interação entre a fáscia e o músculo, criando uma mobilidade melhor do músculo tratado, prevenindo lesões musculares, aumentando o suporte sanguíneo, recuperando a função muscular e diminuindo a dor.

As técnicas realizadas pelo fisioterapeuta normalmente consistem em:

Compressão isquêmica de Jones para desativação de pontos-gatilho durante 90 segundos: a *compressão isquêmica* é uma técnica para inibir os pontos-gatilho e aliviar a dor. Consiste na aplicação de uma pressão local sobre os pontos-gatilho por um tempo prolongado. É muito utilizada no músculo trapézio, e no sistema mastigatório tem sido aplicada nos músculos temporal e masseter, para o alívio da dor decorrente das disfunções temporomandibulares musculares.

Massagem miofascial: realização de deslizamento profundo sobre o ponto-gatilho com rolamento, compressão e alongamento miofascial. Protocolos baseados em técnicas de terapia manual descritas por Makofsky incluem os músculos frontal, temporais (Figura 16a),

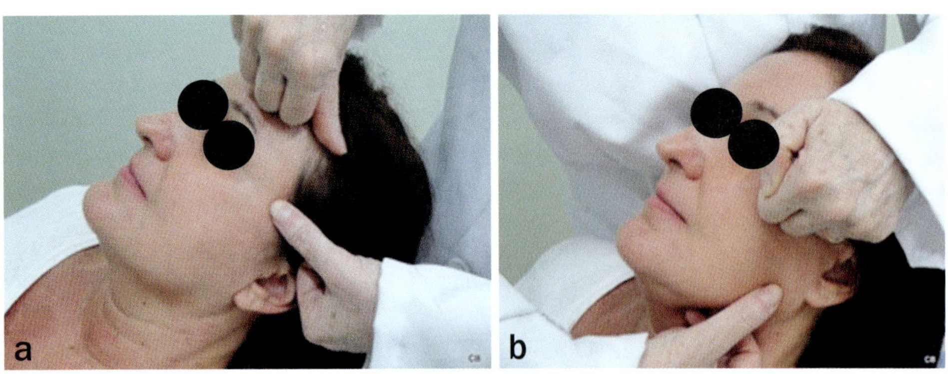

FIGURA 16 Liberação miofascial dos músculos: a) temporal e b) masseter.

masseteres (Figura 16b), pterigóideos medial e lateral, supra-hióideos, escalenos e trapézio superior (parte descendente). Os resultados têm demonstrado redução da dor musculoesquelética e restauração da função, por meio de efeitos biomecânicos e neurofisiológicos.[40]

ACUPUNTURA

A acupuntura é uma técnica milenar da medicina tradicional chinesa, com cerca de 4.500 anos, que utiliza a inserção de agulhas em determinados pontos da superfície cutânea com o objetivo de harmonizar o funcionamento do organismo, adequar ou restabelecer funções debilitadas. Diferentemente da medicina ocidental, a ciência médica oriental é holística, ou seja, enxerga o ser humano como um todo: não apenas corpo, mas a união de corpo, mente e espírito, e ainda as suas relações com o meio ambiente.

Para a medicina tradicional chinesa, a doença será, em certos momentos, inevitável no processo vital, pois é uma forma de expressão de nossos conflitos, sofrimentos e dificuldades de adaptação.

Segundo a teoria da acupuntura, todas as estruturas do organismo se encontram originalmente em equilíbrio pela atuação das energias *Yin* (corpo físico) e *Yang* (mente). Desse modo, se as energias Yin e Yang estiverem em perfeita harmonia, o organismo certamente estará com saúde; por outro lado, um desequilíbrio gerará doença.[41]

Para atingir esse equilíbrio, a acupuntura aplica agulhas em pontos específicos espalhados por todo o corpo. Os chineses ensinam que o *Qi* (energia) se transporta pelo corpo através de canais chamados meridianos. Cada meridiano se conecta a outro por intermédio dos nossos órgãos e sistemas, e a energia flui irrigando e nutrindo órgãos e tecidos, promovendo o efetivo funcionamento do organismo. Os meridianos correspondem a uma rede complexa, altamente imbricada, e cobrem todo o corpo, estabelecendo canais entre órgãos, vísceras, a superfície corporal, o *Yin* e *Yang*.

A obstrução de um meridiano reduz a circulação da energia, que gera desequilíbrio interno e doença. Outro aspecto importante da medicina chinesa, em que a acupuntura contribui muito, está ligado às nossas emoções. Cada emoção que você sente mobiliza seu corpo e sua mente para enfrentar um determinado desafio, criando um enlace com a cognição e a fisiologia, e podendo gerar desequilíbrios.

Emoções são impulsos para uma ação imediata com a finalidade de lidar com a vida. É uma maneira de sentir e agir, com oscilações do sentimento expressadas pelo comportamento. Quando as emoções fluem harmoniosamente não interferem na saúde. Mas, quando alteram o fluxo da energia e desarmonizam o *Yin* e *Yang*, elas nos fazem adoecer.

De toda a gama de emoções que o ser humano conhece, cinco são as que mais frequentemente interferem na harmonia de nossa essência, causando doenças. São elas: raiva, medo, ansiedade, preocupação e tristeza. Cada uma dessas emoções desequilibra um órgão; portanto, a acupuntura busca equilibrar as emoções para que o fluxo de energia possa fluir livremente pelo corpo.

É muito interessante o processo que a picada de uma agulha provoca internamente em todo o organismo. Ocorre o efeito de vasodilatação, que faz com que o organismo consiga remover a substância tóxica acumulada no tecido afetado, e, simultaneamente, ocorre relaxamento muscular.

A estimulação de determinados pontos (acupontos) com a agulha (Figura 17) causa a liberação de opioides endógenos (endorfinas e encefalinas), que reduzem as sensações dolorosas, inundando os interneurônios aferentes com estímulos sublimiares.[42-44] Há ainda a liberação de serotonina e endorfina, cujo efeito é de ação central, proporcionando analgesia e funcionando como uma espécie de calmante, ou seja, ocorre imediatamente uma sensação agradável para a pessoa que está impaciente em decorrência da dor, o que aliás é muito comum. A partir do momento que a dor é eliminada, o paciente se acalma. Há ainda a liberação do cortisol (cortisona natural), que age como anti-inflamatório, sem efeitos colaterais.

Desse modo, a acupuntura é uma terapia anti-inflamatória, analgésica e antiestresse, com efeito sobre o sistema imunológico, aumentando a defesa orgânica. É capaz de modular a dor usando o sistema antinociceptivo do próprio corpo para reduzir os níveis da sintomatologia dolorosa.

Na área da DTM e dor orofacial, a acupuntura é indicada para dor de qualquer origem (aguda ou crônica), inflamações, neuropatias, dores irradiadas da região cervical,[45] bruxismo, dores musculoesqueléticas, dor miofascial, podendo ser associada a qualquer outro tratamento ou fármaco (potencializa o seu efeito).

AGULHAMENTO A SECO (*DRY NEEDLING*)

O agulhamento a seco (*dry needling*) é uma técnica intervencionista, minimamente invasiva, utilizada no tratamento da dor miofascial. O agulhamento a seco (AS), utilizado para tratamento da dor miofascial, não deve ser confundido com a acupuntura tradicional chinesa, pois é uma técnica ocidental baseada em princípios neurofisiológicos distintos.

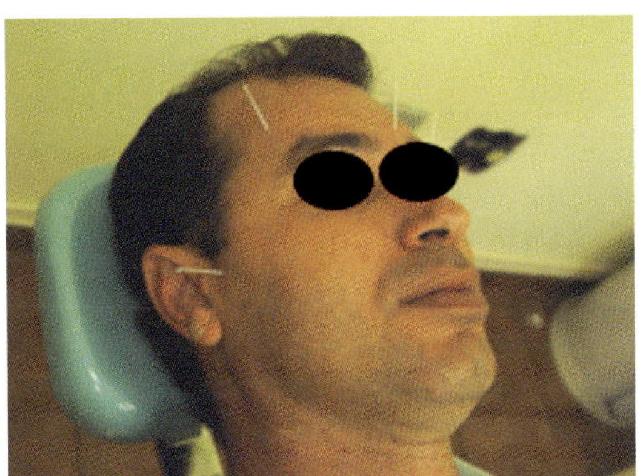

FIGURA 17 Aplicação das agulhas em paciente sendo tratado com acupuntura.

Descrito pela primeira vez por Travell na década de 1960, o agulhamento a seco foi amplamente difundido na última década.[46,47]

O agulhamento a seco foi desenvolvido com o objetivo de desativar pontos-gatilho miofasciais. É uma técnica muito efetiva em inativar os pontos-gatilho nos músculos mastigatórios e cervicais relacionados à DTM. Quando a agulha é inserida, ocorre liberação de várias substâncias vasoativas.[48-50] Essas atuam na vasodilatação e no aumento do fluxo sanguíneo local que resulta em redução da concentração das substâncias algogênicas, além de diminuição da ativação dos nociceptores, culminando na resolução da sensibilização periférica.[51]

A inserção da agulha estimula a liberação de encefalina pela medula espinal que bloqueia a transmissão da dor, efeito conhecido como "analgesia segmentar", o qual leva alguns minutos para se iniciar, mas pode durar por vários dias.[52]

O AS estimula a liberação de neuropeptídios opioides, por exemplo, betaendorfina, encefalina e dinorfina. A betaendorfina liberada após o agulhamento causa uma supressão na liberação de substância P, inibindo também a transmissão de dor.[53] Ocorre também liberação de encefalina, a qual, por sua vez, inibe as células do corno dorsal espinal, bloqueando a transmissão da dor. Efeito anti-inflamatório também é observado.

A expectativa gerada por procedimentos terapêuticos é capaz de modular a percepção da dor, mecanismo conhecido como "analgesia placebo",[54] por isso, ressalta-se a consideração do efeito placebo ao utilizar a técnica de agulhamento a seco.[51]

O AS pode ser utilizado com a técnica profunda e a superficial. No primeiro caso, a agulha é inserida, através da pele, e se aprofunda em direção ao centro do ponto-gatilho miofascial. Diferentes formas de penetração da agulha podem ser feitas. Na técnica estacionária, a agulha é inserida no local desejado e mantida sem nenhuma manipulação extra. Na pistonagem a agulha é inserida e parcialmente retirada, repetidas vezes, no ponto escolhido e ao redor dele. Outra forma de aplicação é realizar rotações da agulha, nos sentidos horário e anti-horário, mantendo-a fixa em um mesmo ponto. Acredita-se que a pistonagem seja mais efetiva em provocar um relaxamento local das fibras musculares, porém está associada a maior número de efeitos adversos.

No agulhamento a seco superficial a agulha é inserida no local do ponto-gatilho, na camada subcutânea, entre 5-10 mm de profundidade, em uma angulação entre 20-30°. Pode ser mantida fixa no local, ou serem realizados movimentos de rotação da agulha. Essa técnica apresenta a vantagem de ser menos dolorosa que o agulhamento a seco profundo, além de ser indicada para aplicação em áreas consideradas de risco, como pulmões e grandes vasos.

Em relação ao tempo de aplicação, há uma variação de 5-30 minutos de duração.[53] Alguns autores indicam de 2-3 sessões para casos agudos e 3-5 sessões para casos crônicos.[54]

O agulhamento a seco tem grande aplicação em ponto-gatilho na região cervical, particularmente no músculo trapézio, que é fonte de dor miofascial referida à cabeça, face e ATM, bem como em ponto-gatilho na musculatura mastigatória, especialmente nos músculos temporal anterior (Figura 18a) e masseter (Figura 18b).

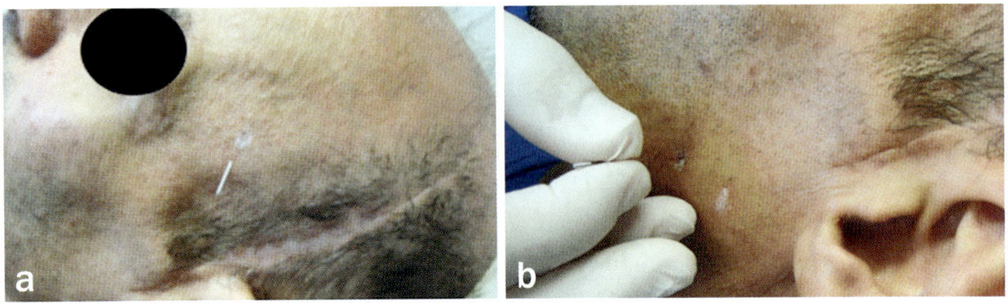

FIGURA 18 Agulhamento a seco (*dry needling*) nos músculos: a) temporal e b) masseter.

As contraindicações do agulhamento a seco compreendem: fobia à agulha, áreas com linfedema, urgências médicas, estados de inconsciência ou confusão mental, terapia com anticoagulante (contraindicação relativa), distúrbios vasculares, epilepsia, alergia ao metal da agulha, gravidez e em crianças.[55]

ORIENTAÇÃO AO PACIENTE E AUTOMANEJO

Um programa de automanejo somente terá sucesso se o clínico souber ouvir as queixas e preocupações do paciente. Explique os achados clínicos, o diagnóstico, as opções de tratamento e o prognóstico da disfunção, sempre utilizando termos que o paciente possa compreender.

O paciente deverá aderir ao programa e tornar-se parceiro do clínico. Condutas que devem ser enfatizadas: restrição voluntária da função da mandíbula, tomar consciência dos hábitos deletérios que está praticando e procurar modificá-los, realizar fisioterapia domiciliar, procurar descansar os músculos da mastigação e estruturas articulares afetadas, evitar mastigar com intensidade, evitar alimentos duros, não mascar chicletes, não bocejar com grande abertura da boca, evitar cantar e abrir muito a boca, estar atento para não ficar apertando os dentes, não morder lábios e bochechas, cuidar da postura para trabalhar e para dormir.

A realização de fisioterapia domiciliar apresenta bons resultados e nela se incluem: calor ou gelo nas áreas afetadas, massagens nos músculos da mastigação e associados (pescoço e nuca) e exercícios suaves.

CONSIDERAÇÕES GERAIS AO TRATAR TRAUMAS AGUDOS NA ARTICULAÇÃO TEMPOROMANDIBULAR

Pacientes que sofrem trauma agudo na ATM devem ser tratados de modo diferente daqueles que apresentam condições crônicas. O exame clínico inicial deverá avaliar se há danos nos tecidos moles e duros, tais como fratura na maxila ou na mandíbula (incluindo uma fratura condilar), que geralmente produz uma significativa má oclusão aguda, bem como deflexões na abertura da boca.

Exames de imagem (radiografias, tomografias) devem ser realizadas após trauma para determinar danos às estruturas ósseas e aos dentes a fim de que se proceda ao tratamento adequado. Depois da avaliação dos tecidos duros, os tecidos moles precisam ser examinados, avaliando-se a gravidade dos sintomas.[56]

Se não houver alteração significativa na amplitude dos movimentos mandibulares e houver pouca dor, o paciente é instruído a iniciar uma dieta macia, não mastigar chiclete e diminuir ou evitar atividade de apertamento dos dentes.

Caso o paciente apresente dor significativa e diminuição acentuada da amplitude dos movimentos da mandíbula, deve-se avaliar se há má oclusão aguda. Se nenhuma má oclusão aguda for observada, o tratamento deve incluir analgésicos leves para dor e fisioterapia para o local da dor. Nas primeiras 24-36 horas após o trauma, o gelo pode ser repetidamente colocado sobre a articulação por 5-10 minutos, três vezes ao dia. Após 1-2 dias, o gelo é interrompido e o calor úmido é aplicado por 20 minutos, também três vezes ao dia. Orientar o paciente a não abrir muito a boca para não provocar dor.

Pacientes com dor significativa e demonstrando má oclusão aguda podem precisar de tratamento adicional que consiste no aparelho de estabilização, a fim de impedir que o côndilo pressione os tecidos retrodiscais. Isso é extremamente necessário se houver bruxismo. Em virtude do quadro doloroso o aparelho de estabilização é fabricado em uma posição de fechamento confortável para o paciente e não necessariamente na posição de relação cêntrica. À medida que os sintomas agudos desaparecem, os tecidos retrodiscais retornam à situação de normalidade, permitindo que o côndilo reassuma a posição de relação cêntrica. Quando isso ocorrer, o clínico precisará ajustar o aparelho. À medida que a dor desaparece, o paciente precisa ser reavaliado para quaisquer sintomas residuais. Fisioterapia suave deve ser iniciada para evitar aderências fibrosas. Avaliar mudanças na relação côndilo/disco; caso surja um deslocamento de disco, deverá ser tratado.

REFERÊNCIAS

1. Okeson JP. Bell's orofacial pain. 5.ed. Chicago: Quintessence; 2005.
2. Rugh JD, Solber WK. Oral health status in the United States temporomandibular disorders. J Dent Educ. 1985;49:398-404.
3. Dworkin SF, Huggins KH, LeResche L, Korff MV, Howard J, Truelove E et al. Epidemiology of signs and symptoms in temporomandibular disorders: Clinical signs in cases and controls. J Am Dent Assoc. 1990;120:273-81.
4. Randolph CS, Greene CS, Moretti R, Forbes D, Perry HT. Conservative management of temporomandibular disorders: a posttreatment comparison between patients from a university clinic and from private practice. Am J Orthod Dentofac Orthop. 1990;98:77-82.
5. Nickerson JW, Boering G. Natural course of osteoarthrosis as it relates to internal derangement of the temporomandibulr joint. Oral maxillofac Surg Clin North Am. 1989;1:1-19.
6. Magnusson T, Carlsson GE, Egemark I. Changes in subjective symptoms of craniomandibular disorders in children and adolescents during a 10-year period. J Orofac Pain. 1993;7:76-82.
7. Greene CS, Laskin DM. Long term evaluation of treatment for myofascial pain-dysfunction syndrom: a comparative analysis. J Am Dent Assoc. 1983;107:235-8.

8. Yatani H, Kaneshima T, Kuboki T, Yoshimoto A, Matsuka Y, Yamashita A. Long-term follow-up study on drop-out TMD patients with self-administered questionnaires. J Orofac Pain. 1997;11:258-69.
9. de Leeuw R. Dor orofacial. Guia de avaliação, diagnóstico e tratamento. 4.ed. São Paulo: Quintessence; 2012.
10. Lipton JA, Ship JA, Larach-Robinson D. Estimated prevalence and distribution of reported orofacial pain in the United States. J Am Dent Assoc. 1993;124:115-21.
11. Harkins SJ, Marteney JL. Extrinsic trauma: a significant precipitating factor in temporomandibular dysfunction. J Prosthet Dent. 1985;54:271-2.
12. McMahon FG, Arndt Jr WF, Newton JJ, Montgomery PA, Perhach JL. Clinical experience with flupirtine in the U.S. Postgrad Med J. 1987;63(Suppl 3):81-5.
13. Abbadie C, Besson JM. Chronic treatments with aspirin or acetaminophen reduce both the development of polyarthritis and Foslike immunoreactivity in rat lumbar spinal cord. Pain. 1994;57(1):45-54.
14. Graboski CL, Gray DS, Burnham RS. Botulinum toxin A versus bupivacaine trigger point injections for the treatment of myofascial pain syndrome: a randomised double blind crossover study. Pain. 2005;118(1-2):170-5.
15. Bell WE. Temporomandibular disorders: classification, diagnosis and management. 3.ed. Chicago, IL: Year Book; 1990.
16. Guttu RL, Page DG, Laskin DM. Delayed healing of muscle after injection of bupivacaine and steroid. Ann of Dent. 1990;49:5-8.
17. Bataglion C, Hotta TH, Souza EA. Placa de mordida anterior. Odontol Mod. 1993;20(4):18-20.
18. Okeson JP. Tratamento das desordens temporomandibulares e oclusão. São Paulo: Artes Médicas; 2000.
19. Rodrigues JR. Contribuição do estudo da guia anterior como um dos fatores determinantes da sintomatologia craniomandibular [dissertação]. São Paulo: Universidade de São Paulo; 1988.
20. Gray RJ, Quayle AA, Hall CA, Schofield MA. Physiotherapy in the treatment of temporomandibular joint disorders: a comparative study of four treatment methods. Br Dent J. 1994;176(7):257-61.
21. Heinrich SD, Sharps CH. Lower extremity torsional deformities in children: a prospective comparison of two treatment modalities. Orthopedics. 1991;14(6):655-9.
22. Di Fabio RP. Physical therapy for patients with TMD: a descriptive study of treatment, disability, and health status. J Orofac Pain. 1998;12(2):124-35.
23. Esposito CJ, Veal SJ, Farman AG. Alleviation of myofascial pain with ultrasonic therapy. J Prosthet Dent. 1984;51(1):106-8.
24. Draper DO, Mahaffey C, Kaiser D, Eggett D, Jarmin J. Thermal ultrasound decreases tissue stiffness of trigger points in upper trapezius muscles. Physiother Theory Pract. 2010;26(3):167-72.
25. Srbely JZ, Dickey JP. Randomized controlled study of the antinociceptive effect of ultrasound on trigger point sensitivity: novel applications in myofascial therapy? Clin Rehabil. 2007;21(5):411-7.
26. Srbely JZ, Dickey JP, Lowerison M, Edwards AM, Nolet PS, Wong LL. Stimulation of myofascial trigger points with ultrasound induces segmental antinociceptive effects: a randomized controlled study. Pain. 2008;139(2):260-6.
27. Satlerthwaite JR. Ice massage. Pain. 1989;2(116).
28. Simons DG, Travell JG, Simons LS. Travell & Simons' myofascial pain and dysfunction: a trigger point manual. 2.ed. Baltimore, MD: Williams & Wilkins; 1999.
29. Jaeger B, Reeves JL. Quantification of changes in myofascial trigger point sensitivity with the pressure algometer following passive stretch. Pain. 1986;27(2):203-10.
30. Kane K, Taub A. A history of local electrical analgesia. Pain. 1975;1(2):125-38.
31. Long DM, Hagfors N. Electrical stimulation in the nervous system: the current status of electrical stimulation of the nervous system for relief of pain. Pain. 1975;1(2):109-23.
32. Sternback RH, Ignelzi RJ, Deems LM, Timmermans G. Transcutaneous electrical analgesia: a follow-up analysis. Pain. 1976;2:35-41.
33. Nunez SC, Garcez AS, Suzuki SS, Ribeiro MS. Management of mouth opening in patients with temporomandibular disorders through low-level laser therapy and transcutaneous electrical neural stimulation. Photomed Laser Surg. 2006;24(1):45-9.

34. van Grootel RJ, Buchner R, Wismeijer D, van der Glas HW. Towards an optimal therapy strategy for myogenous TMD, physiotherapy compared with occlusal splint therapy in an RCT with therapy-and -patient-specificpatient-specific treatment durations. BMC Musculoskelet Disord. 2017;18(1):76.
35. Melzack R, Wall PD. Pain mechanisms: a new theory. Science. 1965;150:971-9.
36. Gage JP. Collagen biosynthesis related to temporomandibular joint clicking in childhood. J Prosthet Dent. 1985;53(5):714-7.
37. Magnusson T, Syren M. Therapeutic jaw exercises and interocclusal appliance therapy. A comparison between two common treatments of temporomandibular disorders. Swed Dent J. 1999;23(1):27-37.
38. Maloney GE, Mehta N, Forgione AG, Zawawi KH, Al-Badawi EA, Driscoll SE. Effect of a passive jaw motion device on pain and range of motion in TMD patients not responding to flat plane intraoral appliances. Cranio. 2002;20(1):55-66.
39. Silva MTJ, Santos RS. Terapia manual nas disfunções da ATM. Rio de Janeiro: Rubio; 2011.
40. Stallbaum JH, Antunes AGF, Kelling BI, Froemming C, Poku-lat GS, Braz MM. A inserção da fisioterapia no tratamento da cefaleia do tipo tensional: uma revisão sistemática. Cinergis. 2013;14(3):172-5.
41. Segat GTP, Nunes SF, Pivetta HMF, Lima FST. A terapia manual nos sinais e sintomas do bruxismo do sono. Fisioterapia Brasil. 2012;13(6).
42. Wen TS. Acupuntura clássica chinesa. São Paulo: Cultrix; 1985.
43. Fernandes AC, Duarte Moura DM, Da Silva LGD, De Almeida EO, Barbosa GAS. Acupuncture in temporomandibular disorder myofascial pain treatment: a systematic review. J Oral Facial Pain Headache. 2017;31(3):225-32.
44. Johansson A, Wenneberg B, Wagersten C, Haraldson T. Acupuncture in treatment of facial muscular pain. Acta Odontol Scand. 1991;49(3):153-8.
45. Shen YF, Younger J, Goddard G, Mackey S. Randomized clinical trial of acupuncture for myofascial pain of the jaw muscles. J Orofac Pain. 2009;23(4):353-9.
46. Bechara OMR, Palinkas M, Vasconcelos P, Semprini M, Siéssere S, Rancan SV et al. Analysis of sternocleidomastoid muscle and descending portion of trapezius muscle in women with chronic neck pain after acupuncture treatment. J Tradit Chin Med. 2020;40:144-9.
47. Unverzagt C, Berglund K, Thomas JJ. Dry needling for myofascial trigger point pain: a clinical commentary. Int J Sports Phys Ther. 2015;10(3):402-18.
48. Butts R, Dunning J, Perreault T, Mourad F, Grubb M. Peripheral and spinal mechanisms of pain and dry needling mediated analgesia: a clinical resource guide for health care professionals. Int J Phys Med Rehabil. 2016;4(2):2-18.
49. Dommertholt J, Grieve R, Layton M, Hooks T. Myofascial trigger points: an evidence-informed review. J Man Manip Ther. 2006;14(4):203-21.
50. Gerwin RD, Dommerholt J, Shah JP. An expansion of Simons integrated hypothesis of trigger point formation. Curr Pain Headache Rep. 2004;8(6):468-75.
51. Cagnie B, Dewitte V, Barbe T, Timmermans F, Delrue N, Meeus M. Physiologic effects of dry needling. Curr Pain Headache Rep. 2013;17(8):348.
52. Shah JP, Thaker N, Heimur J, Aredo JV, Sikdar S, Gerber L. Myofascial trigger points then and now: a historical and scientific perspective. PMR. 2015;7(7):746-61.
53. White A, Cummings M, Fishie J. Introdução à acupuntura médica ocidental. São Paulo: Roca; 2013.
54. Dunning J, Butts R, Mourad F, Young I, Flannagan S, Perreault T. Dry needling: a literature review with implications for clinical practice guidelines. Phys Ther Rev. 2014;19(4):252-65.
55. Skorupska E, Rychlik M, Samborski W. Validation and test-retest reliability of new thermographic technique called thermovison technique of dry needling for gluteus minimums trigger points in sciatica subjects and TrPs-negative healthy volunteers. Biomed Res Int. 2015;2015:546497.
56. Malick A, Strassman A, Burstein R. Trigeminohypothalamic and reticulohypothalamic tract neurons in the upper spinal cord and caudal medulla of the rat central nervous system. J Comp Neurol. 1991;303:489-511.

9

Atendimento inicial de pacientes com dentes avulsionados

Orlando Aguirre Guedes
Jardel Francisco Mazzi Chaves
Manoel Damião de Sousa Neto

INTRODUÇÃO

Traumatismos dentários (TD) representam um dos mais sérios problemas de saúde pública.[1,2] Estudos populacionais têm evidenciado aumento significativo na prevalência dessas lesões, bem como seu impacto negativo na qualidade de vida de crianças e adolescentes.[3]

A avulsão dentária é um dos tipos mais graves de TD e pode ser definida como o completo deslocamento do dente para fora do seu alvéolo.[1] Sua prevalência, na dentição permanente, varia de 0,5-18,3%.[1,2] Indivíduos do sexo masculino e com idade inferior a 14 anos são os mais frequentemente envolvidos,[3,4] e o incisivo central superior é o dente mais comumente afetado.[5-7] Embora os fatores etiológicos variem em função da idade,[4] a maioria das avulsões ocorre em função de fatores não intencionais, como quedas e acidentes de trânsito.[4]

Após uma avulsão dentária, é observado dano severo nos tecidos pulpares e periodontais, o que pode resultar em uma série de complicações pós-traumáticas, tais como: necrose pulpar, obliteração do canal radicular, anquilose e reabsorção radicular.[6,8-11] Perda do dente reimplantado, interferência na altura do osso alveolar, na erupção e no posicionamento dentário são complicações também comumente relatadas.[9,12,13] O restabelecimento da estética e da função em pacientes com crescimento facial incompleto representa um desafio único para o clínico, em razão da necessidade de conhecimento e de abordagem multidisciplinar.

Visto que o prognóstico de um dente avulsionado é fortemente influenciado pelas medidas tomadas no local do acidente[13] e no primeiro atendimento[5,6,8,9,14,15] e que os procedimentos para dentes decíduos e permanentes diferem significativamente, este capítulo tem por objetivo discutir os principais fatores envolvidos no sucesso do manejo clínico de dentes permanentes avulsionados e reimplantados.

BASES PARA A PRÁTICA CLÍNICA, NÍVEIS DE EVIDÊNCIA E RECOMENDAÇÕES

Sinais clínicos

O exame clínico de um paciente com avulsão geralmente revela:

1. Ausência dentária.
2. Presença de TD associados. Por exemplo: fraturas das paredes do alvéolo e lesões envolvendo os lábios.[1]
3. Danos adicionais à coroa de dentes reimplantados. Por exemplo: fratura coronária não complicada.[4,6]
4. A realização dos testes de percussão, mobilidade e vitalidade pulpar não está indicada.

Exames por imagem

Se o aspecto clínico da lesão levantar suspeitas da ocorrência de luxação intrusiva e de fratura radicular, alveolar ou mandibular, radiografias periapicais em diferentes angulações verticais e horizontais, juntamente com uma radiografia oclusal, devem ser realizadas para confirmação do diagnóstico.[1] O exame de tomografia computadorizada de feixe cônico (TCFC) pode ser indicado com vistas à melhor visualização das linhas de fratura e suas extensões.[16]

Tratamento

Guias para o atendimento emergencial de dentes avulsionados têm sido publicados periodicamente por diferentes organizações, como American Association of Endodontics (AAE, 2013),[17] Royal College of Surgeons of England[18] e International Association of Dental Traumatology (IADT).[13] Eles objetivam ajudar cirurgiões-dentistas e demais profissionais da área da saúde no processo de tomada de decisão referente ao tratamento a ser realizado. Os procedimentos clínicos recomendados a seguir foram elaborados após revisão desses guias e da literatura em geral.[8,9,12,14-16,19]

Orientações para o primeiro atendimento

A adoção de um rápido e adequado atendimento no local do acidente representa fator importante para obtenção de um prognóstico favorável. Dessa forma, cirurgiões-dentistas, pais e responsáveis, educadores e outros profissionais devem estar preparados para orientar e/ou realizar os primeiros socorros.

As recomendações para o atendimento no local do acidente são:[13]

1. Acalmar o paciente.

2. Localizar o dente avulsionado e segurá-lo pela coroa (parte branca). Não manipular a porção radicular. Recolocar o dente imediatamente na arcada dentária.
3. Na presença de sujidades, lavar o dente com leite, soro fisiológico ou com a saliva do próprio paciente. Reposicionar o dente na arcada dentária.
4. Encorajar pacientes, pais, responsáveis, educadores e outros profissionais, presentes no local do acidente, a recolocar o dente imediatamente na arcada dentária.
5. Orientar o paciente a morder uma gaze, lenço ou guardanapo, a fim de manter o dente reimplantado em posição.
6. **Diante da impossibilidade da realização do reimplante:** colocar o dente avulsionado em um meio de armazenamento disponível. Em ordem decrescente de preferência, são meios adequados para armazenamento e transporte: leite, solução salina balanceada de Hank (HBSS), saliva ou soro. A água não representa um bom meio de armazenamento, no entanto é melhor do que deixar o dente seco.[20]
7. Encaminhar paciente e dente para o consultório odontológico.
8. Consultar-se com o cirurgião-dentista.

Orientações para o tratamento de dentes permanentes avulsionados

A escolha da conduta terapêutica a ser tomada deve ser feita com base no estágio de desenvolvimento radicular e nas condições das células do ligamento periodontal presentes na superfície radicular do dente avulsionado.[6,18,21]

O estágio de desenvolvimento radicular tem sido identificado como um fator de predição para a ocorrência do reparo nos tecidos periodontal e pulpar, estando o diâmetro do forame apical diretamente relacionado com a possibilidade de revascularização da polpa.[22] Embora Ebeleseder et al. (1998)[12] tenham identificado maior número de casos de revascularização em dentes com formação radicular incompleta, Petrovic et al. (2010)[23] diagnosticaram elevada porcentagem de complicações em dentes com essa característica. Significativas taxas de insucesso no tratamento de dentes avulsionados com ápices abertos também foram observadas por Andreasen et al. (1995a)[8] e Barret e Kenny (1997).[9]

A condição das células do ligamento periodontal é influenciada pelo meio de armazenamento/transporte e pelo tempo extrabucal. Estima-se que um dente armazenado a seco por um período igual ou superior a 30 minutos apresenta elementos celulares inviáveis sobre sua raiz.[24] Fouad et al. (2020)[13] apresentaram um sistema de classificação para as células do ligamento periodontal: *1. células do ligamento periodontal provavelmente viáveis:* dente reimplantado imediatamente ou após um período de 15 minutos no local do acidente; *2. células do ligamento periodontal podem estar viáveis, mas comprometidas:* dente mantido em meio de armazenamento e com tempo extrabucal inferior a 60 minutos; *3. células do ligamento periodontal provavelmente não viáveis:* dente mantido ou não em meio de armazenamento e com tempo extrabucal superior a 60 minutos.

A avaliação da condição das células do ligamento periodontal de dentes avulsionados e reimplantados antes do início do tratamento pode auxiliar o clínico na escolha da melhor conduta a ser adotada, bem como na projeção de possíveis complicações.

Orientações para o tratamento de dentes avulsionados e com rizogênese incompleta

Dente avulsionado e reimplantado no local do acidente ou antes da chegada ao consultório odontológico

1. Limpar a região com água, soro fisiológico ou solução de digluconato de clorexidina a 0,1%.
2. Verificar, clínica e radiograficamente, se o dente foi reimplantado de forma correta.
3. Manter o dente no local. Nos casos em que o dente estiver mal posicionado, este deve ter a sua posição corrigida por meio de leve pressão digital. A correção deve acontecer em até 48 horas após o acidente.
4. Realizar bloqueio anestésico local quando necessário. Dar preferência para o emprego de anestésico sem vasoconstritor.
5. Estabilizar o dente por 14 dias com o auxílio de uma contenção flexível (semirrígida; fio de aço de 0,016" ou 0,4 mm ou linha de pesca de *nylon* de 0,13-0,25 mm).[25] Na presença de fratura alveolar ou óssea associada, estabilizar o dente por 28 dias com o auxílio de uma contenção rígida.
6. Suturar lacerações gengivais, quando estas estiverem presentes.
7. Em decorrência da possibilidade de revascularização espontânea do tecido pulpar, a indicação para realização dos procedimentos de apicificação ou revitalização fica condicionada ao diagnóstico de necrose pulpar.[26,27]
8. Prescrever medicação sistêmica.[28,29]
9. Verificar a proteção do paciente com relação ao tétano.[16]
10. Orientar o paciente com relação aos cuidados com o dente reimplantado.
11. Realizar proservação.

Dente avulsionado, não reimplantado, armazenado em meio fisiológico ou não fisiológico e com tempo extrabucal inferior a 60 minutos

1. Verificar a presença/ausência de sujidades sobre a superfície da raiz. Caso estejam presentes, realizar a sua remoção por meio da agitação cuidadosa do dente no meio de armazenamento ou por meio da irrigação da raiz com soro fisiológico.
2. Deixar o dente submerso na solução de armazenamento durante a realização da anamnese, dos exames clínicos e radiográficos e do preparo do paciente para o reimplante.
3. Realizar bloqueio anestésico. Dar preferência para o emprego de solução anestésica sem vasoconstritor.
4. Lavar o alvéolo dentário com soro fisiológico.

5. Examinar o alvéolo. Na presença de fratura da parede alveolar, esta deverá ser reposicionada antes da realização do reimplante.
6. Remover coágulo sanguíneo com o auxílio de soro fisiológico.
7. Realizar o reimplante de forma lenta e com leve pressão digital.
8. Verificar o correto posicionamento do dente por meio de exames clínicos e radiográficos.
9. Estabilizar o dente por 14 dias com o auxílio de uma contenção flexível (semirrígida; fio de aço de 0,016" ou 0,4 mm ou linha de pesca de *nylon* de 0,13-0,25 mm).[25] Na presença de fratura alveolar ou óssea associada, estabilizar o dente por 28 dias com o auxílio de uma contenção rígida.
10. Suturar lacerações gengivais, quando estas estiverem presentes.
11. Em decorrência da possibilidade da revascularização espontânea do tecido pulpar, a indicação para realização dos procedimentos de apicificação ou revitalização fica condicionada ao diagnóstico de necrose pulpar.[26,27]
12. Prescrever medicação sistêmica.[28,29]
13. Verificar a proteção do paciente com relação ao tétano.[16]
14. Orientar o paciente com relação aos cuidados com o dente reimplantado.
15. Realizar proservação.

Dente avulsionado, não reimplantado, armazenado em meio fisiológico ou não fisiológico e com tempo extrabucal superior a 60 minutos

1. Verificar a presença/ausência de sujidades sobre a superfície da raiz. Caso estejam presentes, realizar a sua remoção por meio da agitação cuidadosa do dente no meio de armazenamento ou por meio da irrigação da raiz com soro fisiológico.
2. Deixar o dente submerso na solução de armazenamento durante a realização da anamnese, dos exames clínicos e radiográficos e do preparo do paciente para o reimplante.
3. Realizar bloqueio anestésico. Dar preferência para o emprego de solução anestésica sem vasoconstritor.
4. Lavar o alvéolo dentário com soro fisiológico.
5. Examinar o alvéolo. Na presença de fratura da parede alveolar, esta deverá ser reposicionada antes da realização do reimplante.
6. Realizar o reimplante de forma lenta e com leve pressão digital.
7. Verificar o correto posicionamento do dente por meio de exames clínicos e radiográficos.
8. Estabilizar o dente por 14 dias com o auxílio de uma contenção flexível (semirrígida; fio de aço de 0,016" ou 0,4 mm ou linha de pesca de *nylon* de 0,13-0,25 mm).[25] Na presença de fratura alveolar ou óssea associada, estabilizar o dente por 28 dias com o auxílio de uma contenção rígida.
9. Suturar lacerações gengivais, quando estas estiverem presentes.
10. Em decorrência da possibilidade da revascularização espontânea do tecido pulpar, a indicação para realização dos procedimentos de apicificação ou revitalização fica condicionada ao diagnóstico de necrose pulpar.[26,27]

11. Prescrever medicação sistêmica.[28,29]
12. Verificar a proteção do paciente com relação ao tétano.[16]
13. Orientar o paciente com relação aos cuidados com o dente reimplantado.
14. Realizar proservação.

Orientações para o tratamento de dentes avulsionados e com rizogênese completa

Dente avulsionado e reimplantado no local do acidente ou antes da chegada no consultório odontológico

1. Limpar a região com água, soro fisiológico ou solução de digluconato de clorexidina a 0,1%.
2. Verificar, clínica e radiograficamente, se o dente foi reimplantado de forma correta.
3. Manter o dente no local. Nos casos em que o dente estiver mal posicionado, este deve ter a sua posição corrigida por meio de leve pressão digital. A correção deve acontecer em até 48 horas após o acidente.
4. Realizar bloqueio anestésico local quando necessário. Dar preferência para o emprego de anestésico sem vasoconstritor.
5. Estabilizar o dente por 14 dias com o auxílio de uma contenção flexível (semirrígida; fio de aço de 0,016" ou 0,4 mm ou linha de pesca de *nylon* de 0,13-0,25 mm).[25] Na presença de fratura alveolar ou óssea associada, estabilizar o dente por 28 dias com o auxílio de uma contenção rígida.
6. Suturar lacerações gengivais, quando estas estiverem presentes.
7. Iniciar o tratamento endodôntico em até 14 dias após a realização do reimplante.[16]
8. Prescrever medicação sistêmica.[28,29]
9. Verificar a proteção do paciente com relação ao tétano.
10. Orientar o paciente com relação aos cuidados com o dente reimplantado.
11. Realizar proservação.

Dente avulsionado, não reimplantado, armazenado em meio fisiológico ou não fisiológico e com tempo extrabucal inferior a 60 minutos

1. Na presença de contaminação visível, limpar a superfície radicular com o auxílio de soro fisiológico ou com um meio de armazenamento com osmoralidade balanceada.
2. Verificar a presença/ausência de sujidades sobre a superfície da raiz. Caso estejam presentes, realizar a sua remoção por meio da agitação cuidadosa do dente no meio de armazenamento.
3. Deixar o dente submerso na solução de armazenamento durante a realização da anamnese, dos exames clínicos e radiográficos e do preparo do paciente para o reimplante.
4. Realizar bloqueio anestésico. Dar preferência para o emprego de solução anestésica sem vasoconstritor.

5. Lavar o alvéolo dentário com soro fisiológico.
6. Examinar o alvéolo. Na presença de fratura da parede alveolar, esta deverá ser reposicionada antes da realização do reimplante.
7. Remover coágulo sanguíneo com o auxílio de soro fisiológico.
8. Realizar o reimplante de forma lenta e com leve pressão digital.
9. Verificar o correto posicionamento do dente por meio de exames clínicos e radiográficos.
10. Estabilizar o dente por 14 dias com o auxílio de uma contenção flexível (semirrígida; fio de aço de 0,016" ou 0,4 mm ou linha de pesca de *nylon* de 0,13-0,25 mm).[25] Na presença de fratura alveolar ou óssea associada, estabilizar o dente por 28 dias com o auxílio de uma contenção rígida.
11. Suturar lacerações gengivais, quando estas estiverem presentes.
12. Iniciar o tratamento endodôntico em até 14 dias após a realização do reimplante.[16]
13. Prescrever medicação sistêmica.[28,29]
14. Verificar a proteção do paciente com relação ao tétano.[16]
15. Orientar o paciente com relação aos cuidados com o dente reimplantado.
16. Realizar proservação.

Dente avulsionado, não reimplantado, armazenado em meio fisiológico ou não fisiológico e com tempo extrabucal superior a 60 minutos

1. Remover sujidades e qualquer contaminação visível, por meio da agitação cuidadosa do dente no meio de armazenamento ou com uma gaze embebida em soro fisiológico.
2. Deixar o dente submerso na solução de armazenamento durante a realização da anamnese, dos exames clínicos e radiográficos e do preparo do paciente para o reimplante.
3. Realizar bloqueio anestésico. Dar preferência para o emprego de solução anestésica sem vasoconstritor.
4. Lavar o alvéolo dentário com soro fisiológico.
5. Examinar o alvéolo. Na presença de fratura da parede alveolar, esta deverá ser reposicionada antes da realização do reimplante.
6. Realizar o reimplante de forma lenta e com leve pressão digital.
7. Verificar o correto posicionamento do dente por meio de exames clínicos e radiográficos.
8. Estabilizar o dente por 14 dias com o auxílio de uma contenção flexível (semirrígida; fio de aço de 0,016" ou 0,4 mm ou linha de pesca de *nylon* de 0,13-0,25 mm).[25] Na presença de fratura alveolar ou óssea associada, estabilizar o dente por 28 dias com o auxílio de uma contenção rígida.
9. Suturar lacerações gengivais, quando estas estiverem presentes.
10. Iniciar o tratamento endodôntico em até 14 dias após a realização do reimplante.[16]
11. Prescrever medicação sistêmica.[28,29]
12. Verificar a proteção do paciente com relação ao tétano.[16]
13. Orientar o paciente com relação aos cuidados com o dente reimplantado.
14. Realizar proservação.

REIMPLANTE DENTÁRIO

O tratamento de escolha para dentes permanentes avulsionados deve ser o reimplante imediato, realizado dentro de 5 minutos após o acidente.[13] Essa conduta evita danos adicionais às células do ligamento periodontal (LP) e estimula o reparo do tecido de forma imediata.[20] Infelizmente, na maioria dos casos, o reimplante tem sido realizado entre 1-5 horas após o acidente, o que caracteriza um reimplante tardio.[7,19] As principais razões para a não realização do reimplante imediato são: falta de conhecimento das pessoas no local do acidente sobre como manusear o dente avulsionado, o dente avulsionado não é encontrado, demora na busca pelo atendimento odontológico ou hospitalização em virtude de ferimentos mais graves.[7,19]

A realização do reimplante tardio pode resultar em um prognóstico desfavorável, uma vez que as células do LP que revestem a raiz podem necrosar e impedir que o reparo aconteça.[30] O reimplante tardio tem como objetivo a devolução temporária da estética e da função, bem como a manutenção do contorno, largura e altura do osso alveolar,[9,12,13] permitindo, assim, maiores opções de tratamento no futuro.[13]

De acordo com Fouad et al. (2020),[13] existem situações especiais nas quais o reimplante não está indicado; são elas: presença de lesões de cárie severas ou de doença periodontal, pacientes não colaboradores ou com comprometimento cognitivo que necessitem de sedação para realização do procedimento ou pacientes com condições sistêmicas graves como imunossupressão e patologias cardíacas severas.

MEIOS DE ARMAZENAMENTO

Embora o reimplante imediato seja o tratamento ideal para o restabelecimento do suprimento de nutrientes para as células da polpa e do LP, algumas situações, infelizmente, podem retardá-lo.[7,19] Quando isso ocorre, o dente deve ser conservado em um meio úmido que possibilite a manutenção da vitalidade e/ou da viabilidade das células do LP até que o reimplante possa ser realizado.[31,32] Essa conduta pode reduzir a incidência de complicações pós-traumáticas, aumentando as chances de sucesso do tratamento.[24] Na busca por um meio de armazenamento ideal, uma ampla variedade de soluções tem sido estudada.[20,32] A água de torneira apresenta baixa osmolaridade, o que resulta no inchaço e ruptura das células do LP que revestem a raiz do dente.[33] Assim, seu uso está contraindicado, embora seja um meio preferível ao armazenamento a seco. Apesar da sua disponibilidade, a saliva tem como desvantagem o risco de o paciente engolir o dente avulsionado, além da atividade deletéria dos microrganismos e das enzimas salivares.[34] No entanto, esta constitui um meio de conservação melhor do que manter o dente a seco por períodos extrabucais curtos (inferiores a 3 horas).[15] O soro fisiológico é um meio estéril, considerado aceitável para o armazenamento de dentes por curtos períodos de tempo.[24] No entanto, não possibilita a reposição de metabólitos e nem sempre está disponível no local do acidente.[15] O leite bovino tem demonstrado resultados superiores aos da saliva quando avaliada a vitalidade das células do LP.[34] Nesses estudos, o leite mostrou ser um bom meio de armazenamento para períodos extrabucais de até 6 horas. A superioridade tem sido atribuída a sua fácil aquisição, osmolaridade fisiológica, e à presença de fatores de crescimento celular e substâncias nutritivas como aminoácidos e carboidratos.[20,32] A solução HBSS tem sido recomendada como meio de conservação de dentes avulsionados em função da sua capacidade de manter a vitalidade e a capacidade proliferativa das células do LP por períodos de 48 horas.[35] A HBSS é uma solução isotônica, esterilizada, com pH balanceado, comumente utilizada na irrigação de feridas.[32] Um sistema de preservação de dentes foi desenvolvido utilizando essa solução (Save-A-Tooth® Inc., Pottstown, PA, EUA), no entanto, esse produto não é comercializado em farmácias ou drogarias no Brasil.

TERAPIA ENDODÔNTICA RADICAL

O momento da completa remoção do tecido pulpar e subsequente realização da terapia endodôntica consiste em um fator decisivo para a obtenção de bons prognósticos após o reimplante de dentes avulsionados.[31,36-38] A reabsorção radicular inflamatória (RRI) é uma das possíveis complicações pós-traumáticas, estando associada à presença de infecção no canal radicular.[37,38] Esta pode ser prevenida e/ou controlada por meio de um adequado tratamento endodôntico.[36] Embora a literatura seja carente de estudos em humanos sobre o momento ideal para início da terapia endodôntica,[38] os guias atualmente publicados[13,21] orientam para que a tomada de decisão seja realizada com base no estágio de formação radicular e no tempo extra-alveolar. Em virtude da possibilidade da revascularização do tecido pulpar em dentes com rizogênese incompleta e com condições ideais de período extrabucal,[15] o início do tratamento endodôntico deve ser postergado até que sinais de necrose e infecção sejam observados.[13,21] Essa conduta exige monitoramento cuidadoso do paciente,[18,21] visto que a RRI evolui rapidamente em pacientes jovens.[13] Já para os dentes com rizogênese completa, o tratamento deve ser iniciado em até 14 dias após o reimplante, independentemente do período extrabucal.[16]

O hidróxido de cálcio (HC) tem sido a medicação intracanal mais comumente empregada durante a terapia endodôntica em dentes reimplantados.[38] Sua escolha é validada por seus efeitos antimicrobiano e mineralizador e por sua capacidade de dissolver restos pulpares e tecidos necrosados.[9] Além disso, em função de seu elevado pH, o HC é capaz não somente de inativar células clásticas, como também de neutralizar seus subprodutos, inibindo dessa forma a dissolução de conteúdo mineral da raiz.[39] Embora as opiniões variem sobre quanto tempo o curativo de CH deve permanecer antes da realização da obturação, o período mínimo de 6 meses e máximo de 12 meses tem sido recomendado.[9] Outra orientação é para que as trocas de medicação durem até que toda a lâmina dura esteja visível radiograficamente.[38]

É importante destacar que a realização do tratamento endodôntico de um dente avulsionado fora da boca, seguido de seu reimplante, está contraindicada em função do aumento do período extrabucal e da ocorrência de danos adicionais às células do LP.[18]

MEDICAÇÃO SISTÊMICA

A realização da antibioticoterapia sistêmica após avulsão e reimplante tem sido recomendada.[28,29,38] As evidências que fundamentam essa prática são provenientes de pesquisas desenvolvidas em animais, que observaram resultados favoráveis no processo cicatricial da polpa dentária e dos tecidos periodontais.[28,29] É válido destacar que, em virtude das metodologias empregadas, a extrapolação dos resultados desses estudos para o manejo de dentes humanos deve ser feita com cautela.[8,14,15,22]

Embora o efeito do uso sistêmico de antibióticos seja atualmente difícil de ser explicado, sua indicação parece estar pautada na proteção do paciente contra quadros sistêmicos de infecção[13] e na tentativa de reduzir a incidência de reabsorções radiculares inflamatórias.[13,40] Enquanto o conhecimento avança, parece oportuno recomendar ao clínico que siga as diretrizes atuais.[13] A IADT recomenda a administração de amoxicilina e penicilina durante a primeira semana após o acidente e justifica essa escolha em função da efetividade comprovada desses antibióticos na microbiota oral e pelo fato de apresentarem reduzida taxa de efeitos adversos.[13]

CONTENÇÃO

Dentes reimplantados necessitam de contenção para a manutenção de seu correto reposicionamento, oferta de conforto ao paciente e auxílio na cicatrização do LP.[25,38] Exceto nos casos em que há fratura óssea associada, é recomendado o emprego de contenção flexível (semirrígida) e de curto prazo (14 dias) na imobilização de dentes reimplantados.[13] A contenção deve ser posicionada sobre as superfícies vestibulares dos dentes superiores, a fim de permitir o acesso lingual para procedimentos endodônticos e evitar interferência oclusal.[13] É de suma importância a realização de uma contenção que possibilite a higienização por parte do paciente.

ORIENTAÇÕES AO PACIENTE

Pacientes e seus responsáveis devem ser aconselhados a respeito do cuidado com dentes reimplantados, para um melhor prognóstico e para a prevenção de novas lesões. As orientações ao paciente envolvem:[13]

1. Realizar alimentação pastosa por 14 dias.
2. Reforçar os cuidados com higiene bucal. Utilizar escovas com cerdas macias.
3. Realizar uso tópico de solução de digluconato de clorexidina a 0,12% por 14 dias para prevenir o acúmulo de placa na região. Para crianças de baixa idade, recomendar a aplicação de clorexidina na região com auxílio de um cotonete.
4. Evitar a realização de esportes/atividades que geram contato físico.

ACOMPANHAMENTO

Sucessivas consultas de acompanhamento devem ser instituídas. Sugere-se o controle clínico e radiográfico de dentes avulsionados e reimplantados com rizogênese completa após 14 dias (quando será realizada a remoção da contenção); 1, 3 e 6 meses; 1 ano e anualmente até completar 5 anos.[8,14,15] Dentes com rizogênese incompleta devem ser monitorados com maior frequência,[18,21] tendo em vista a possibilidade da ocorrência de revascularização espontânea, o que permitiria a continuação do desenvolvimento radicular e o fechamento apical.[22] Assim, é sugerido o acompanhamento desses dentes após 14 dias (quando será realizada a remoção da contenção); 1, 2, 3 e 6 meses; 1 ano e anualmente até completar 5 anos.[8,14,15]

A presença de sintomatologia dolorosa, edema, coleção purulenta, mobilidade excessiva ou nenhuma mobilidade associada a som metálico durante o teste de percussão (anquilose), evidência radiográfica de reabsorção radicular inflamatória ou por substituição, evidência da paralisação da formação radicular e dente em infraoclusão são sinais de um prognóstico desfavorável.[13]

O caso clínico descrito a seguir apresenta as diferentes etapas do protocolo de reimplante dental dos elementos dentais 12, 11 e 21 (Figuras 1 a 3). Paciente do sexo masculino, 23 anos, com história médica positiva para epilepsia, após crise convulsiva, um dos principais fatores etiológicos da avulsão dental, sofreu queda abrupta e teve avulsão dos dentes 12, 11 e 21. O serviço de atendimento móvel de urgência (SAMU) levou o paciente até o Serviço de Cirurgia e Traumatologia Bucomaxilofacial do Hospital Beneficência Portuguesa de Ribeirão Preto com os elementos dentais armazenados em pote plástico com leite bovino durante o transporte.

Ao chegar ao hospital, o atendimento de urgência foi realizado e, durante o exame clínico intra e extraoral, bem como no exame radiográfico, não foi observada nenhuma alteração de tecido mole e ósseo. Em seguida, foram realizados os protocolos para reimplante dental imediato dos elementos dentais 12, 11 e 21, com confirmação clínica e radiográfica da posição dos dentes no arco dental e posterior contenção dos dentes com fio ortodôntico e resina composta (Figura 1A e B). Destaca-se que o tempo extrabucal do elemento dental foi inferior a 60 minutos.

Foi prescrito o uso de tetraciclina 500 mg a cada 12 horas por 15 dias, nimesulida 100 mg a cada 6 horas por cinco dias e dipirona sódica 500 mg/mL, se necessário em casos de dor. A validade da proteção antitetânica do paciente foi verificada, não sendo necessário administrar nova vacina. Foram orientados ao paciente higiene oral criteriosa, com escovações regulares (uso de escova macia) e bochecho com solução de clorexidina a 0,12%, 2 vezes/dia por sete dias. Solicitou-se, ainda, avaliação médica do paciente.

Após duas semanas, o paciente foi encaminhado para a Clínica de Especialização em Endodontia da Faculdade de Odontologia de Ribeirão Preto, FORP-USP para avaliação clínica dos elementos dentais envolvidos. Durante os exames, os dentes 12, 11 e 21 respon-

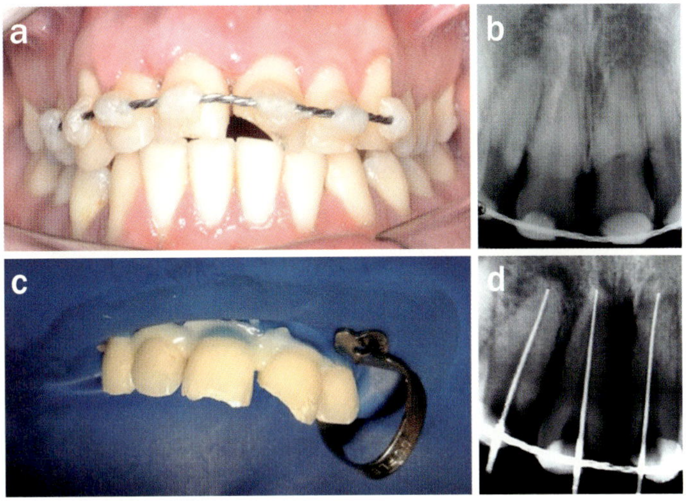

FIGURA 1 Caso clínico em que foi realizado o reimplante dental dos elementos 11,12 e 21, com rizogênese completa, após traumatismo do tipo avulsão dental. a) e b) Após limpeza da área e realização do exame clínico intra e extraoral, bem como do exame radiográfico, não foi observada nenhuma alteração de tecido mole e ósseo. Em seguida, foram realizados os protocolos para reimplante dental imediato dos elementos dentais 12, 11 e 21, com confirmação clínica e radiográfica da posição dos dentes no arco dental e posterior contenção flexível dos dentes com fio ortodôntico e resina composta. c) Após 14 dias de contenção, iniciou-se o protocolo de tratamento endodôntico, com isolamento absoluto dos dentes 12, 11 e 21, sem utilização de grampos nos respectivos dentes que foram avulsionados. d) Após o isolamento, iniciou-se a cirurgia de acesso dos dentes envolvidos e exposição dos canais radiculares. Posteriormente, deu-se início à penetração desinfetante dos terços cervical e médio durante o preparo cervical. Em seguida, realizou-se a odontometria com auxílio de localizador apical e lima manual tipo K #35, determinando o comprimento de trabalho a 0,5 mm do ápice.

deram de forma negativa aos testes de vitalidade pulpar ao frio, entretanto, responderam de forma positiva aos testes de sensibilidade à percussão vertical e dor à palpação no fundo do saco de vestíbulo. Ainda foi possível observar ausência de fístula e de sensibilidade à percussão horizontal.

No exame radiográfico foi observada integridade da lâmina dura, sem presença de áreas radiolúcidas ou sinais de fraturas radiculares, bem como presença de canais amplos e retos (Figura 1B). Como tratamento foram propostos a cirurgia de acesso dos elementos dentais 12, 11 e 21, realização da penetração desinfetante, preparo biomecânico do sistema de canais radiculares (Figura 1C e D) e medicação intracanal (Figura 2A). Durante a consulta orientou-se o paciente quanto ao prognóstico do caso decorrente da avulsão dental e possíveis sequelas no tratamento.

Na sessão seguinte, foi realizado acompanhamento radiográfico dos elementos dentais e optou-se pela realização de medicação intracanal durante seis meses. Foram realizadas seis trocas de medicação intracanal com hidróxido de cálcio e propilenoglicol, uma vez ao mês. No sexto mês, a medicação intracanal foi removida, os canais radiculares foram irri-

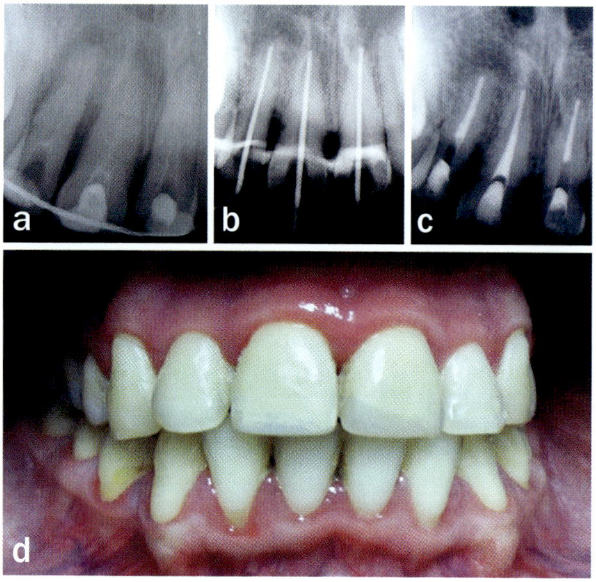

FIGURA 2 Após o preparo biomecânico, foi realizada a secagem dos canais radiculares e colocação de medicação intracanal à base de hidróxido de cálcio e propilenoglicol por 15 dias. (a) Na sessão seguinte, foi realizado acompanhamento radiográfico dos elementos dentais e optou-se pela realização de medicação intracanal durante seis meses, sendo realizadas seis trocas consecutivas de medicação intracanal à base de hidróxido de cálcio e propilenoglicol, uma vez ao mês. b) No sexto mês, a medicação intracanal foi removida, os canais radiculares foram irrigados e aspirados com hipoclorito de sódio a 1% e, ao exame clínico, como não foi observado nenhum sinal de supuração, procedeu-se à obturação dos canais radiculares. Dessa forma, foi realizada a seleção dos cones principais de guta-percha, de diâmetro correspondente ao último instrumento usado no preparo biomecânico. c) A obturação do canal foi realizada na mesma sessão com cimento AH Plus® , pela técnica de condensação lateral. Ao término da obturação, foi realizado selamento provisório com guta-percha e ionômero de vidro. Em seguida, foi realizada a tomada radiográfica final. Após a obturação, o paciente foi orientado quanto à importância da realização da restauração definitiva o mais rápido possível. d) Na semana seguinte, o paciente compareceu para retorno e constatou-se a realização das restaurações definitivas com resina composta.

gados e aspirados com hipoclorito de sódio a 1% e, ao exame clínico, como não foi observado nenhum sinal de supuração, procedeu-se à obturação dos canais radiculares (Figura 2B). Ao término da obturação, foi realizado selamento provisório com guta-percha e ionômero de vidro. Em seguida, realizou-se a tomada radiográfica final (Figura 2C). Após a obturação, o paciente foi orientado quanto à importância da realização da restauração definitiva o mais rápido possível (Figura 2D).

O paciente retornou à Clínica de Especialização em Endodontia para acompanhamento e proservação do caso após 3, 6, 12, 15 e 18 meses. Em todas as sessões, durante o exame clínico, o paciente não apresentou sinais de sintomatologia dolorosa durante os testes de palpação e percussão vertical e radiograficamente não foi possível observar presença de lesão periapical ou sinais de reabsorção dental (Figura 3A e B).

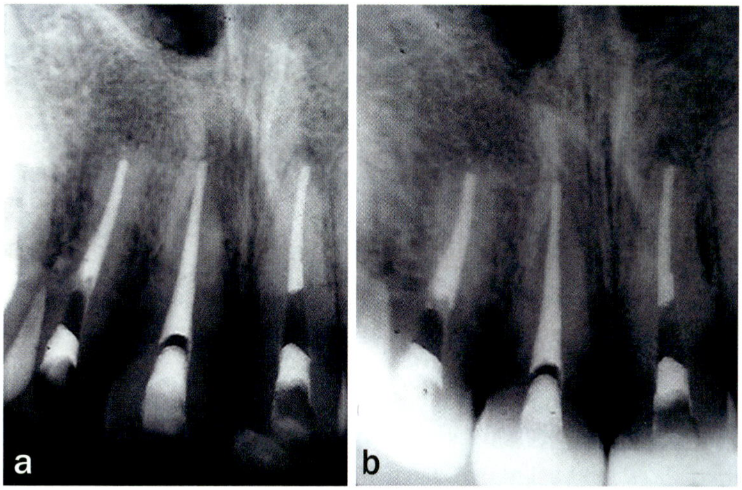

FIGURA 3 Radiografias periapicais de acompanhamento. a) Após 3 meses, o paciente retornou ao atendimento para proservação dos elementos dentais reimplantados. Aos testes clínicos não havia sintomatologia dolorosa à palpação e percussão. Radiograficamente, foi possível observar continuidade da lâmina dura e ausência de lesão periapical. O paciente retornou à Clínica de Especialização em Endodontia para acompanhamento e proservação do caso após 6, 12, 15 e 18 meses. b) Em todas as sessões, durante o exame clínico, o paciente não apresentou sinais de sintomatologia dolorosa durante os testes de palpação e percussão vertical e radiograficamente não foi possível observar presença de lesão periapical ou sinais de reabsorção dental.

SEQUELAS PÓS-TRAUMÁTICAS

Complicações após o reimplante são comuns, sendo observadas em 57-87% dos casos.[41] Obliteração do canal radicular (OCR) (Figura 4), necrose pulpar (Figura 5), anquilose (Figura 6) e reabsorção radicular (RR) (Figura 7) são as sequelas pós-traumáticas mais observadas.[6,8-11] Abd-Elmeguid et al. (2015)[10] estudaram a prevalência da OCR após o reimplante de dentes permanentes jovens por meio de uma revisão sistemática. Os autores observaram que a OCR foi a sequela mais rotineiramente observada (96%) em dentes com cicatrização do tecido pulpar. Outro dado importante foi o índice registrado de dentes com necrose pulpar (67%). Lauridsen et al. (2020)[11] avaliaram o risco de anquilose em dentes reimplantados após vários períodos de armazenamento a seco e observaram que o risco estimado para dentes com ápice aberto variou de 33,9% (tempo inferior a 20 minutos) a 60% (tempo superior a 60 minutos), enquanto para os dentes com ápice fechado variou de 59,4% (tempo inferior a 20 minutos) a 86,4% (tempo superior a 60 minutos). Andreasen et al. (1995a)[18] descreveram a reabsorção radicular por substituição (RRS) como a complicação mais observada e o tipo de reabsorção mais predominante em dentes que apresentam completa formação radicular. Guedes et al. (2015)[4] notaram que a reabsorção radicular inflamatória (RRI) foi a complicação mais frequentemente diagnosticada, sendo mais prevalente do que a RRS. Vários fatores podem contribuir para a ocorrência da RR pós-avulsão e reimplante, por exemplo, o armazenamento dos dentes em meios considerados não fisiológicos, a permanência extra-alveolar desses dentes por longos períodos de tempo e a demora em iniciar a terapia endodôntica.[5,37] Pohl et al. (2005)[31] avaliaram a cicatrização do ligamento periodontal em 28 dentes permanentes avulsionados. O ligamento periodontal de 6 dentes, todos armazenados em meio de cultura por 1-53 h, foi classificado como não comprometido. Dezesseis dentes foram inadequadamente conservados por um curto período de tempo e tiveram o seu ligamento periodontal classificado como comprometido. Outros seis dentes também armazenados em meios classificados como não fisiológicos, só que por um longo período de tempo, tiveram o seu ligamento periodontal considerado irreparável. Chappuis e von Arx (2005),[42] em um estudo de acompanhamento de 1 ano de 45 dentes avulsionados, observaram elevada ocorrência de RRS em dentes mantidos a seco por longos períodos. A RRS variou de 9,5% nos dentes mantidos em condição insatisfatória por até 15 minutos a 100% nos dentes mantidos nessa mesma condição por um período superior a 60 minutos. Boyd et al. (2000)[5] observaram que o período extrabucal foi o principal fator de predisposição para a ocorrência de RRI.

CONSIDERAÇÕES FINAIS

- Dentes avulsionados e reimplantados devem ser tratados e acompanhados por uma equipe multidisciplinar e com experiência e treinamento adequados.
- O tratamento de escolha para dentes avulsionados deve ser o reimplante imediato.

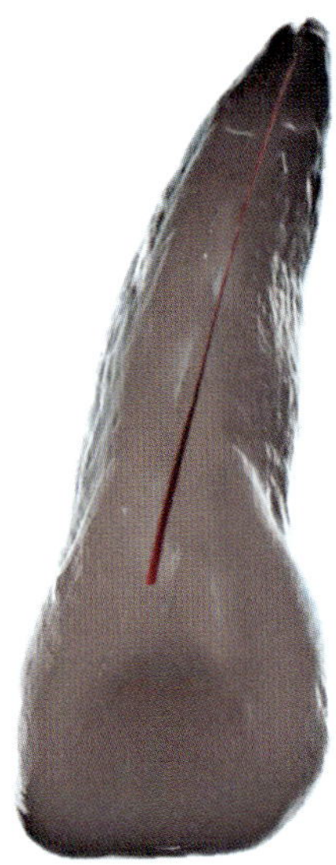

FIGURA 4 Sequela pós-traumática em dente avulsionado. A obliteração dos canais radiculares (OCR) é a sequela que acomete com maior frequência (96%) os dentes que sofreram trauma do tipo avulsão dental. Essa alteração é caracterizada pela deposição de tecido duro no espaço pulpar, vista radiograficamente, e pela coloração amarelada da coroa dentária, vista clinicamente.

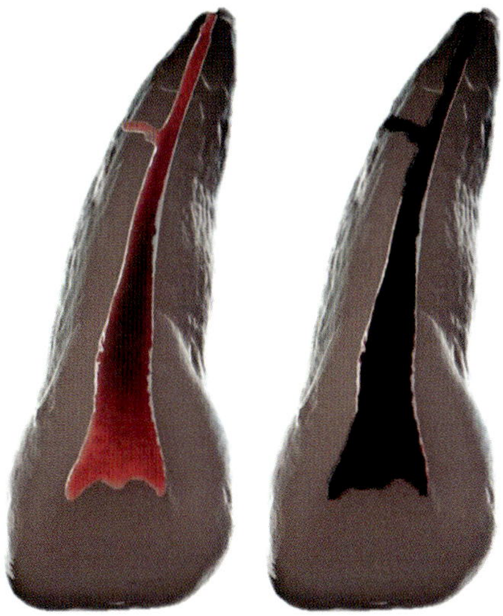

FIGURA 5 Sequela pós-traumática em dentes avulsionados. A necrose pulpar após o reimplante dental de dentes avulsionados ocorre em cerca de 67% dos casos e deve ser avaliada com cautela no momento do exame clínico, uma vez que o tratamento endodôntico deve ser iniciado o mais rápido possível, evitando o desenvolvimento de sequelas mais agressivas ao dente e tecidos periapicais. O esquema em vermelho demonstra a vitalidade pulpar do canal radicular, enquanto o preto evidencia a necrose do tecido pulpar após avulsão e reimplante dental.

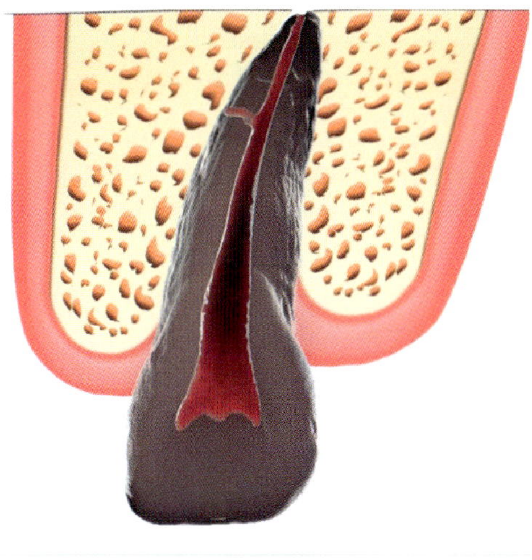

FIGURA 6 Sequela pós-traumática em dentes avulsionados. O esquema apresenta a anquilose dental, que é definida como a fusão dos tecidos periodontais de suporte, cemento e/ou dentina com o osso alveolar, levando a perda do ligamento periodontal e consequente substituição por tecido ósseo. Destaca-se que o risco de anquilose em dentes reimplantados pode variar de 33,9-86,4% casos, devendo ser diagnosticada durante a proservação do caso.

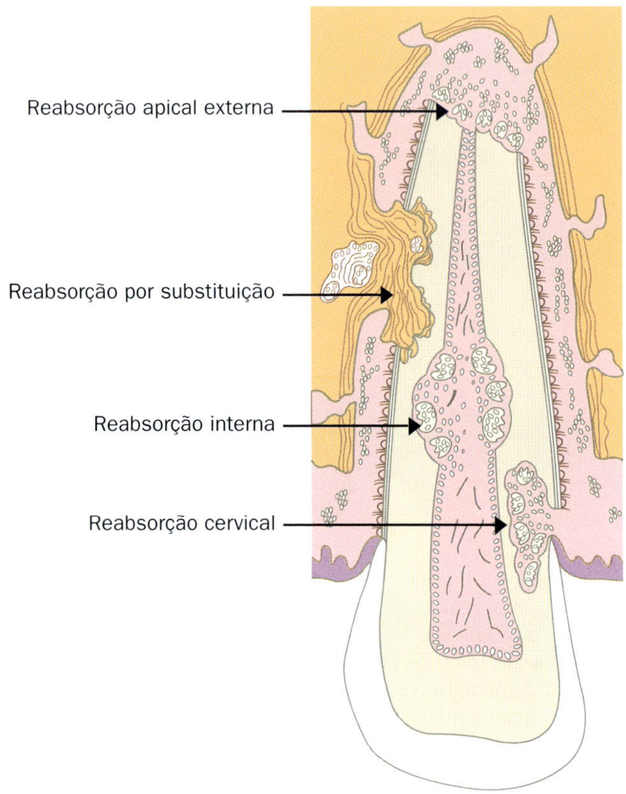

FIGURA 7 Sequela pós-traumática em dentes avulsionados. A reabsorção radicular apresenta-se como uma das sequelas mais comumente observadas em dentes traumatizados. Entre as reabsorções radiculares observadas destaca-se a reabsorção radicular inflamatória (cervical, interna, apical ou externa) e a reabsorção radicular por substituição. Vale ressaltar que diversos fatores podem estar relacionados ao desenvolvimento das reabsorções radiculares após a avulsão e reimplante dental, como o meio de armazenamento, tempo do elemento dental fora do alvéolo e demora no início do tratamento endodôntico.

- Os fatores mais críticos para a condição do ligamento periodontal de dentes avulsionados são o meio de transporte e o período extrabucal.
- O leite apresenta boas propriedades fisiológicas e é de fácil acesso, sendo considerado o meio de armazenamento/transporte mais recomendado.
- Dentes com rizogênese incompleta devem ter o início do tratamento endodôntico postergado até que sinais de necrose e infecção sejam observados, enquanto dentes com rizogênese completa devem ter o tratamento endodôntico iniciado em até 14 dias após o reimplante.
- A reabsorção radicular inflamatória é o tipo de complicação mais comumente observada em dentes reimplantados.
- É de grande importância a promoção da conscientização pública sobre os primeiros socorros de dentes avulsionados.

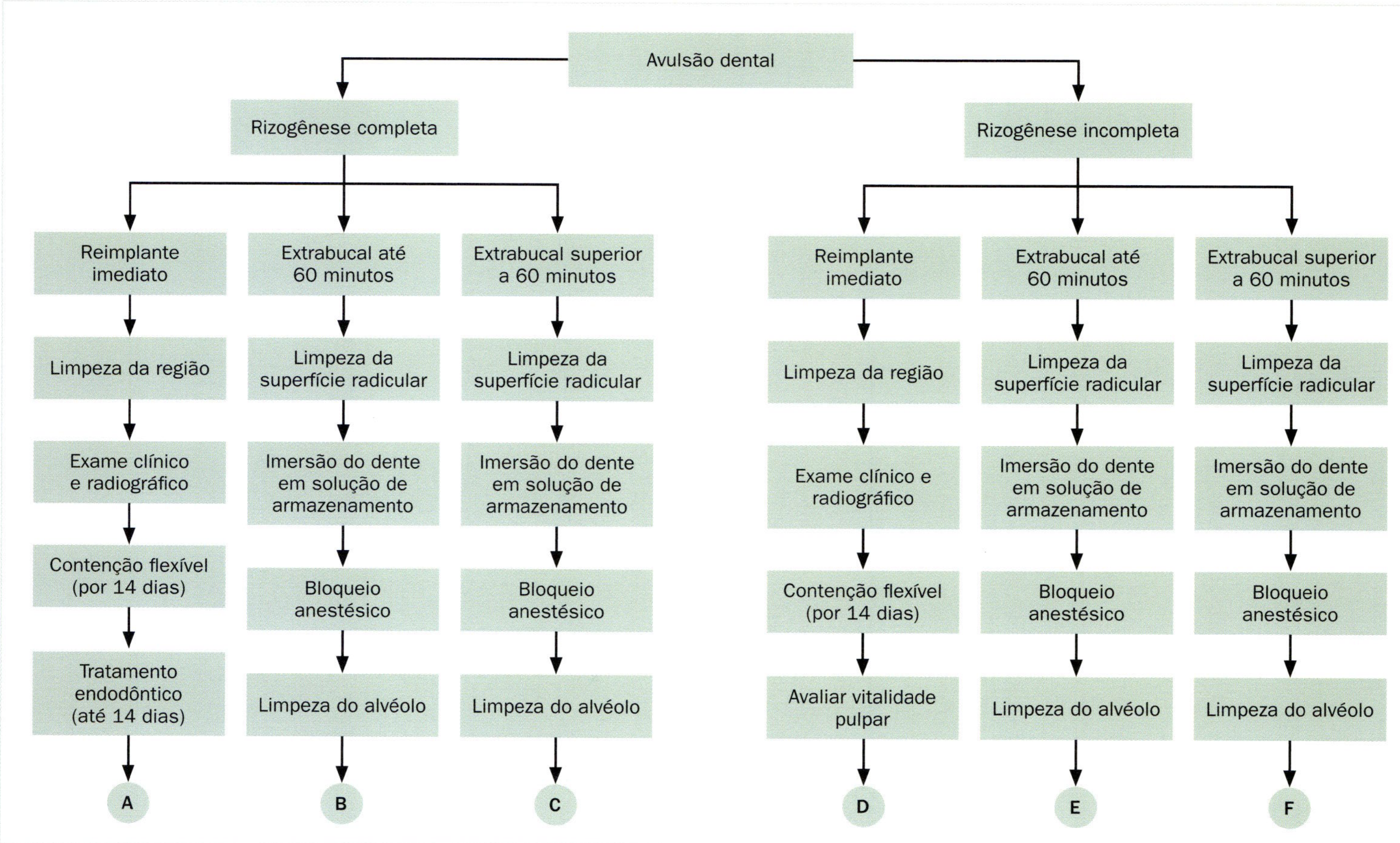

FIGURA 8 Fluxograma de cuidados após traumatismo do tipo avulsão dental, em casos de rizogênese completa e incompleta, levando em consideração o tempo do elemento dental extrabucal até o reimplante dental.

(continua)

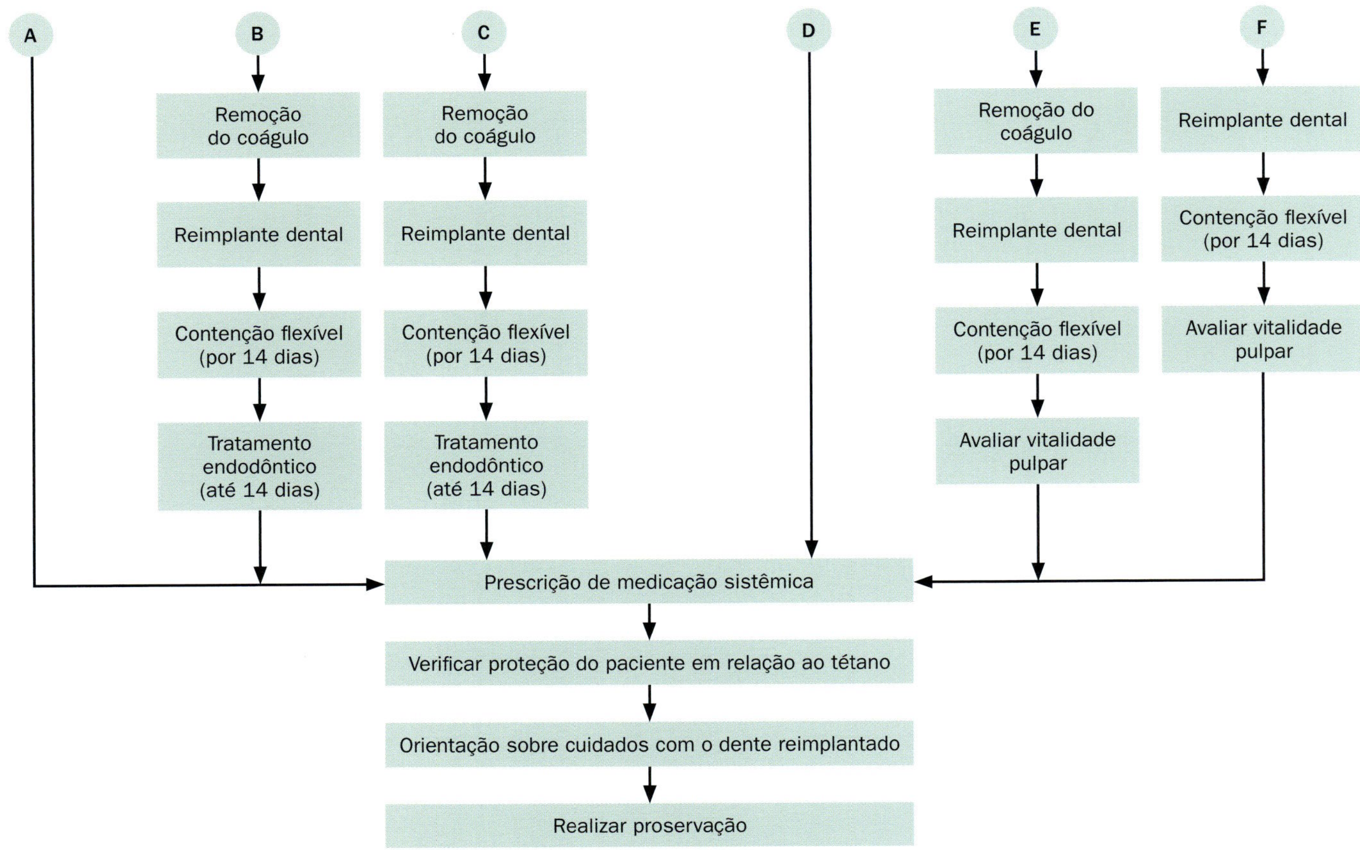

FIGURA 8 (*continuação*) Fluxograma de cuidados após traumatismo do tipo avulsão dental, em casos de rizogênese completa e incompleta, levando em consideração o tempo do elemento dental extrabucal até o reimplante dental.

REFERÊNCIAS

1. Andreasen JO, Andreasen FM, Andersson L. Textbook and color atlas of traumatic injuries to the teeth. 4.ed. Oxford: Blackwell Munksgaard; 2007. 770 p.
2. Guedes OA, Alencar AHG, Lopes LG, Pécora JD, Estrela C. A retrospective study of traumatic dental injuries in a Brazilian dental urgency service. Braz Dent J. 2010;21(2):153-7.
3. Bastone EB, Freer TJ, McNamara JR. Epidemiology of dental trauma: a review of literature. Aust Dent J. 2000;45(1):2-9.
4. Guedes OA, Borges ÁH, Bandeca MC, de Araújo Estrela CR, de Alencar AG, Estrela C. Analysis of 261 avulsed permanent teeth of patients treated in a dental urgency service. J Dent Res Rev. 2015;2(1):25-9.
5. Boyd DH, Kinirons MJ, Gregg TA. A prospective study of factors affecting survival of replanted permanent incisors in children. Int J Paediatr Dent. 2000;10(3):200-5.
6. Donaldson M, Kinirons MJ. Factors affecting the onset of resorption in avulsed and replanted incisor teeth in children. Dent Traumatol. 2001;17(5):205-9.
7. Zhang X, Gong Y. Characteristics of avulsed permanent teeth treated at Beijing Stomatological Hospital. Dent Traumatol. 2011;27(5):379-84.
8. Andreasen JO, Borum MK, Jacobsen HL, Andreasen FM. Replantation of 400 avulsed permanent incisors. 1. Diagnosis of healing complications. Endod Dent Traumatol. 1995a;11(2):51-8.
9. Barret EJ, Kenny DJ. Survival of avulsed permanent maxillary incisors in children following delayed replantation. Endod Dent Traumatol. 1997;13(6):269-75.
10. Abd-Elmeguid A, ElSalhy M, Yu DC. Pulp canal obliteration after replantation of avulsed immature teeth: a systematic review. Dent Traumatol. 2015;31(6):437-41.
11. Lauridsen E, Andreasen JO, Bouaziz O, Andersson L. Risk of ankylosis of 400 avulsed and replanted human teeth in relation to length of dry storage: a re-evaluation of a long-term clinical study. Dent Traumatol. 2020;36(2):108-16.
12. Ebeleseder KA, Friehs S, Ruda C, Pertl C, Glockner K, Hulla H. A study of replanted permanent teeth in different age groups. Endod Dent Traumatol. 1998;14(6):274-8.
13. Fouad AF, Abbott PV, Tsilingaridis G, Cohenca N, Lauridsen E, Bourguignon C et al. International Association of Dental Traumatology guidelines for the management of traumatic dental injuries: 2. Avulsion of permanent teeth. Dent Traumatol. 2020;36(4):331-42.
14. Andreasen JO, Borum MK, Andreasen FM. Replantation of 400 avulsed permanent incisors. 3. Factors related to root growth. Endod Dent Traumatol 1995b;11(2):69-75.
15. Andreasen JO, Borum MK, Jacobsen HL, Andreasen FM. Replantation of 400 avulsed permanent incisors. 4. Factors related to periodontal ligament healing. Endod Dent Traumatol. 1995c;11(2):76-89.
16. Trope M. Avulsion of permanent teeth: theory to practice. Dent Traumatol. 2011;27(4):281-94.
17. The treatment of traumatic dental injuries: the recommended guidelines of the American Association of Endodontists. Chicago, Ill. 2013. Disponível em: URL: https://www.aae.org/specialty/wp-content/uploads/sites/2/2019/02/19_TraumaGuidelines.pdf; acessado em: 11 abr 2021.
18. Gregg TA, Boyd DH. Treatment of avulsed permanent teeth in children. UK National Guidelines in Paediatric Dentistry. Royal College of Surgeons, Faculty of Dental Surgery. Int J Paediatr Dent. 1998;8(1):75-81.
19. Tzigkounakis V, Merglová V, Hecová H, Netolický J. Retrospective clinical study of 90 avulsed permanent teeth in 58 children. Dent Traumatol. 2008;24(6):598-602.
20. Adnan S, Lone MM, Khan FR, Hussain SM, Nagi SE. Which is the most recommended medium for the storage and transport of avulsed teeth? A systematic review. Dent Traumatol. 2018;34(2):59-70.
21. Flores MT, Andersson L, Andreasen JO, Bakland LK, Malmgren B, Barnett F et al. International Association of Dental Traumatology. Guidelines for the management of traumatic dental injuries. II. Avulsion of permanent teeth. Dent Traumatol. 2007;23(3):130-6.
22. Andreasen JO, Vinding TR, Christensen SSA. Predictors for healing complications in the permanent dentition after dental trauma. Endodontic Topics. 2006;14(1):20-7.

23. Petrovic B, Marković D, Peric T, Blagojevic D. Factors related to treatment and outcomes of avulsed teeth. Dent Traumatol. 2010;26(1):52-9.
24. Andreasen JO. Effect of extra-alveolar period and storage media upon periodontal and pulpal healing after replantation of mature permanent incisors in monkeys. Int J Oral Surg. 1981;10(1):43-53.
25. Kwan SC, Johnson JD, Cohenca N. The effect of splint material and thickness on tooth mobility after extraction and replantation using a human cadaveric model. Dent Traumatol. 2012;28(4):277-81.
26. Kahler B, Rossi-Fedele G, Chugal N, Lin LM. An evidence-based review of the efficacy of treatment approaches for immature permanent teeth with pulp necrosis. J Endod. 2017;43(7):1052-7.
27. Kim SG, Malek M, Sigurdsson A, Lin LM, Kahler B. Regenerative endodontics: a comprehensive review. Int Endod J. 2018;51(12):1367-88.
28. Hammarströn L, Blomlof L, Feiglin B, Andersson L, Lindskog S. Replantation of teeth and antibiotic treatment. Endod Dent Traumatol. 1986;2(2):51-7.
29. Sae-Lim V, Wang CY, Choi GW, Trope M. The effect of systemic tetracycline on resorption of dried replanted dogs' teeth. Endod Dent Traumatol. 1998;14(3):127-32.
30. Malmgren B, Malmgren O. Rate of infraposition of reimplanted ankylosed incisors related to age and growth in children and adolescents. Dent Traumatol. 2002;18(1):28-36.
31. Pohl Y, Filippi A, Kirschner H. Results after replantation of avulsed permanent teeth. II. Periodontal healing and the role of physiologic storage and antiresorptive-regenerative therapy. Dent Traumatol. 2005;21(2):93-101.
32. Chamorro MM, Regan JD, Opperman LA, Kramer PR. Effect of storage media on human periodontal ligament cell apoptosis. Dent Traumatol. 2008;24(1):11-6.
33. Harkacz OM Sr, Carnes DL Jr, Walker WA 3rd. Determination of periodontal ligament cell viability in the oral rehydration fluid Gatorade and milks of varying fat content. J Endod. 1997;23(11):687-90.
34. Blomlöf L, Lindskog S, Hammarström L. Periodontal healing of exarticulated monkey teeth stored in milk or saliva. Scand J Dent Res. 1981;89(3):251-9.
35. Khademi AA, Atbaee A, Razavi SM, Shabanian M. Periodontal healing of replanted dog teeth stored in milk and egg albumen. Dent Traumatol. 2008;24(5):510-4.
36. Kargul B, Welbury R. An audit of the time to initial treatment in avulsion injuries. Dent Traumatol. 2009;25(1):123-5.
37. Stewart CJ, Elledge RO, Kinirons MJ, Welbury RR. Factors affecting the timing of pulp extirpation in a sample of 66 replanted avulsed teeth in children and adolescents. Dent Traumatol. 2008;24(6):625-7.
38. Hinckfuss S, Messer LB. Splinting duration and periodontal outcomes for replanted avulsed teeth: a systematic review. Dent Traumatol. 2009;25(2):150-7.
39. Tronstad L, Andreasen JO, Hasselgren G, Kristenson L, Riis I. pH changes in dental tissues after root canal filling with calcium hydroxide. J Endod. 1981;7(1):17-21.
40. Melo ME, Silva CA, de Souza Gomes WD, da Silva VF, Brandini DA, Poi WR et al. Immediate tooth replantation in rats: effect of systemic antibiotic therapy with amoxicillin and tetracycline. Clin Oral Investig. 2016;20(3):523-32.
41. Schatz JP, Hausherr C, Joho JP. A restrospective clinical and radiologic study of teeth re-implanted following traumatic avulsion. Endod Dent Traumatol. 1995;11(5):235-9.
42. Chappuis V, von Arx T. Replantation of 45 avulsed permanent teeth: a 1-year follow-up study. Dent Traumatol. 2005;21(5):289-96.

10

Profilaxia antibiótica e antibioticoterapia nas urgências odontológicas

Antonio Miranda da Cruz Filho

INTRODUÇÃO

As urgências em odontologia estão intimamente associadas aos casos clínicos relacionados a sintomatologia dolorosa e/ou ao edema inflamatório/infeccioso de etiologia odontogênica e não odontogênica. O êxito do tratamento emergencial consiste essencialmente na eliminação da causa, bem como da sintomatologia, por meio de procedimentos operatórios associados à terapêutica medicamentosa coadjuvante. O uso de antimicrobianos, analgésicos e anti-inflamatórios é bastante comum no pós-operatório das urgências e requer conhecimento do profissional para adequar a medicação ao caso clínico e ao estado físico do paciente. A escolha e o momento oportuno para a prescrição medicamentosa nem sempre é uma tarefa fácil para o cirurgião-dentista. Atualmente há mais de 11.600 medicamentos cadastrados no *site* da Anvisa.[1] Diante desse vasto arsenal, é primordial que o profissional tenha o conhecimento necessário para selecionar o fármaco e indicá-lo nas situações que realmente requerem a medicação.

O objetivo deste capítulo é abordar o momento oportuno para a antibioticoterapia e sugerir a posologia dos principais antimicrobianos utilizados nas urgências odontológicas, no sentido de nortear o cirurgião-dentista quanto à prescrição consciente.

PRESCRIÇÃO DE ANTIMICROBIANOS

O uso de antimicrobianos nas urgências odontológicas tem como objetivo prevenir a colonização de bactérias em pacientes isentos de infecção (profilaxia antibiótica) ou atuar como coadjuvante no tratamento dos quadros infecciosos agudos (antibioticoterapia).

Profilaxia antibiótica

Existem dois momentos distintos para a execução da profilaxia antibiótica: (a) na prevenção da infecção na área destinada ao procedimento operatório; e (b) na prevenção da infecção a distância, como ocorre na endocardite infecciosa.

No passado era bastante comum a realização do protocolo profilático para qualquer paciente que fosse submetido a procedimentos cirúrgicos. Atualmente, sabe-se que nem toda intervenção, mesmo que invasiva, necessita da profilaxia antibiótica. Embora o emprego de antimicrobianos possa salvar vidas, o uso inadequado pode resultar em consequências indesejadas, como a resistência bacteriana e efeitos adversos e/ou colaterais ao paciente.[2] É importante que o cirurgião-dentista saiba discernir em quais situações o uso do antimicrobiano resulta em maior benefício e menor risco ao paciente.

Profilaxia para prevenção da infecção no local da intervenção

A profilaxia consiste na administração de antimicrobianos pré ou pós-intervenção para prevenir a proliferação e disseminação de bactérias.[3] Entre os procedimentos cirúrgicos observados nas situações de urgência, a extração dentária talvez seja o mais comum. No entanto, um estudo ressalta não haver evidências de que os antimicrobianos sejam eficazes na prevenção da infecção de feridas cirúrgicas e afirma, ainda, que a profilaxia para cirurgia rotineira do terceiro molar em pacientes saudáveis não é justificada.[4]

Uma revisão sistemática e metanálise[5] mostrou que existem poucas evidências conclusivas para sugerir o uso rotineiro de profilaxia antibiótica nas extrações dentárias em adultos jovens saudáveis. Ressalta que os cirurgiões-dentistas devem considerar cuidadosamente o uso de antimicrobianos nas extrações em virtude do risco de reações alérgicas e de desenvolvimento de resistência bacteriana.

Por outro lado, Groppo et al.[6] sugerem o uso da profilaxia antibiótica na prevenção da infecção da ferida cirúrgica nas seguintes situações:

1. Quando a infecção é remota, porém associada a uma alta taxa de morbidade.
2. Em procedimentos cirúrgicos associados a altas taxas de infecção.
3. Na implantação de material protético.

Observa-se por meio da literatura que a profilaxia antibiótica para as extrações dentárias é altamente controversa, com opiniões diferentes a respeito de suas necessidades.[7-10] Assim, caso seja necessária a extração dentária, cabe ao profissional usar o bom senso para analisar as condições de saúde geral do paciente e o risco que este apresenta diante da infecção para decidir sobre a necessidade da profilaxia antibiótica na prevenção da infecção pós-cirúrgica.

Profilaxia para prevenção da endocardite infecciosa

A endocardite infecciosa (EI) é a infecção do endocárdio, tecido que reveste internamente o coração. A doença geralmente se estende às válvulas cardíacas causando danos intensos. O processo infeccioso se inicia com a bacteriemia transitória,causada por determinados procedimentos odontológicos, e está relacionado a fatores de risco do paciente.[11] Os principais sinais e sintomas são sopros cardíacos, petéquias, anemia, febre e taquicardia. A infecção é de alta morbidade[12] e sempre fatal quando não tratada.[13]

Até a década de 1990, a profilaxia antibiótica era recomendada no âmbito odontológico para pacientes com alto risco de EI e pacientes com articulações protéticas.[14] Em 2007 e 2013, novas recomendações foram sugeridas para a prevenção da endocardite infecciosa[15] e prevenção da infecção em articulações protéticas, respectivamente.[16] A partir dessa data a American Heart Association (AHA), Associação Americana de Cardiologia, propôs que a profilaxia antibiótica seja restrita a pacientes com alto risco de adquirir a EI e que serão submetidos a procedimentos odontológicos invasivos.[15] Orientações semelhantes foram propostas pela Sociedade Europeia de Cardiologia, em 2009.[17] Em contrapartida, em 2008, o Instituto Nacional de Excelência em Saúde e Cuidados do Reino Unido recomendou a cessação completa da profilaxia antibiótica.[18] As revisões foram necessárias tendo em vista a falta de evidências que comprovassem a relação entre procedimentos odontológicos e infecção secundária, ou, ainda, o real benefício da profilaxia antibiótica.[14] Em somatório, a AHA relatou que a endocardite infecciosa é muito mais provável de ocorrer após as frequentes bacteriemias aleatórias associadas às atividades diárias do que a bacteriemia decorrente de procedimentos odontológicos.[19] Apesar da indicação de a prescrição da profilaxia antibiótica ter diminuído a partir das recomendações da AHA (2007),[15] estudo[20] recente alertou para o fato de que 80,9% das prescrições para EI e para a prevenção da infecção de articulações protéticas são desnecessárias. A alta incidência de prescrições dispensáveis pode ser evitada com a atualização do profissional sobre o assunto.

Diante da controvérsia sobre a profilaxia antibiótica,[21] a AHA[15] elucida que:

1. Apenas um número extremamente pequeno de casos de EI pode ser evitado por meio da profilaxia antibiótica para procedimentos odontológicos, mesmo que a terapia profilática fosse 100% eficaz.
2. A profilaxia para prevenção da endocardite infecciosa previamente a procedimentos odontológicos deve ser recomendada apenas para pacientes com condições cardíacas de alto risco, as quais predispõem o desenvolvimento da doença.

Uma prática comum entre cirurgiões-dentistas em todo o mundo é a prescrição da profilaxia antibiótica para procedimentos que causam sangramento na cavidade oral.[7] A AHA esclarece que:

3. Para pacientes com as condições cardíacas citadas, a profilaxia é recomendada para todos os procedimentos odontológicos que envolvem a manipulação do tecido gengival ou da região periapical dos dentes ou perfuração da mucosa oral.

Não há necessidade da profilaxia antibiótica nos seguintes procedimentos:

I. Anestesia de rotina.
II. Injeções através de tecido não infectado.
III. Tomadas radiográficas.
IV. Colocação de aparelhos ortodônticos, ajuste de aparelhos e colocação de braquetes.
V. Queda de dentes decíduos.
VI. Sangramento decorrente de trauma nos lábios ou mucosa oral.

4. A profilaxia não é recomendada com base apenas no aumento do risco de aquisição da EI ao longo da vida.

Até o momento, não existem estudos prospectivos, randomizados e controlados por placebo sobre a eficácia da profilaxia antibiótica para prevenir EI em pacientes submetidos a procedimento odontológico.[15] No entanto, pacientes portadores de certas condições cardíacas são suscetíveis a um maior risco de desenvolverem a EI. Para esse grupo a profilaxia antibiótica parece ser razoável e coerente.

O Quadro 1 mostra resumidamente as condições cardíacas de alto risco que necessitam da profilaxia antibiótica, segundo as recomendações da AHA.[15]

QUADRO 1 Recomendação profiláctica da AHA

1. Paciente com história prévia de EI.
2. Cardiopatia congênita cianótica não tratada, incluindo casos com *shunts* e condutos paliativos.
3. Portador de prótese cardíaca valvar ou material protético usado para reparo de válvulas cardíacas.
4. Cardiopatia congênita cianótica corrigida que evoluiu com lesão residual.
5. Cardiopatia congênita corrigida com material protético, durante os primeiros 6 meses após o procedimento.
6. Valvopatia adquirida em pacientes transplantados cardíacos.

*Diante das situações descritas acima, recomenda-se a profilaxia antibiótica para todos os procedimentos odontológicos que envolvem a manipulação do tecido gengival ou da região periapical dos dentes ou perfuração da mucosa oral.

O Quadro 2 traz o protocolo profiláctico segundo a AHA,[15] com as medicações para crianças e adultos, alérgicos e não alérgicos às penicilinas, bem como a via de administração e dosagem da medicação.

QUADRO 2 Protocolo terapêutico para profilaxia antibiótica

Via de administração	Medicamento	Dose única 30-60 minutos antes do procedimento	
		Criança	Adulto
Oral	Amoxicilina	50 mg/kg	2 g
Parenteral (EV ou IM)	Ampicilina	50 mg/kg	2 g
Parenteral (EV ou IM)	Cefazolina	50 mg/kg	1 g
Pacientes alérgicos à penicilina			
Oral	Clindamicina	20 mg/kg	600 mg
	Azitromicina	15 mg/kg	500 mg
Parenteral (EV ou IM)	Lindamicina	20 mg/kg	600 mg

A recomendação profiláctica da AHA não faz referência aos pacientes imunocomprometidos. No entanto, Groppo et al.[6] sugerem que a profilaxia antibiótica seja realizada para paciente imunossuprimido decorrente do tratamento quimioterápico contra o câncer, bem como para aqueles que receberam transplante de medula óssea.

Não necessitam da profilaxia antibiótica os pacientes cardiopatas com baixo ou intermediário risco para a EI. Nesse contexto, enquadram-se os portadores de:

1. Valva aórtica bicúspide.
2. Prolapso de valva mitral.
3. Estenose aórtica secundária à calcificação.

Além desses, estão dispensados do protocolo terapêutico os pacientes renais crônicos,[6] os portadores de leucemia[6,22] e os infectados com HIV.[23,24] O mesmo ocorre com os portadores de articulações protéticas, seja para pacientes normais ou aqueles com deficiência imunológica. Segundo estudo,[25] as recomendações para pacientes com articulação protética, pinos ou parafusos é manter uma boa higiene oral e frequentar regularmente o cirurgião-dentista.

Paciente diabético

Diabetes melito é uma doença crônica causada pela produção insuficiente ou má absorção de insulina, hormônio responsável pela regulação da glicose. Em virtude da escassez de insulina ocorre a elevação da taxa de açúcar no sangue, podendo acarretar diversas complicações, inclusive a diminuição da defesa imunológica.

Apesar de a doença ser bastante preocupante e com sérias consequências se não tratada, o paciente diabético compensado não requer profilaxia antibiótica: basta adotar um protocolo de assepsia e antissepsia local.[6] A profilaxia antibiótica só deve ser utilizada para pacientes descompensados, nos quais as ações dos neutrófilos estão reduzidas.[26]

Como realizar a profilaxia antibiótica nos casos de urgência?

O protocolo terapêutico sugerido para a profilaxia antibiótica recomenda que o antimicrobiano seja administrado em dose única e antes do procedimento operatório.[15,27] No entanto, os casos de urgência são imprevisíveis e necessitam de tratamento imediato. Recomendar que o paciente providencie a medicação e aguarde o tempo necessário para a intervenção não é a conduta mais conveniente. Nos casos de urgência, o tratamento é realizado imediatamente e a medicação antibiótica deve ser administrada até 2 horas após a intervenção do profissional.[15]

Antibioticoterapia

A antibioticoterapia consiste no tratamento de pacientes com sinais e sintomas clínicos de infecção por meio da administração de antimicrobianos.

A descoberta acidental da penicilina pelo médico Alexander Fleming, em 1928, promoveu o despertar de uma nova fase na terapêutica medicamentosa. Muitas doenças infecciosas, até então fatais, puderam ser tratadas, salvando um número expressivo de vidas humanas. Ao longo dos anos surgiram novos antimicrobianos naturais e sintéticos elaborados pela indústria farmacêutica e laboratórios especializados.

Conforme a prescrição de antimicrobianos se tornou mais prevalente, surgiram concomitantemente bactérias resistentes à medicação e eventos adversos da administração.[2,28,29]

O uso indevido e indiscriminado de antimicrobianos favoreceu o desenvolvimento de microbiotas resistentes e se tornou uns dos problemas mais sérios para as autoridades de saúde.[30] Segundo estudo,[30] 30-50% dos antimicrobianos prescritos não são necessários ou são indicados de forma incorreta.

Um levantamento com membros da Associação Americana de Endodontistas (AAE) apontou que 16,7% dos especialistas prescreveram antimicrobianos para casos de pulpite irreversível.[31] Estudo[32] semelhante com membros da Sociedade Espanhola de Endodontia mostrou que 40% dos profissionais fazem uso de antimicrobianos para os casos de pulpite e em torno de 53% para necrose pulpar sem edema. Outro estudo[33] realizado na Espanha indicou que um número expressivo (86%) de entrevistados continua indicando antimicrobianos para inflamação do tecido pulpar.

A pulpite irreversível normalmente não é acompanhada por sinais clínicos de infecção bacteriana que justifique a administração de antimicrobianos, pelo menos na sua fase inicial.[34] Embora seja rotina para alguns profissionais prescreverem antimicrobianos para pulpite, parece haver evidências muito limitadas de que o antimicrobiano atue na redução da sintomatologia dolorosa.[35,36] Uma revisão sistemática[37] recente ressalta que não há evidência suficiente para reivindicar ou refutar um benefício da penicilina para a intensidade da dor. Da mesma forma, não justifica o uso de antimicrobianos sistêmicos para os casos de necrose pulpar assintomática. A falta da circulação sanguínea no sistema de canais radiculares impede que a medicação atue no foco infeccioso. A cura da infecção ocorre por meio da intervenção clínica com a instrumentação do canal radicular associada à irrigação com solução antisséptica.[38]

Os quadros infecciosos encontrados nas urgências odontológicas geralmente estão associados aos abscessos endodôntico agudo e/ou periodontal agudo, bem como ao pós-operatório cirúrgico. Diante disso, torna-se importante que o profissional tome ciência de que nem todos os casos de infecção aguda têm necessidade da prescrição de antimicrobianos. A ideia de que o uso da medicação antimicrobiana para a infecção em geral é uma medida, no mínimo preventiva é bastante equivocada. O uso excessivo de antimicrobianos promove sérios efeitos adversos à saúde do paciente.[39] As reações variam de leves e reversíveis a grave ou fatal.[40] Em somatória, podem perturbar a flora intestinal normal, resultando em infecções bacterianas oportunistas, como *Clostridium difficile*, com risco à vida do paciente.[2,41]

O tempo limitado de que o cirurgião-dentista dispõe para as consultas de urgência é um empecilho para o tratamento adequado, resultando em prescrição antibiótica inadequada.[42-44] O profissional deve ter, acima de tudo, calma durante o atendimento e conhecimento para a prescrição consciente, quando necessária. O mais importante para o cirurgião-dentista diante da necessidade da prescrição não está na escolha do antimicrobiano, mas sim em saber se o antimicrobiano deve ser ou não utilizado.[45,46]

As situações mais comuns associadas à infecção aguda e que requerem o uso de antimicrobianos[47-51]estão descritas a seguir:

1. Áreas com enfartamento ganglionar (linfadenopatia).
2. Pacientes com mal-estar ou imunocomprometidos.
3. Edema difuso em progressão.
4. Presença de febre.
5. Trismo.
6. Sintomatologia e/ou exsudato intracanal persistentes após realização de todas as opções para controle da infecção.

Condições que dispensam a antibioticoterapia:[48,35,52-54]

1. Sintomatologia dolorosa sem sinal e sintoma de infecção.
2. Infecções crônicas.
3. Abscesso com bordas bem definidas.
4. Quadro inflamatório sem sinal e sintoma de infecção.
5. Pulpite

As infecções odontogênicas normalmente apresentam evolução rápida e, portanto, necessitam de intervenção imediata. Durante a seleção da medicação antimicrobiana é importante que o profissional avalie as condições de saúde geral do paciente, bem como esteja consciente da real necessidade da prescrição, a fim de evitar efeitos colaterais desnecessários e a resistência bacteriana.[55]

Em termos gerais, os antimicrobianos devem ser administrados pela via oral, apresentar espectro ampliado e dose de ataque igual ao dobro da dose de manutenção, almejando atingir a concentração adequada mais rapidamente.[56] A apresentação da maioria dos antimicrobianos empregados em odontologia está disponível para ingestão oral, o que justifica a predileção dos profissionais por essa via, além da facilidade para administração. As infecções orais são multibacterianas, assim o antimicrobiano de escolha deve apresentar espectro de ação mais abrangente, que compreenda ao menos as principais espécies associadas à etiologia.

Na prática odontológica não é comum a realização de cultura para identificação das espécies responsáveis pela infecção. O cirurgião-dentista prescreve de forma empírica,[3] o que necessita primordialmente do acompanhamento diário do paciente. Na antibioticoterapia bem-sucedida, os sinais e sintomas da infecção devem desaparecer por volta do segundo ao terceiro dia após o início da terapêutica. No entanto, a medicação antimicrobiana deve ser mantida por um total de 5-7 dias.[31,32,49,57,58]

É importante ressaltar que a terapêutica medicamentosa é coadjuvante na intervenção clínica. Um trabalho anterior já chamava a atenção para o fato de que os antimicrobianos não são uma alternativa à intervenção odontológica; ao contrário, eles são coadjuvantes.[3] Os procedimentos operatórios realizados na remoção da causa da infecção são primordiais para o sucesso do tratamento. A permanência de sinais e sintomas além do terceiro dia da terapêutica antimicrobiana normalmente está associada a falhas nos procedimentos destinados à remoção do foco infeccioso.

Os antimicrobianos comumente prescritos por cirurgiões-dentistas para as infecções odontogênicas compreendem as penicilinas (amoxicilina, penicilina V), metronidazol, clindamicina e macrolídios.[59] Dessa amostragem a amoxicilina é o antimicrobiano de primeira escolha para os quadros infecciosos leves e moderados em pacientes não sensíveis à medicação,[53,60-62] incluindo, particularmente, as infecções de origem endodôntica.[31,63] A maior parte das espécies microbianas encontradas nos abscessos endodônticos é suscetível à amoxicilina.[31]

AMOXICILINA

A amoxicilina pertence à classe das penicilinas semissintéticas, juntamente com a ampicilina e a penicilina V. Apesar de menos ativa que a penicilina V em cocos Gram-positivos, age satisfatoriamente em cocos e bacilos Gram-negativos.[6] A concentração de amoxicilina no soro e tecidos é praticamente o dobro da ampicilina. Sua melhor absorção proporciona a administração a cada 8 h, enquanto a ampicilina deve ser prescrita a cada 6 h.[6]

A associação de amoxicilina e clavulanato de potássio está indicada para casos de infecção mais severa e/ou com a participação de espécie bacteriana produtora de betalactamases.[64,65] O clavulanato de potássio tem a capacidade de unir-se e inibir a enzima betalactamase responsável pela destruição do anel betalactâmico de algumas penicilinas e cefalosporinas.[6] Apesar da vantagem protetora, a associação apresenta maior propensão a efeitos colaterais.[65]

Um estudo[64] com 800 cepas isoladas de microrganismos anaeróbios encontrados em abscessos orais mostrou que a associação amoxicilina e clavulanato de potássio apresentou alta eficiência contra cepas de *Prevotella* resistente à amoxicilina isoladamente. Ressaltou que as cepas resistentes a amoxicilina também o foram para as cefalosporinas. Diante da falha do tratamento de abscessos orais com amoxicilina, os resultados desse estudo esclarecem que a opção por cefalosporina não é a conduta mais indicada. Além disso, o espectro de ação das cefalosporinas não compreende as bactérias predominantemente isoladas na maioria das infecções orais.[6]

Contraindicação

A amoxicilina está contraindicada em casos de pacientes com história de reações alérgicas e hipersensibilidade às penicilinas e na presença de mononucleose infecciosa. Em pacientes com disfunções renais, o uso de penicilinas pode ser empregado com precaução.[6]

Uso em gestantes e lactantes

A administração de amoxicilina é considerada segura para o uso clínico em gestantes.[6] Em lactantes é importante ter ciência de que a amoxicilina é parcialmente excretada pelo leite materno, portanto, a medicação deve ser administrada com cautela.

O protocolo terapêutico com a medicação, dosagem, intervalo de administração e indicação para paciente adulto está descrito no Quadro 3.

QUADRO 3 Protocolo terapêutico para a penicilina

Medicação	Dosagem	Indicação
Amoxicilina (cápsulas)	500 mg a cada 8 h, por 7 dias	Infecções leves a moderada
Ampicilina (cápsulas)	500 mg a cada 6 h, por 7 dias	
Amoxicilina + ácido clavulânico (comprimidos)	Amoxicilina 875 mg + ácido clavulânico 125 mg a cada 12 h, por 7 dias	Infecções graves

METRONIDAZOL

O metronidazol é um antimicrobiano sintético com efeito bactericida e espectro de ação que envolve a maioria dos bacilos anaeróbios Gram-negativos.[6] Sua principal indicação está associada à infecção periodontal, nas pericoronarites com envolvimento sistêmico ou inchaço persistente,[66,67] e especialmente à gengivite necrosante, de forma isolada ou em combinação com amoxicilina.[68-72] A *A. actinomycetemcomitans* responsável pela infecção severa do periodonto tem se mostrado resistente à amoxicilina isoladamente e à azitromicina.[64,73] A associação amoxicilina/metronidazol promove sinergismo dos antimicrobianos envolvidos, além de ampliar o espectro de ação. A combinação tem sido usada em infecções orais graves com risco de morte.[64] Experimento[74] com 98 cepas bacterianas associadas a abscessos evidenciou que o uso isolado de metronidazol foi o menos eficiente entre os antimicrobianos avaliados, no entanto, quando associado à amoxicilina, o percentual de cepas suscetíveis aumentou para quase 100%. A associação dos antimicrobianos fornece excelente cobertura para Gram-positivos e Gram-negativos.[75] Um estudo[64] mostrou que o metronidazol apresentou elevada eficácia contra cepas resistentes à amoxicilina. No entanto, não é o antimicrobiano de segunda escolha, apesar de altamente ativo contra bactérias anaeróbias Gram-negativas, não tem atividade contra aeróbios, não sendo adequado para o tratamento da maioria das infecções odontogênicas.[66]

Interação medicamentosa

Apesar de a interação medicamentosa com álcool etílico não ocorrer com todos os antimicrobianos, é bastante comum que profissionais da área da saúde orientem seus pacientes a não beberem durante o tratamento. No caso específico do metronidazol, a interação com álcool pode promover o chamado efeito dissulfiram, caracterizado pelo acúmulo de acetaldeído acompanhado de vasodilatação, queda da pressão arterial, náusea, vômito, taquicardia, rubor da face, fraqueza, confusão mental, sudoração e cefaleia.[76]

Reações adversas

O uso de metronidazol pode causar gosto metálico e distúrbios gastrointestinais como náusea, vômitos e dor estomacal. Deve-se ter cuidado com pacientes usuários de anticoagulante, visto que o metronidazol pode potencializar a ação desse medicamento.[6]

Contraindicação

O medicamento é contraindicado em pacientes com histórico de hipersensibilidade ao metronidazol ou outro derivado imidazólico.

O protocolo terapêutico com a medicação, dosagem e intervalo de administração para paciente adulto está descrito no Quadro 4.

QUADRO 4 Protocolo terapêutico para a penicilina

Medicação	Dosagem
Metronidazol (compr.)	400 mg a cada 8 h, por 7 dias
Amoxicilina (cápsulas) + metronidazol	500 mg a cada 8 h + 250 mg a cada 8 h, por 7 dias

CLINDAMICINA

A clindamicina, pertencente ao grupo das lincosaminas, caracteriza-se por apresentar boa absorção por via oral, concentração elevada no tecido ósseo[77] e atravessar facilmente as barreiras teciduais, com capacidade de adentrar macrófagos e leucócitos polimorfonucleares, atingindo concentrações elevadas nos abscessos orais.[6] Esse antimicrobiano é a preferência dos cirurgiões-dentistas em substituição à amoxicilina para pacientes com hipersensibilidade.[33,39,65] No entanto, há relatos de que a resistência bacteriana tem aumentado em face do uso de clindamicina. Um estudo[78] mostrou que na Alemanha a clindamicina é o antimicrobiano de primeira escolha para os casos de infecção. Porém, sua prescrição excessiva representa uma forma inadequada de uso do medicamento, já que a clindamicina não é o antimicrobiano padrão para tratamento de infecções orofaciais. A principal causa para o aparecimento de cepas multirresistentes é o uso indiscriminado e incorreto do antimicrobiano.[45]

Reações adversas

O uso de clindamicina pode provocar diarreia, dor abdominal e complicações mais severas, como a colite pseudomembranosa, em virtude do desequilíbrio da microbiota intestinal.[6] Doses elevadas da medicação podem aumentar a possibilidade de efeitos colaterais graves, como neutropenia e colite pseudomembranosa.[79]

Contraindicação

O medicamento é contraindicado a pacientes que já apresentaram hipersensibilidade à clindamicina ou à lincomicina ou a qualquer componente da fórmula.

QUADRO 5 Protocolo terapêutico para a clindamicina

Medicação	Dosagem
Clindamicina (cápsula)	150 a 300 mg a cada 6 h, por 7 dias.

MACROLÍDIOS

Para alguns profissionais, a segunda opção de medicamentos para tratamento das infecções bucais recai sobre os macrolídios, como a eritromicina e a azitromicina.[80,81] Os macrolídios são bacteriostáticos e possuem espectro de ação similar ao das penicilinas,[6] no entanto, não sofrem ação das betalactamases. Apesar da semelhança entre ambos os fármacos, é importante que o profissional da saúde esteja atento às características de cada antimicrobiano, bem como a par dos estudos sobre eles. A literatura tem ressaltado que para a maioria das infecções bucais o cirurgião-dentista deve evitar o uso da eritromicina, visto que muitos microrganismos são resistentes ao antimicrobiano.[66,67] Particularmente, a resistência bacteriana por cepas de estreptococos tem restringido o emprego da eritromicina na odontologia.[6,39,80]

Apesar da conveniência de administrar a azitromicina uma vez ao dia por somente 3 dias, destoando do protocolo terapêutico de outros antimicrobianos, seu emprego tem algumas restrições. Um relato[82] tem correlacionado o uso prolongado de azitromicina com a ocorrência de arritmias cardíacas em pacientes portadores de problemas cardiovasculares. Além disso, estudos têm mostrado que o efeito da amoxicilina e da clindamicina sobre anaeróbios precursores das doenças perirradiculares aparentemente é mais eficiente que o da azitromicina.[64,83]

Reações adversas

As reações adversas mais frequentemente observadas com o uso da azitromicina são: náusea, vômito/diarreia (raramente resultando em desidratação), desconforto abdominal (dor/cólica), dor de cabeça e tontura.

Contraindicação

O medicamento é contraindicado em indivíduos com história de reações alérgicas ou hipersensibilidade à azitromicina, eritromicina ou qualquer um dos antimicrobianos macrolídios.

QUADRO 6 Protocolo terapêutico para a azitromicina (paciente adulto)

Medicação	Dosagem
Azitromicina (comprimido)	500 mg 1x/dia, por 3 dias

CONSIDERAÇÕES FINAIS

A terapêutica clínica visa o tratamento do doente e não da doença. Essa frase denota bem o papel do tratamento das patologias em geral. Em outras palavras, o antimicrobiano para determinado paciente pode contribuir para a resolução fácil e rápida da infecção. No entanto, quando administrado para outro paciente com a mesma doença, o medicamento pode desencadear efeitos colaterais desfavoráveis, variando de distúrbios gastrointestinais a choque anafilático fatal.[3]

É importante que o clínico, antes de prescrever, esteja ciente do estado de saúde geral do paciente, bem como do uso de medicação temporária ou de uso contínuo. A avaliação de pacientes portadores de doenças crônicas deve ser considerada antes da prescrição de medicamentos. A interação medicamentosa pode levar ao sinergismo ou antagonismo das medicações. Sempre que houver dúvidas quanto à conduta mais segura e adequada, o contato com o médico responsável é uma atitude prudente e consciente.

Ajustes na dosagem da medicação geralmente são necessários para pacientes com insuficiência renal, no sentido de evitar o aumento da concentração plasmática da droga. Deve-se ressaltar, ainda, que quase todos os antimicrobianos, com exceção da cloxacilina, clindamicina, metronidazol e macrolídios, requerem modificação da dose em pacientes com insuficiência renal.[84] A dosagem pode ser reduzida mantendo-se o intervalo de administração ou, então, aumenta-se o intervalo sem alterar a quantidade do medicamento.[85] A dosagem de antimicrobianos como a eritromicina, clindamicina e metronidazol deve ser diminuída quando administrada em paciente com insuficiência hepática.[86] No entanto, para que seja benéfico ao paciente, além do espectro antimicrobiano, o resultado depende da dosagem. Doses inferiores à concentração mínima inibitória, além de não erradicarem a infecção, têm o potencial de induzir e selecionar a resistência bacteriana.[87,88]

A grande maioria dos antimicrobianos é contraindicada para gestantes, tendo em vista a possibilidade de efeitos colaterais e adversos. Ressalvas são feitas também para lactantes, em virtude da ocorrência de alteração da flora intestinal, resultando em diarreia e deficiência de absorção de nutrientes, além de implicações para o bebê.[89]

Nota-se que o cirurgião-dentista ainda tem muita dificuldade em prescrever e indicar corretamente o antimicrobiano, o que tem viabilizado o aparecimento de cepas resistentes. Um estudo[90] anterior revelou que os dentistas prescreveram antimicrobianos de maneira arbitrária e, principalmente, desnecessária. O desenvolvimento da resistência bacteriana a drogas, reconhecidamente, é um fenômeno natural, mas tem se intensificado pelo uso inadequado de antimicrobianos. As taxas de resistência bacteriana com a administração de clindamicina em abscessos odontogênicos variam de 25-45% dos casos.[91,92] Níveis elevados de resistência bacteriana à eritromicina restringiram seu uso a poucos casos de infecções bacterianas.[93]

O uso indiscriminado de antimicrobianos e a resistência bacteriana constituem um grande problema atualmente das autoridades mundiais de saúde.[94] O esclarecimento e a informação sobre o assunto são as melhores ferramentas para o uso consciente e racional da medicação.

REFERÊNCIAS

1. Brasil. Ministério da Saúde. Agência Nacional de Vigilância Sanitária. Disponível em: http://portal.anvisa.gov.br/.
2. Thornhill MH, Dayer MJ, Prendergast B, Baddour LM, Jones S, Lockhart PB. Incidence and nature of adverse reactions to antibiotics used as endocarditis prophylaxis. J Antimicrob Chemother. 2015;70(8):2382-8.
3. Oberoi SS, Dhingra C, Sharma G, Sardana D. Antibiotics in dental practice: how justified are we. Int Dent J. 2015;65(1):4-10.
4. Thomas DW, Hill CM. An audit of antibiotic prescribing in third molar surgery. Br J Oral Maxillofac Surg. 1997;35(2):126-8.
5. Gill AS, Morrissey H, Rahman A. A systematic review and meta-analysis evaluating antibiotic prophylaxis in dental implants and extraction procedures. Medicina. 2018;54(2):95.
6. Groppo F, Sá del Fiol F, Andrade ED. Uso de antimicrobianos no tratamento ou na prevenção das infecções bacterianas bucais. In: Andrade ED (ed.). Terapêutica medicamentosa em odontologia. 3.ed. São Paulo: Artes Médicas; 2014. p.54-77.
7. Gynther G, Köndell PA, Moberg LE, Heimdahl A. Dental implant installation without antibiotic prophylaxis. Oral Surg Oral Med Oral Pathol Oral Radiol Endod. 1998;85(5):509-11.
8. Martin MV, Kanatas AN, Hardy P. Antibiotic prophylaxis and third molar surgery. Br Dent J. 2005;198:327-30.
9. Schwartz AB, Larson EL. Antibiotic prophylaxis and postoperative complications after tooth extraction and implant placement: a review of the literature. J Dent. 2007;35:881-8.
10. Siddiqi A, Morkel JA, Zafar S. Antibiotic prophylaxis in third molar surgery: a randomized double-blind placebo-controlled clinical trial using split-mouth technique. Int J Oral Maxillofac Surg. 2010;39:107-14.
11. Sampaio RO, Acorsi TAD, Tarasoutchi F. Profilaxia de endocardite infecciosa. Einstein: Educ Contin Saúde. 2008;6(4):191-3.
12. Cahill TJ, Prendergast BD. Infective endocarditis. Lancet. 2015;387:882-93.
13. Cavezzi Jr O. Endocardite infecciosa e profilaxia antibiótica: um assunto que permanece controverso para a Odontologia. RSBO. 2010;7(43):372-6.
14. Spivak ES. Antibiotic use in dentistry – What we know and do not know. JAMA Network Open. 2019;2(5):e193881.
15. Wilson W, Taubert KA, Gewitz M, Lockhart PB, Baddour LM, Levison M et al. Prevention of infective endocarditis: guidelines from the American Heart Association: a guideline from the American Heart Association Rheumatic Fever, Endocarditis, and Kawasaki Disease Committee, Council on Cardiovascular Disease in the Young, and the Council on Clinical Cardiology, Council on Cardiovascular Surgery and Anesthesia, and the Quality of Care and Outcomes Research Interdisciplinary-Working Group. Circulation. 2007;116(15):1736-54.
16. Rethman MP, Watters W 3rd, Abt E, Anderson PA, Carroll KC, Evans RP et al. The American Academy of Orthopaedic Surgeons and the American Dental Association clinical practice guideline on the

prevention of orthopaedic implant infection in patients undergoing dental procedures. J Bone Joint Surg Am. 2013;95(8):745-7.
17. Habib G, Hoen B, Tornos P, Thuny F, Prendergast B, Vilacosta I et al. Guidelines on the prevention, diagnosis, and treatment of infective endocarditis (new version 2009): the Task Force on the Prevention, Diagnosis, and Treatment of Infective Endocarditis of the European Society of Cardiology (ESC). Eur Heart J. 2009;30:2369-413.
18. National Institute for Health and Care Excellence (NICE). Prophylaxis against infective endocarditis: antimicrobial prophylaxis against infective endocarditis in adults and children undergoing interventional procedures. NICE Clinical Guideline No 64. 2008. London, UK: NICE.
19. Farbod F, Kanaan H, Farbod J. Infective endocarditis and antibiotic prophylaxis prior to dental/oral procedures: latest revision to the guidelines by the American Heart Association published April 2007. Int J Oral Maxillofac Surg. 2009;38(6):626-31.
20. Suda KJ, Calip GS, Zhou J et al. Assessment of the appropriateness of antibiotic prescriptions for infection prophylaxis before dental procedures, 2011 to 2015. JAMA Netw Open. 2019;2(5):e193909.
21. Lockhart PB, Durack DT. Oral microflora as a cause of endocarditis and other distant site infections. Infect Dis Clin North Am. 1999;13:833-50.
22. Pallasch TJ, Slots J. Antibiotic prophylaxis and the medically compromised patient. Periodontol 2000. 1996;10:107-38.
23. Porter SR, Scully C, Luker J. Complications of dental surgery in person with HIV disease. Oral Surg Oral Med Oral Pathol. 1993;75(2):165-7.
24. Glick M, Abel SN, Muzyka BC, DeLorenzo M. Dental complications after treating patients with AIDS. J Am Dent Assoc. 1994;125(3):296-301.
25. Rademacher WMH, Walenkamp GHIM, Moojen DJF, Hendriks JGE, Goedendorp TA, Rozema FR. Antibiotic prophylaxis is not indicated prior to dental procedures for prevention of periprosthetic joint infections. A systematic review and new guidelines from the Dutch Orthopaedic and Dental Societies. Acta Orthop. 2017;88(5):568-74.
26. Chiesa WMM, Araujo Filho WR, Cabreira MS. Diagnóstico e seleção de casos. In: Lopes & Siqueira (eds.). Endodontia: biologia e técnica. 4.ed. Rio de janeiro: Elsevier; 2015. p.95-125.
27. Wilson W, Taubert KA, Gewitz M, Lockhart PB, Baddour LM, Levison M et al. Prevention of infective endocarditis: guidelines from the American Heart Association: a guideline from the American Heart Association Rheumatic Fever, Endocarditis and Kawasaki Disease Committee, Council on Cardiovascular Disease in the Young, and the Council on Clinical Cardiology, Council on Cardiovascular Surgery and Anesthesia, and the Quality of Care and Outcomes Research Interdisciplinary Working Group. J Am Dent Assoc. 2008;139(Suppl1):3S-24S.
28. Shehab N, Patel PR, Srinivasan A, Budnitz DS. Emergency department visits for antibiotic associated adverse events. Clin Infect Dis. 2008;47(6):735-43.
29. Costelloe C, Metcalfe C, Lovering A, Mant D, Hay AD. Effect of antibiotic prescribing in primary care on antimicrobial resistance in individual patients: systematic review and meta-analysis. BMJ. 2010;340:c2096.
30. Fluente MT, Jacobsen PL, Hicks LA. Considerations for responsible antibiotic use in dentistry. JADA. 2016;147(8):683-6.
31. Yingling NM, Byrne BE, Hartwell GR. Antibiotic use by members of the American Association of Endodontists in the year 2000: report of a national survey. J Endod. 2002;28(5):396-404.
32. Rodriguez-Núñez A, Cisneros-Cabello R, Velasco-Ortega E, Llamas-Carreras JM, Tórres-Lagares D, Segura-Egea JJ. Antibiotic use by members of the Spanish endodontic society. J Endod. 2009;35(9):1198-203.
Segura-Egea JJ, Velasco-Ortega E, Torres-Lagares D, Velasco-Ponferrada MC, Monsalve-Guil L, Llamas-Carreras JM. Pattern of antibiotic prescription in the management of endodontic infections amongst Spanish oral surgeons. Int Endod J. 2010;43(4):342-50.
33. Cope AL, Francis N, Wood F, Chestnutt IG. Systemic antibiotics for symptomatic apical periodontitis and acute apical abscess in adults. Cochrane Database of Syst Rev. 2018;9(9):CD010136.

34. Nagle D, Reader A, Beck M, Weaver J. Effect of systemic penicillin on pain in untreated irreversible pulpitis. Oral Surg Oral Med Oral Pathol Oral Radiol Endod. 2000;90(5):636-40.
35. Keenan JV, Farman A, Fedorowicz Z, Newton JT. A Cochrane systematic review finds no evidence to support the use of antibiotics for pain relief in irreversible pulpitis. J Endod. 2006;32(2):87-92.
36. Agnihotry A, Thompson W, Fedorowicz Z, Zuuren EJV, Sprakel J. Antibioticc use for irreversible pulpits. Cochrane Database Syst Rev. 2019;5(5):CD004969.
37. Ricucci D, Siqueira JF Jr. Biofilms and apical periodontitis: study of prevalence and association with clinical and histopathologic findings. J Endod. 2010;36(8):1277-88.
38. Stein K, Farmer J, Singhal S, Marra F, Sutherland S, Quiñonez C. The use and misuse of antibiotics in dentistry. JADA. 2018;149(10):869-84.
39. Beringer PM, Wong-Beriner A, Rho JP. Economic aspects of antibacterial adverse effects. Pharmacoeconomics. 1999;13(1):35-59.
40. Leffler DA, Lamont T. Clostridium difficile infection. N Engl J Med. 2015;372(16):1539-48.
41. Jayadev M, Karunakar P, Vishwanath B, Chinmayi SS, Siddhartha P, Chaitanya B. Knowledge and pattern of antibiotic and non-narcotic analgesic prescription for pulpal and periapical pathologies: a survey among dentists. J Clin Diagn Res. 2014;8(7):ZC10-ZC14.
42. Cope AL, Barnes E, Howells EP, Rockey AM, Karki AJ, Wilson MJ et al. Antimicrobial prescribing by dentists in Wales, UK: findings of the first cycle of a clinical audit. Br Dent J. 2016;221(1):25-30.
43. Cope AL, Francis NA, Wood F, Chestnutt IG. Antibiotic prescribing in UK general dental practice: a cross-sectional study. Community Dent Oral Epidemiol. 2016;44(2):145-53.
44. Dorn SO, Cheung GSP. Tratamento de emergências endodônticas. In: Hargreaves KM, Berman LH (eds.). Cohen. Caminhos da polpa. 11.ed. Rio de Janeiro: Elsevier; 2017. p.706-21.
45. Pallasch TJ. Antibiotics in endodontics. Dent Clin North Am. 1979;23:737.
46. Henry M, Al R, Beck M. Effect of penicillin in postoperative endodontic pain and swelling in symptomatic necrotic teeth. J Endod. 2001;27(2):117-23.
47. Balasubramaniam R, Jayakumar S. Antibiotics in endodontics: a concise review. Int J applied Dent Science. 2017;3(4):323-9.
48. American Association of Endodontists (AAE). Antibiotics and the treatment of endodontic infections. Endodontics: Colleagues for excellence. 2006:1-6.
49. Kucaite N, Peciuliene V, Vitkauskiene A, Machiulskiene V. Susceptibility of endodontic pathogens to antibiotics in patients with symptomatic apical periodontitis. J Endod. 2010;36(10):1611-6.
50. Doran SO, Pan GH. Management of endodontic emergencies. In: Hargreaves KM, Berman LH (eds.). Cohen's pathways of the pulp. 11.ed. Rio de Janeiro: Elsevier; 2017. p.706.
51. Swift JQ, Gulden WS. Antibiotic therapy – managing odontogenic infections. Dent Clin North Am. 2002;46(4):623-33.
52. Salako NO, Rotimi VO, Adib SM, Al-Mutawa S. Pattern of antibiotic prescription in the management of oral diseases among dentists in Kuwait. J Dent. 2004;32(5):503-9.
53. Silva NM, Anjos Neto DA. Systemic medication applied to endodontic treatment: a literature review. RSBO. 2014;11(3):293-302.
54. Mirza FS, Alhedyan AMA. Antibiotics in endodontics. J Dent Res. 2019;16:65-8.
55. Leekha S, Terrell CL, Edson RS. General principles of antimicrobial therapy. Mayo Clin Proc. 2011;86(9):156-67.
56. Garg AK, Agrawal N, Tewari RK, Kumar A, Chandra A. Antibiotic prescription pattern among Indian oral healthcare providers: a cross-sectional survey. J Antimicrob Chemother. 2014;69(2):526-8.
57. Suhaib M, Ahmad F, Ahmad M. Prescription pattern of antimicrobial agents among dental practitioners in a tertiary care center in North India. Asian J Pharm Clin Res. 2017;10(4):192-5.
58. Dar-Odeh NS, Abu-Hammad OA, Al-Omiri MK, Khraisat AS, Shehabi AA. Antibiotic prescribing practices by dentists: a review. Ther Clin Risk Manag. 2010;6:301-6.
59. Dailey YM, Martin MV. Are antibiotics being used appropriately for emergency dental treatment? Br Dent J. 2001;191(7):391-3.

60. Chate RA, White S, Hale LRO, Howat AP, Bottomley J, Barnet-Lamb J et al. The impact of clinical audit on antibiotic prescribing in general dental practice. Br Dent J. 2006;201(10):635-41.
61. Mainjot A, D'Hoore W, Vanheusden A, Van Nieuwenhuysen JP. Antibiotic prescribing in dental practice in Belgium. Int Endod J. 2009;42(12):1112-7.
62. AlRahabi MK, Abuong ZA. Antibiotic abuse during endodontic treatment in private. Audi Med J. 2017;38(8):852-6.
63. Kuriyama T, Williams DW, Yanagisawa M, Iwahara K, Shimizy C, Nakagama K et al. Antimicrobial susceptibility of 800 anaerobic isolates from patients with dentoalveolar infection to 13 oral antibiotics. Oral Microbiol Immunol. 2007;22(4):285-8.
64. Siqueira Jr JF. Antimicrobianos em endodontia. In: Lopes & Siqueira (eds.). Endodontia: biologia e técnica. 4.ed. Rio de janeiro: Elsevier; 2015. p.693-705.
65. Natarajan S. Antibiotic treatment for odontogenic infections: procedure and penicillin are first-line therapies. Can Pharm J. 2004;137(10):25-9.
66. Scottish Dental Clinical Effectiveness Programme. Drug Prescribing for Dentistry: Dental Clinical Guidance. 2.ed. Dundee, United Kingdom: Scottish Dental Clinical Effectiveness Programme; 2011.
67. Tanwir F, Marrone G, Tariq A, Lundborg CS. Diagnosis and prescribing pattern of antibiotics and painkillers among dentists. Oral Health Prev Dent. 2015;13(1):75-83.
68. Falkenstein S, Stein JM, Henne K, Conrads G. Trends in antibiotic use and microbial diagnostics in periodontal treatment: comparing surveys of German dentists in a ten-year period. Clin Oral Investig. 2016;20(8):2203-10.
69. Preus HR, Fredriksen KW, Vogsland AE, Sandvik L, Grytten JI. Antibiotic-prescribing habits among Norwegian dentists: a survey over 25 years (1990-2015). Eur J Oral Sci. 2017;125(4):280-7.
70. McGowan K, McGowan T, Ivanovski S. Optimal dose and duration of amoxillin-plus-metronidazole as an adjunct to non-surgical periodontal therapy: a systematic review and meta-analysis of randomized, placebo-controlled trials. J Clin Periodontol. 2018;45(1):56-67.
71. van der Weijden GA. Use of antimicrobial agents in periodontology. Ned Tijdschr Tandheelkd. 2019;126(10):533-9.
72. Van Winkelhoff AJ, Herrera D, Oteo A, Sanz M. Antimicrobial profile of periodontal pathogens isolated from periodontitis patients in The Netherlands and Spain. J Clin periodontol. 2005;32(8):893-8.
73. Baumgartner JC, Xia T. Susceptibilidade a antimicrobianos de bactérias associadas a abscessos endodônticos. J Endod. 2003;29(1):44-7.
74. Davis B. How are odontogenic infections best managed? J Can Dent Assoc. 2010;76:a37.
75. Pereira ELA, Sena EP, Oliveira IR. Farmacologia do álcool etílico. Tratamento farmacológico do alcoolismo. In: Silva P. Farmacologia. 6.ed. Rio de Janeiro: Guanabara Koogan; 2002. p.351-7.
76. Kirkwood KL. Update on antibiotics used to treat orofacial infections. Alpha Omegan. 2003;96(4):28-34.
77. Hussein RJ, Krohn R, Kaufmann-Kolle P, Willms G. Quality indicators for the use of systemic antibiotics in dentistry. Z Evid Forbild Qual Gesundh. 2017;122:1-8.
78. Trexler MF, Fraser TG, Jones MP. Fulminant pseudomembranous colitis caused by clindamycin phosphate vaginal cream. Am J Gastroenterol. 1997;92(11):2112-3.
79. Adriaenssen CF. Comparison of the efficacy, safety and tolerability of azithromycin and co-amoxiclav in the treatment of acute periapical abscesses. J Int Med Res. 1998;26(5):257-65.
80. American Association of Endodontists. AAE guidance on the use of systemic antibiotics in endondontics: AAE position statement. Disponível em: https://www.aae.org/specialty/wp-ontent/uploads/sites/2/2017/06/aae_systemic-antibiotics.pdf.
81. Ray WA, Murray KT, Hall K, Arbogast PG, Stein CM. Azithromycin and the risk of cardiovascular death. N Engl J Med. 2012;366(20):1881-90.
82. Teughels W, Dhondt R, Dekeyser C, Quirynen M. Treatment of aggressive periodontitis. Periodontol 2000. 2014;65(1):107-33.
83. Kappel J, Calissi P. Nephrology: 3. Safe drug prescribing for patients with renal insufficiency. CMAJ. 2002;166(4):473-7.

84. Gilbert B, Robbins P, Livornese Jr LL. Use of antibacterial agents in renal failure. Infect Dis Clin North Am. 2009;23(4):899-924.
85. Ioannidou E, Shaqman M, Burleson J, Dongari-Bagtzoglou A. Periodontitis case definition affects the association with renal function in kidney transplant recipients. Oral Dis. 2010;16(7):636-42.
86. Andersson DI, Hughes D. Microbiological effects of sublethal levels of antibiotics. Nat Rev Microbiol. 2014;12(7):465-78.
87. Moser C, Lerche CJ, Thomsen K, Hartvig T, Schierbeck J, Jensen PØ et al. Antibiotic therapy as personalized medicine – general considerations and complicating factors. APMIS. 2019;127(5):361-71.
88. Mathew J. Effect of maternal antibiotics on breast feeding infants. Postgrad Med J. 2004;80(942):196-200.
89. Koyuncuoglu CZ, Aydin M, Kirmizi NI, Aydin V, Aksoy M, Isli F et al. Rational use of medicine in dentistry: do dentists prescribe antibiotics in appropriate indications? Eur J Clin Pharmacol. 2017;73(8):1027-32.
90. Al-Nawas B, Walter C, Morbach T, Seitner N, Siegel E, Maeurer M et al. Clinical and microbiological efficacy of moxifloxacin versus amoxicillin/clavulanic acid in severe odontogenic abscesses: A pilot study. Eur J Clin Microbiol Infect Dis. 2009;28(1):75-82.
91. Al-Nawas B, Ziegler A. Die Antibiotika in der Zahnmedizin. Quintessenz. 2009;60:1425-37.
92. Halling F. Antibiotika in der Zahnmedizin. Zahnmedizin up2date. 2014;8:67-82.
93. Holloway K, van Dijk L. The World Medicines Situation 2011-rational use of medicines. 3.ed. Geneva: WHO/EMP/MIE/2011;2:24-30.

11

Administração de analgésicos e anti-inflamatórios

Antonio Miranda da Cruz Filho

INTRODUÇÃO

A sintomatologia dolorosa é uma queixa comum na prática odontológica em geral[1] e, especialmente, nos atendimentos de urgência. O controle da dor é sem dúvida um dos procedimentos mais nobres da odontologia e de satisfação para o paciente.

A dor é originária das reações inflamatórias e pode se manifestar de forma aguda ou crônica. Os agentes etiológicos mais comumente observados são os microrganismos, fatores químicos e físicos, como o trauma e estímulos térmicos.

A reação inflamatória inicia-se com a lesão da membrana de fosfolipídeos que envolve a célula humana. A enzima fosfolipase A2 é ativada por citocinas pró-inflamatórias e promove a degradação dos fosfolipídeos, resultando na produção de ácido araquidônico na matriz citoplasmática. O ácido araquidônico, por sua vez, sofre ação de duas outras enzimas, a ciclo-oxigenase e a 5-lipo-oxigenase.[2]

A ciclo-oxigenase (COX) da origem às prostaglandinas, prostaciclinas e tromboxanos, ao passo que a lipo-oxigenase origina os leucotrienos.

Existem duas isoformas da COX (COX-1, COX-2),[3] e relatos de uma terceira (COX-3),[4] a qual parece ser uma variação da COX-1 ou da COX-2. A COX-1, considerada constitutiva, é encontrada nas plaquetas, rins, vasos sanguíneos, intestino e na mucosa gástrica. A COX-1 fornece às prostaglandinas efeitos fisiológicos na proteção gástrica, agregação plaquetária, homeostase vascular e manutenção do fluxo sanguíneo renal com aumento da filtração glomerular.[5,6] Esses fenômenos ocorrem naturalmente sem a necessidade de estímulos inflamatórios.[2]

A COX-1 e COX-2, apesar de semelhantes, apresentam pequenas diferenças e efeitos distintos.[7] A COX-2 é denominada de indutiva ou pró-inflamatória. Sua concentração nos tecidos é pequena, porém aumenta consideravelmente diante do quadro inflamatório.[8,9] Um estudo[10] anterior com animais observou a manifestação da COX-2 entre 2-4 horas após a indução traumática e entre 1-2 horas após o início do procedimento cirúrgico na cavidade oral, com rápida manifestação dolorosa pós-operatória. A indução de prostaglandinas pela COX-2 é responsável pela formação de eritema, aumento do fluxo sanguíneo local, hiperalgesia, elevação da temperatura corpórea e aumento da permeabilidade vascular.

A prostaglandina G2 e a prostaglandina H2 são transformadas por isomerases em prostaciclina, em tromboxano A2 e em prostaglandinas E2. Esta última promove aumento da sensibilidade à dor.[6] Determinadas prostaglandinas potencializam o efeito das bradicininas responsáveis pela sensibilização das terminações nervosas e consequente ativação das vias de dor.

O tromboxano produzido nas plaquetas via ciclo-oxigenase tem a função de promover a agregação plaquetária, viabilizando a coagulação, além de ser conhecido como potente agente hipertensivo. Já as prostaciclinas, também conhecidas por PGI2, são sintetizadas nas células endoteliais que revestem as paredes dos vasos. São consideradas poderosas agentes vasodilatadoras e inibidoras da agregação plaquetária.

Vale ressaltar que a prostaglandina H2 precursora da prostaciclina possui a propriedade de reduzir a concentração do ácido clorídrico no estômago, além de contribuir para maior concentração do muco estomacal. Dessa forma, colabora para as atividades fisiológicas como protetor gástrico.

O ácido araquidônico, além da ciclo-oxigenase, sofre também ação da enzima 5-lipo-oxigenase com formação de leucotrienos (Figura 1). Esses autacoides participam nos processos de inflamação aguda, aumentando a permeabilidade vascular e favorecendo a formação de edema. O leucotrieno B_4, especificamente, está relacionado ao processo de hiperalgesia, além de apresentar potente efeito quimiotático para neutrófilo. Os leucotrienos estão ainda associados aos efeitos alergênicos do organismo, como a reação de anafilaxia.[11]

Pelo exposto fica evidente que tanto a ação da enzima ciclo-oxigenase, com conversão da COX-2 e formação de prostaglandinas, como da enzima 5-lipo-oxigenase, originando leucotrienos, favorece o aparecimento da sintomatologia dolorosa. O bloqueio de uma das vias ou, preferencialmente, de ambas contribui de forma considerável para o controle da hiperalgesia.

A dor aguda ocorre como resultado da agressão tecidual decorrente de uma lesão ou intervenção cirúrgica. A dor pós-operatória é uma manifestação do quadro inflamatório em resposta ao trauma do tecido bucal.[12] Assim, diante dos quadros inflamatórios agudos com presença de dor é comum o emprego da terapêutica medicamentosa coadjuvante com o uso de analgésicos e ou anti-inflamatórios. No entanto, é importante frisar que nenhum medicamento substitui a intervenção clínica que visa, essencialmente, a eliminação do agente etiológico.

Os medicamentos para o controle da sensação dolorosa podem ser indicados de acordo com a intensidade da dor. Assim, para dores leves a moderadas são frequentemente utilizados os analgésicos não opiáceos, como a dipirona e o paracetamol.

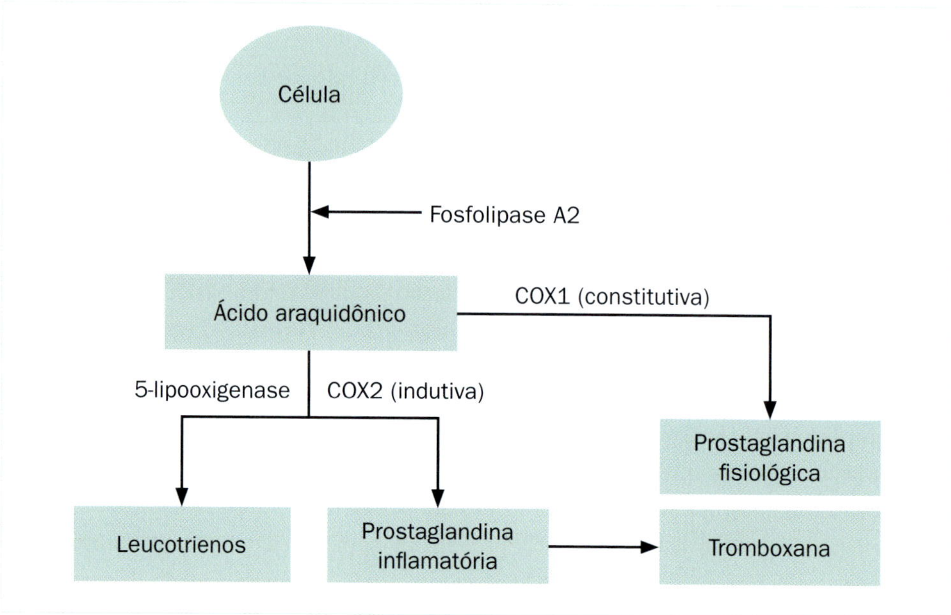

FIGURA 1 Esquema do mecanismo de formação de prostaglandinas, tromboxanos e leucotrienos a partir da sensibilização da membrana de fosfolipídeos.

CLASSIFICAÇÃO DOS ANALGÉSICOS

Os analgésicos mais frequentemente utilizados na odontologia podem ser distribuídos em dois grupos: a) analgésicos não opiáceos; b) analgésicos opiáceos, de ação central.

Analgésicos não opiáceos

A dipirona, principal medicamento do grupo, apresenta propriedades analgésica e antipirética com eficácia comprovada para dores pós-operatórias,[12] sendo o analgésico não opioide preferido para o perioperatório e dores crônicas.[13] Tem sido prescrita para o tratamento da dor gerada pelo câncer, sensibilidade dolorosa em crianças[14-16] e idosos.[17] São considerados os mais potentes e eficazes analgésicos disponíveis para aquisição sem apresentação de receita.[18] A dipirona possui excelente farmacocinética e atua inibindo a ciclo-oxigenase (COX-2) responsável pela dor e pela febre.

Possui como principal vantagem o efeito rápido, entre 30-60 minutos, duração aproximada de 4 horas e baixo custo.[19,20] Segundo a literatura, uma dose de dipirona tem eficácia analgésica semelhante ao ibuprofeno 400 mg.[21]

Apesar dos seus efeitos benéficos e de ser considerada o analgésico não opiáceo de primeira linha em vários países,[22,23] em outros seu uso está proibido.[24] O impedimento deve-se à possibilidade de causar a agranulocitose,[25-27] estado mórbido que se caracteriza pela diminuição dos leucócitos polimorfonucleares (menos de 500 granulócitos por mm^3) e o surgimento de ulcerações nos intestinos e outras mucosas. Um estudo anterior na Suécia relatou a incidência de 1 caso de agranulocitose em 1.439 usuários,[28] no entanto, a incidência pode variar dependendo da população.[29]

O uso de dipirona deve ser evitado nos três primeiros meses e nas últimas seis semanas da gestação. Sua administração está contraindicada a pacientes sensíveis aos derivados pirazolônicos, bem como a portadores de porfiria hepática e deficiência congênita da glicose-6-fosfato desidrogenase. Deve ser vetado ainda, em pacientes com história de anemia ou leucopenia.[2] Um estudo[27] relatou que o uso de dipirona está associado a eventos adversos, como nefrite intersticial crônica e distúrbios gastrointestinais. Pesquisa[13] recente ressalta que, em razão da boa eficácia analgésica e tolerabilidade da dipirona, bem como por não apresentar contraindicações em pacientes com doenças cardiovasculares, os benefícios do uso parecem compensar os riscos, especificamente o risco raro da agranulocitose.

O paracetamol, também conhecido por acetaminofeno, é o analgésico mais utilizado em todo o mundo.[28] Trata-se de um fármaco com propriedades analgésicas e antipiréticas empregado essencialmente para o tratamento da febre e da dor de intensidade leve a moderada. Em doses terapêuticas, máximo de 4 g/dia, é considerado mais seguro do que os anti-inflamatórios não esteroides (AINE), especialmente para o gerenciamento de dores crônicas.[29] Sua ação é ainda controversa; para alguns a medicação age junto à COX-3, no sistema nervoso central (SNC),[4,30] outros atribuem a ação ao efeito de um metabólito ativo nos receptores de canabinoides do SNC,[31] o qual parece bloquear o canal de cálcio.[32,33] Não obstante, sua inibição seletiva de COX no sistema nervoso central explica por que o paracetamol não está associado a efeitos colaterais gástricos e inibição da atividade plaquetária que normalmente são observados com AINE.[34]

Alguns estudos informam que o paracetamol é o único analgésico não opiáceo recomendado para gestantes e seus filhos,[28] sendo seguro também para lactantes.[2] Apesar do argumento de que o paracetamol é um analgésico inofensivo, com baixo custo e baixos riscos, a literatura relata que o medicamento perdeu o *glamour* de ser bem tolerado e inócuo para mulheres grávidas e recém-nascidos.[28] Extensas análises de bancos de dados mostram que o uso de paracetamol durante a gravidez pode aumentar a incidência de asma em crianças de mães que usaram a medicação durante a gestação.[35] A segurança do uso do paracetamol é questionada ainda em função da sua ação inibitória da COX, não apenas no SNC, mas também nos tecidos periféricos,[36] resultando em hipertensão, eventos cardiovasculares, distúrbios hemorrágicos, especificamente em idosos[36-39] e efeito hepatotóxico.[28] Por outro lado, há relatos de que a hepatotoxicidade do paracetamol é um efeito raro e desencadeado pela dosagem excessiva da medicação, ou, ainda, pelo consumo crônico e concomitante de etanol.[40] Embora a administração em dose única de 1.000 mg de paracetamol possa ser bem tolerada pelo organismo, doses fracionadas não devem exceder 500 mg a cada quatro horas ou 650 mg a cada 6 horas.[41] Cabe ao cirurgião-dentista orientar o paciente quanto aos cuidados para ingestão da medicação. Diante da dor persistente é bastante comum o paciente fazer a automedicação em intervalos menores que o recomendado pelo fabricante do analgésico.

Vários estudos indicam a baixa potência analgésica do paracetamol.[42-44] O paracetamol 1.000 mg mais codeína 60 mg[45] é muito mais eficaz do que o paracetamol 1.000 mg sozinho[46] e menos eficaz que etoricoxibe (Arcoxia®) 120 mg.[47] Por esse motivo, Reist et al.[13] ressaltaram que o uso frequente da medicação deve ser reconsiderado, além do que, frisam, as evidências dos efeitos colaterais estão aumentando. No entanto, uma revisão sistemática com 51 estudos concluídos mostrou que uma única dose de paracetamol oral é eficaz no tratamento da dor pós-operatória aguda em pelo menos 50% dos participantes e o medicamento está associado a inconstantes e transitórios eventos adversos.[34]

O uso de paracetamol está contraindicado para pacientes sensíveis ao princípio ativo, portadores de insuficiência renal ou hepática, etilistas crônicos, além de usuários de substâncias com potencial hepatotóxico.[2,48,49] Em pacientes que fazem uso de varfarina sódica o paracetamol pode promover aumento do efeito anticoagulante.[2] Quando administrado concomitantemente com aspirina ou diclofenaco, pode potencializar os efeitos antiagregantes.[50] A agregação plaquetária é mais prejudicada pelo diclofenaco, do que pelo paracetamol.[51]

Diante do atendimento de urgência de pacientes grávidas e havendo a necessidade do uso de analgésico, sugerimos que o profissional entre em contato com o médico responsável para indicar a melhor medicação. Para o uso infantil o ibuprofeno, considerado menos tóxico e mais eficaz,[28] tem sido indicado em substituição ao paracetamol. Esse medicamento é o único aprovado para uso em crianças conforme a FDA (Food and Drug Administration). Particularmente no Brasil, o ibuprofeno é distribuído no SUS, em substituição ao diclofenaco e à nimesulida, anti-inflamatórios não mais recomendados para uso infantil segundo a Anvisa.[2]

QUADRO 1 Protocolo terapêutico para analgésicos no controle de dores leves a moderadas

Medicação	**Dosagem**	
	Adulto	**Criança**
Dipirona (comprimidos)	500 mg a cada 4 h por 2 dias	_____
Dipirona (gotas)	De 20-40 gotas a cada 6 h por 2 dias	500 mg/mL (0,5 gota/kg/peso) a cada 6 h
Paracetamol (comprimidos)	500 mg a cada 6 h por 2 dias	_____
	750 mg a cada 6 h por 2 dias	
Paracetamol (gotas) 200 mg/mL	35-55 gotas a cada 6 h por 2 dias	(1 gota/kg/peso) a cada 6 h
Ibuprofeno	Comprimidos de 200 mg a cada 6 h por 2 dias	50 mg/mL (1gota/kg/peso) a cada 6 h

O período de sensibilidade dolorosa decorrente das intervenções cirúrgicas odontológicas dura em média 24 horas, atingindo o pico máximo de intensidade entre 6-8 horas.[52] Dessa forma, mantendo-se uma margem de segurança, a administração de analgésico deve ser mantida por um período de 48 horas, máximo de 72 horas.[2] Caso a dor não seja sanada nesse período, o profissional deve suspeitar de falhas durante a intervenção clínica com permanência do agente etiológico.

Analgésicos opiáceos

Os analgésicos opiáceos não são os frequentemente empregados em odontologia, porém seu uso em situações específicas deve ser considerado.[53,54] Quando necessários são utilizados nos casos de dores moderadas a intensas que não respondem ao tratamento com outros analgésicos. Os opiáceos são prescritos normalmente por meio da Notificação de Receita A, de cor amarela. No entanto, em quantidades que não ultrapassem os 100 mg por unidade posológica a prescrição pode ser por meio de Receita de Controle Especial (cor branca), em duas vias.

Os dois principais medicamentos desse grupo são a codeína e o tramadol. No Brasil, o opiáceo mais comumente prescrito é a codeína associada ao paracetamol.[55] A apresentação consiste em comprimidos de 500 mg de paracetamol com 7,5 ou 30 mg de codeína administrados em intervalos de 4-6 horas (Quadro 2).

A literatura tem mostrado um aumento da dependência de opioides, bem como do índice de mortes por *overdose*.[56] O profissional deve estar ciente de que o uso desses medicamentos pode levar à dependência química e, em doses elevadas, até à morte. A dose diária máxima para o adulto é de 240 mg de codeína e de 4.000 mg de paracetamol. Em âmbito nacional a prescrição de opiáceos é baixa e o tratamento é de curta duração, o que diminui o risco de dependência química.[55]

O cloridrato de tramadol é disponibilizado em cápsulas de 50 e 100 mg, administradas em intervalos de 4-6 horas (Quadro 2). O medicamento é contraindicado a pacientes com hipersensibilidade ao tramadol, nas intoxicações agudas por álcool, hipnóticos, analgésicos, opiáceos e outros psicotrópicos, além de pacientes em tratamento com inibidores da MAO.

Os efeitos adversos observados, tanto com o uso de tramadol quanto de codeína, compreendem: náuseas, constipação intestinal, vômito, alterações de humor, sonolência e depressão respiratória.[2,48]

É importante ressaltar que estudo[57] prévio mostrou que o uso de analgésicos opiáceos e suas associações não está entre as opções mais eficazes para o alívio da dor dentária aguda. Levantamento realizado em diversas revisões sistemáticas sugere que o alívio da dor pós-operatória na prática odontológica com o uso de AINE é igual ou superior a medicamentos contendo opioides. Além disso, o uso de AINE minimiza os efeitos adversos agudos quando comparados aos analgésicos opiáceos.[57]

QUADRO 2 Protocolo terapêutico para os analgésicos opiáceos em adultos

Medicação	Dosagem	Indicação
Paracetamol associado a codeína (comprimidos)	500 mg (paracetamol) + 30 mg (codeína), a cada 6 h, por 2 dias	Dor moderada a severa
Tramadol (cápsulas)	50 mg a cada 6 h, por 2 dias	

Medicamentos não recomendados para uso infantil

USO DE ANTI-INFLAMATÓRIOS

Os anti-inflamatórios compreendem os medicamentos mais utilizados para o controle da dor em pacientes odontológicos. Eles são classificados em dois grupos: os anti-inflamatórios esteroides e não esteroides. Ambos os grupos apresentam propriedades anti-inflamatórias, analgésicas e antipiréticas, e caracterizam-se por inibir a atividade das ciclo-oxigenases (COX).[58,59]

ANTI-INFLAMATÓRIOS NÃO ESTEROIDES (AINE)

A principal indicação dos AINE recai sobre o controle da dor aguda de intensidade moderada a severa no pós-operatório dos procedimentos cirúrgicos odontológicos.[2] Diante dos casos de urgências, os AINE agem satisfatoriamente na dor preexistente decorrente dos processos inflamatórios agudos. O protocolo terapêutico deve ser empregado imediatamente após a conclusão da intervenção clínica. O tratamento é mantido em média por 3 dias, tendo em vista que a dor pós-operatória persiste por 24 h, aproximadamente, e o auge do edema inflamatório ocorre nas primeiras 36 h da intervenção.[2]

O grupo dos anti-inflamatórios não esteroides envolve uma gama bastante diversificada de medicamentos, compreendendo principalmente ibuprofeno, cetoprofeno, diclofenacos, naproxeno, cetorolaco, piroxicam e tenoxicam. A escolha do AINE, para grande parte dos profissionais, comumente ocorre pela capacidade analgésica do fármaco, não levando em consideração o estado geral de saúde do paciente. Os AINE geralmente promovem a retenção de sódio e líquido no organismo e consequente aumento da pressão arterial.[60,61] Quanto mais potente o anti-inflamatório, maior a retenção. Assim, é importante adequar o fármaco ao perfil do paciente, bem como avaliar o real benefício do medicamento considerando seus efeitos colaterais e adversos.

Em um trabalho solicitado pelo Conselho de Prática Dental da American Dental Association (ADA), Moore et al.[57] analisaram o controle da dor pós-operatória em aproximadamente 460 estudos individuais envolvendo cerca de 58 mil pacientes adultos. Entre os medicamentos avaliados, a administração de 400 mg de ibuprofeno associado a 1.000 mg de acetominofeno foi a combinação que ofereceu maiores benefícios no tratamento e maior efeito analgésico, com duração de 4-6 horas. A estratégia de combinar duas medicações analgésicas tem sido defendida há anos, especialmente analgésico de ação periférica com um de ação central.[62-64] No entanto, a associação de analgésico com um opiáceo aumenta as chances de ocorrência de efeitos adversos, como náuseas e vômitos, deficiência psicomotora, além do risco de o paciente utilizar a medicação de forma abusiva ou indevida.[64-66] Assim, a associação de analgésicos que não contêm opioides foi incentivada almejando evitar reações adversas e efeitos colaterais indesejados provocados pelos opiáceos.[41]

O ibuprofeno foi o anti-inflamatório de ação periférica mais recomendado entre cirurgiões-dentistas norte-americanos para o tratamento da dor pós-operatória após extrações de terceiros molares, segundo estudo publicado em 2006.[67] O ibuprofeno e outros anti-inflamatórios não esteroides não seletivos da COX-2 são considerados seguros e eficazes para o tratamento da dor e inflamação pós-operatórias de intensidade leve a moderadamente grave.[68,69] Segundo levantamento[41] com revisões sistemáticas, a associação de ibuprofeno e paracetamol apresentou maior ação analgésica e menos efeitos colaterais do que muitas formulações contendo opioides, após a extração de terceiros molares. A associação dos fármacos foi mais eficiente no alívio da dor quando comparada ao uso dos medicamentos isoladamente. Em suma, os efeitos adversos provenientes da associação foram semelhantes aos dos medicamentos utilizados individualmente.[41]

Para dores de intensidade moderada, o uso de 400 mg de ibuprofeno administrado isoladamente no pós-operatório de extrações de terceiros molares impactados promoveu melhor analgesia em relação ao mesmo medicamento na dosagem de 200 mg.[21] Assim, para casos com sintomatologia moderada a intensa a associação de ibuprofeno e paracetamol pode ser uma alternativa bastante viável para promover a analgesia mais eficazmente.

Um estudo[70] da ação analgésica na dor pós-operatória de origem endodôntica revelou que a associação de ibuprofeno 600 mg e paracetamol 1.000 mg é mais eficaz do que o placebo e semelhante ao efeito do ibuprofeno 600 mg administrado isoladamente.

O ibuprofeno deve ser evitado em pacientes com hipersensibilidade aos salicilatos, pacientes com histórico de gastrite ou úlcera péptica, hipertensão arterial ou doença renal.[2,48] O uso de ibuprofeno ou qualquer um dos AINE em pacientes usuários de varfarina ou outro anticoagulante está contraindicado.[68]

QUADRO 3 Protocolo terapêutico da associação ibuprofeno e paracetamol em adultos

Medicação	Dosagem	Indicação
Ibuprofeno (comprimidos)	200-400 mg a cada 4-6 h, por 3 dias	Dor leve
Ibuprofeno (comprimidos)	400-600 mg a cada 6 h nas primeiras 24 h	Dor moderada
Associação ibuprofeno e paracetamol (comprimidos)	Ibuprofeno (400-600 mg) + paracetamol (500 mg), a cada 8 h, por 3 dias	Dor moderada a severa

A associação de fármacos para o controle da dor pós-operatória oferece várias vantagens, como a melhora da eficácia analgésica, menor incidência de efeitos colaterais, menor custo, facilidade de absorção, além de remediar as afecções com vários sintomas.[71] No entanto, dependendo do caso clínico, a associação de analgésicos nem sempre é vantajosa. A combinação de anti-inflamatórios e ou analgésicos com salicilato não é recomendada para a dor pós-operatória na odontologia, tendo em vista a conhecida ação inibitória do salicilato sobre a agregação plaquetária, predispondo o paciente a hemorragia e equimoses.[72,73] A aspirina tem um efeito inibitório irreversível nas funções das plaquetas que persiste até que novas plaquetas sejam produzidas. Os AINE possuem a capacidade de inibir reversivelmente a agregação plaquetária e prolongar o tempo de sangramento, aumentando o risco de hemorragia perioperatória.[74]

O diclofenaco é um AINE com ação anti-inflamatória e analgésica, porém, com pouco efeito antipirético. Apresenta-se principalmente na forma de sal sódico e sal potássico. Atua na cascata inflamatória competindo com o ácido araquidônico pela ligação à ciclo-oxigenase, resultando na diminuição da formação de prostaglandinas.[75] Um estudo[66] prévio relatou que 100 mg de diclofenaco equivalem aproximadamente a uma dose de 800 mg de ibuprofeno. O uso de diclofenaco associado ao paracetamol promove maior alívio da dor em relação ao uso individual dos medicamentos (100 mg de diclofenaco ou 1.000 mg de paracetamol), bem como da combinação de paracetamol e codeína.[76]

O diclofenaco é disponibilizado também na forma injetável, e seu uso deve ser limitado a no máximo 2 dias. Os efeitos adversos mais frequentemente relatados para o diclofenaco são distúrbios gastrointestinais, porém menos intensos do que os que ocorrem com os salicilatos ou indometacina.[75]

QUADRO 4 Protocolo terapêutico para o diclofenaco em adultos

Medicação	Dosagem	Indicação
Diclofenaco (comprimidos)	50 mg a cada 8 h, por 3 dias	Dor moderada a severa
Diclofenaco sódico (injetável 75 mg/3 mL)	1 ampola de 75 mg a cada 24 h, por 2 dias	

O naproxeno é um potente agente anti-inflamatório e analgésico de rápida absorção. É frequentemente prescrito como sal de sódio (naproxeno sódico) para melhorar sua solubilidade por meio da administração oral.[77] Apresenta meia-vida metabólica de 13 horas, em média, e é quase totalmente excretado pela urina.[78] O naproxeno apresenta a vantagem de não deprimir a respiração e não prejudicar a motilidade gastrointestinal,[79] assim, é clinicamente útil para o tratamento da dor após pequenas cirurgias.

A administração de 550 mg de naproxeno sódico é equivalente a 500 mg de naproxeno.[80] Essa dosagem é considerada bastante eficaz para o tratamento da dor pós-operatória.[81] Estudos[69,82] prévios mostraram que a combinação de 10 mg de oxicodona e 650 mg de paracetamol e a associação de 60 mg de codeína a 1.000 mg de paracetamol apresentaram efeitos analgésico semelhantes a 500 mg de naproxeno. Em geral, doses inferiores a 500 mg de naproxeno não são comumente prescritas para dor aguda pós-operatória.[77] Há registro na literatura de que o efeito analgésico do naproxeno sódico 550 mg é ligeiramente inferior ao ibuprofeno 400 mg, porém maior que 1.000 mg de paracetamol e 10 mg de morfina intramuscular.[77]

De maneira geral, todos os AINE podem exacerbar os problemas cardiovasculares em pacientes cardíacos, o que merece atenção do profissional quando da necessidade da prescrição. Preferencialmente, o uso de anti-inflamatórios para pacientes com risco cardiovascular aumentado deve ser evitado.[83-85] Uma revisão sistemática[84] envolvendo trinta e um ensaios clínicos randomizados avaliou a segurança do uso de sete anti-inflamatórios (naproxeno, ibuprofeno, diclofenaco, celecoxibe, etoricoxibe, rofecoxibe, lumiracoxibe e placebo) em pacientes cardiopatas. Entre os fármacos analisados o naproxeno foi o medicamento que ofereceu menor risco de infarto do miocárdio.

O naproxeno é contraindicado para pacientes alérgicos ao princípio ativo da droga ou que tenham apresentado crise asmática, urticária ou reações alérgicas aos salicilatos. O uso da medicação está suspenso, ainda, em pacientes com história atual de úlcera péptica ou hemorrágica e portadores de insuficiência cardíaca grave. Na prática, entretanto, as potenciais interações com a varfarina e a tolbutamida foram avaliadas e não parecem ter significância clínica.[78]

QUADRO 5 Protocolo terapêutico para o naproxeno em adultos

Medicação	Dosagem	Indicação
Naproxeno (comprimidos)	550 mg a cada 24 h, por 3 dias	Dor moderada a severa

QUADRO 6 Protocolo terapêutico de outros AINE utilizados na odontologia

Medicação	Dosagem	Indicação
Cetoprofeno (comprimido)	100 mg a cada 12 h, por 3 dias	Dor moderada a severa
Cetorolaco (sublingual)	10 mg a cada 8 h, por 3 dias	
Piroxicam (cápsula)	20 mg a cada 24 h, por 3 dias	
Tenoxicam (comprimido)	20 mg a cada 24 h, por 3 dias	

ANTI-INFLAMATÓRIOS NÃO ESTEROIDES INIBIDORES SELETIVOS DE COX-2 (COXIBES)

Durante a reação inflamatória, a enzima ciclo-oxigenase surge em 3 isoformas distintas, sendo as duas mais conhecidas a COX-1 e a COX-2. A COX-l, considerada constitutiva, é encontrada na maioria dos tecidos humanos e fornece às prostaglandinas papel nas funções homeostáticas, conservação da mucosa gástrica, manutenção do fluxo sanguíneo renal, hemostasia e cicatrização de feridas.[5] A COX-2 apresenta-se constitutivamente nos neurônios, rins, sistema reprodutivo feminino e osso, enquanto na maioria dos tecidos mostra-se de forma indutiva, expressa por processos inflamatórios em resposta à inflamação e lesão tecidual.[9,86,87] Os AINE em geral atuam competindo com o ácido araquidônico pela ligação à COX-1 e COX-2, indistintamente, promovendo a diminuição da formação de prostaglandinas. A inibição da COX-1 resulta em problemas gastrointestinais que variam de náusea e dispepsia a úlceras gastroduodenais, e até incidentes potencialmente fatais como sangramento, ulceração e perfuração.[88] As reações adversas observadas com o uso dos AINE convencionais é um fator limitante para a indicação clínica.

Os coxibes são inibidores seletivos da COX-2 e, por conseguinte, reduzem os eventos adversos gastrointestinais observados com o uso de AINE tradicionais, com a vantagem de manter suas propriedades anti-inflamatórias e analgésicas.[87] Assim, a principal indicação dos coxibes recai sobre os pacientes com risco de sangramento gastrointestinal.[2] Por outro lado, os coxibes podem aumentar a incidência de eventos cardiovasculares, especialmente quando utilizados por períodos prolongados.[2,89,90] Os efeitos adversos cardiovasculares fizeram com que a Anvisa retirasse do mercado alguns coxibes comprovadamente prejudiciais à saúde cardíaca. Atualmente estão disponíveis para venda o etoricoxibe, celecoxibe, além da nimesulida e meloxicam, também considerados inibidores seletivos da COX-2.[91,92]

Estudos prévios[93,94] revelaram que o efeito analgésico de uma dose de celecoxibe (200 mg) para dor dentária pós-operatória foi semelhante ao efeito da aspirina (650 mg), porém inferior ao do ibuprofeno (400 mg) e do naproxeno (550 mg). O etoricoxibe apresentou eficácia analgésica semelhante à do naproxeno e à do ibuprofeno e índice de analgesia maior que a associação de codeína e paracetamol.[95] Por outro lado, a literatura relata não haver diferença no efeito analgésico entre coxibes e os AINE tradicionais.[2,87]

Uma vez que ambas as isoformas da COX (COX-1 e COX-2) são expressas constitutivamente nos rins, o mecanismo de ação dos coxibes acaba interferindo na manutenção da função renal, de modo semelhante aos AINE tradicionais. A inibição da COX-2 pode alterar o fluxo sanguíneo renal, a formação da urina e a homeostase de sal e água, resultando em hipertensão.[96]

O uso de inibidores seletivos da COX-2 é contraindicado a pacientes usuários de anticoagulante. A interação medicamentosa entre coxibes e anticoagulantes orais incide em maior possibilidade de ocorrer hemorragia.[97]

Deve-se ressaltar que a prescrição de coxibes preferencialmente visando a proteção gastrointestinal deve ser avaliada em relação ao período do tratamento. As drogas analgésicas geralmente são administradas por 2-3 dias. Nesse curto período, a possibilidade de desenvolver complicações gastrointestinais com o uso de AINE tradicionais é bastante baixa. Assim, a indicação dos coxibes seria mais apropriada às dores crônicas que requerem medicação de longo prazo, como os casos de distúrbios temporomandibulares e dor orofacial crônica.[87]

QUADRO 7 Protocolo terapêutico para os coxibes em adulto

Medicação	Dosagem	Indicação
Celecoxibe (cápsula)	200 mg a cada 12 h, por 3 dias	Dor moderada a severa
Etoricoxibe (comprimido)	90 mg a cada 24 h, por 3 dias	
Nimesulida (comprimido)	100 mg a cada 12 h, por 3 dias	
Meloxicam (comprimido)	15 mg a cada 24 h, por 3 dias	

ANTI-INFLAMATÓRIOS ESTEROIDES (CORTICOSTEROIDES)

Na área da saúde os corticosteroides são comumente prescritos para uma variedade de situações. Embora exibam diversas indicações terapêuticas, os corticosteroides, infelizmente, são conhecidos pelos seus efeitos adversos e toxicidade, dependendo da dosagem e duração do tratamento.[98] São considerados os anti-inflamatórios mais potentes. Agem inibindo as manifestações iniciais, bem como as tardias, da inflamação, por meio da ação inibitória da enzima fosfolipase A2 e controle da migração de neutrófilos.[2,99] Na odontologia o uso de corticosteroides está direcionado para o controle do processo inflamatório,[100] porém sua aplicação limita-se a algumas situações específicas.[101] Sua principal indicação destina-se ao pré-operatório de procedimentos cirúrgicos com o objetivo de diminuir a atividade de células inflamatórias e eventos vasculares. No entanto, os corticosteroides têm a capacidade de reduzir a disponibilidade de ácido aracdônico e consequente síntese de COX-2 e 5-lipo-oxigenase, inibindo a dilatação vascular e diminuindo a transudação de fluidos, prevenindo a hiperalgesia e promovendo o controle do edema inflamatório.[2,102] Para essa finalidade os fármacos de escolha são a dexametasona ou a betametasona, que são de longa duração e geralmente administrados em dose única ou, ainda, por tempo bastante reduzido. Nessas condições de uso não produzem efeitos adversos clinicamente significantes, além de não interferirem no mecanismo da hemostasia.[2]

Uma revisão sistemática e metanálise[102] envolvendo 1.223 estudos mostrou que o uso de corticosteroides foi bastante eficiente no controle da dor pós-operatória e do trismo decorrente da extração de terceiros molares impactados. Os estudos que utilizaram a dexametasona demonstraram resultados significantemente melhores em comparação ao placebo. Estudos adicionais[103,104] relataram resultados favoráveis dos corticosteroides no controle do edema inflamatório pós-extrações dentárias. Nesse contexto, a betametasona mostrou-se eficaz, decorridas 24 horas da cirurgia.[105]

Os corticosteroides são considerados seguros para gestantes ou lactantes, pacientes hipertensos, diabéticos, nefropatas ou hepatopatas, desde que controlados. Estão contraindicados aos portadores de doenças fúngicas sistêmicas, doenças psicóticas, herpes simples ocular, tuberculose ativa ou, ainda, para aqueles que apresentam história de alergia ao princípio ativo da droga.[2,48]

QUADRO 8 Protocolo terapêutico para corticosteroides em adultos

Medicação	Dosagem	Indicação
Dexametasona (comprimidos)	4 mg a cada 24 h, por 2-3 dias	Dor moderada a severa
Betametasona (comprimido)	2 mg de 12/12 h, por 2-3 dias	

TERAPÊUTICA MEDICAMENTOSA EM GESTANTES

Durante a fase da gravidez ocorrem diversas alterações fisiológicas e físicas, além daquelas observadas nas funções cardiovasculares, respiratórias, sistemas gastrointestinal, renal e hematológico. A farmacocinética dos medicamentos administrados na gravidez pode ser influenciada por essas alterações. Além disso, a seleção da medicação deve ser bem criteriosa, tendo em vista os potenciais efeitos teratogênicos de certos medicamentos.[106] No geral, presume-se que todas as drogas podem atravessar a barreira placentária.[107] Durante o primeiro trimestre da gravidez o feto é mais suscetível à teratogênese. Assim, nesse período deve-se evitar a administração de medicamentos, embora nem sempre seja possível.[106]

No sentido de orientar os profissionais da área da saúde a Food and Drug Administration (FDA) classificou os medicamentos com os níveis de riscos que os fármacos apresentam para a saúde fetal:[107,108]

Categoria A: são medicamentos seguros para serem administrados durante a gravidez, visto que nenhum efeito adverso foi observado em humanos.

Categoria B: os estudos de reprodução animal não demonstraram risco fetal, mas não existem estudos controlados em mulheres grávidas.

Categoria C: efeitos adversos no feto foram demonstrados em alguns estudos em animais, mas não existem estudos adequados e bem controlados em humanos. Nesta categoria, os medicamentos ainda podem ser usados se os benefícios superarem os riscos.

Categoria D: os medicamentos dessa categoria devem ser evitados, visto que estudos demonstraram efeitos teratogênicos evidentes em humanos.

Categoria X: medicamentos contraindicados para gestantes. Estudos em humanos ou animais demonstraram anormalidades e riscos ao feto.

Com base nessa classificação, será discutida aqui a indicação de alguns medicamentos geralmente recomendados para a administração em gestantes.

Evidentemente os anestésicos locais são os fármacos utilizados com mais frequência na clínica diária, sobretudo nos casos de urgências. Os anestésicos locais com vasoconstritores adrenérgicos são considerados seguros para o uso em gestantes. A lidocaína 2% com epinefrina (1:100.000) está classificada na categoria B, segundo a FDA, e pode ser considerada o anestésico mais seguro para esses casos.[109] Articaína, mepivacaína e bupivacaína constam da categoria C, sendo opções menos recomendadas. No Brasil, a prilocaína está associada ao octapressin (felipressina), não sendo indicada para gestantes pelo risco de promover contrações uterina.

O analgésico mais comumente indicado para gestantes é o paracetamol, classificado na categoria B da FDA. É considerado o analgésico mais seguro para o uso durante a gravidez por não estar associado a qualquer efeito teratogênico. No entanto, alguns estudos associaram a utilização de paracetamol na gestação ao aumento do risco futuro de transtorno de déficit de atenção e hiperatividade no recém-nascido.[110,111] A FDA esclarece que o peso da evidência é inconclusivo[108] e, portanto, desde que respeitada a dose máxima diária de 4 g/dia, o paracetamol é considerado seguro para pacientes grávidas.[107,110,112]

A administração de anti-inflamatórios para gestantes é sempre motivo de bastante preocupação. Esse grupo de medicamentos, quando administrado no terceiro trimestre de gravidez, pode prolongar a gestação por meio de contrações ineficazes durante o trabalho de parto. Há ainda a possibilidade de ocorrer o fechamento prematuro do canal arterial do feto, além do risco de hemorragia durante o parto.[113-115] Há relato de que o uso de anti-inflamatórios está associado a um aumento na incidência de aborto espontâneo, principalmente quando prescrito durante o primeiro trimestre.[116]

Anti-inflamatórios como o ibuprofeno e o naproxeno são em geral prescritos na odontologia, tendo em vista a eficácia analgésica[21] e menores efeitos cardiovasculares,[84] respectivamente. Embora o uso desses medicamentos em odontologia seja vantajoso, sua aplicação na gravidez requer cuidados.[107] O ibuprofeno está classificado na categoria B quando administrado no primeiro e no segundo trimestres de gravidez. No entanto, seu uso no terceiro trimestre é considerado categoria D e, portanto, não deve ser prescrito durante esse período.[106] Casos nos quais a dor de intensidade moderada a intensa não é controlada com paracetamol ou AINE (primeiro e segundo trimestres), os analgésicos opioides são uma alternativa viável. Dentre eles a oxicodona, classificada na categoria B, é a mais segura.[106] A codeína, em geral associada ao paracetamol, quando administrada preferencialmente no segundo ou terceiro trimestres e por curto período de tempo, é uma alternativa a ser considerada.[107,112]

No geral, os antimicrobianos utilizados na odontologia apresentam certa segurança para uso em gestantes. A amoxicilina é a primeira escolha para as infecções leves e moderadas em pacientes não alérgicos à medicação.[117-120] Esse medicamento está classificado na categoria B, podendo, portanto, ser prescrito com segurança. Casos de hipersensibilidade ao fármaco podem ser tratados com a administração de clindamicina (categoria B). O uso de tetraciclina (categoria D) está contraindicado para todo o período da gestação.[109,115]

O metronidazol, antimicrobiano frequentemente utilizado no tratamento da doença periodontal, está classificado na categoria B da FDA. No entanto, alguns estudos associaram o uso dessa medicação ao risco aumentado de parto prematuro, teratogênese e danos ao feto.[121,122] Por outro lado, outros pesquisadores contradizem esses achados.[123,124] De qualquer forma, é sempre prudente que durante o atendimento de gestantes haja o diálogo com o médico responsável no sentido de conduzir à terapêutica medicamentosa mais adequada e segura.

No Quadro 9 podem ser observadas algumas das medicações utilizadas na odontologia com a respectiva categoria, conforme o risco à saúde fetal e de acordo com a classificação da FDA.[106,107,109,112,115]

QUADRO 9 Medicação para gestantes de acordo com a categoria e segurança de uso

Medicação	Categoria	Segurança para gestantes
Anestésico local		
Lidocaína	B	Sim
Articaína	C	Sim
Bupivacaína	C	Sim
Mepivacaína	C	Sim
Analgésicos/anti-inflamatórios		
Paracetamol	B	Sim
Aspirina	C/D	Não utilizar no 3° trimestre
Ibuprofeno	B/D	Não utilizar no 3° trimestre

(continua)

QUADRO 9 Medicação para gestantes de acordo com a categoria e segurança de uso (*continuação*)

Medicação	Categoria	Segurança para gestantes
Naproxeno	B/D	Não utilizar no 3° trimestre
Cetoprofeno	B/D	Não utilizar no 3° trimestre
Cetorolaco	B/D	Não utilizar no 3° trimestre
Oxicodona	B	Sim (dose baixa, curta duração)
Codeína	C	Uso com cautela (dose baixa)
Antimicrobianos		
Amoxicilina	B	Sim
Amoxicilina + ácido clavulânico	B	Sim
Clindamicina	B	Sim
Azitromicina	B	Sim
Metronidazol	B	Uso com cautela
Tetraciclina	D	Não

REFERÊNCIAS

1. Sarkar C, Das B, Baral P. Analgesic use in dentistry in a tertiary hospital in western Nepal. Pharmacoepidemiol Drug Saf. 2004:13(10):729-33.
2. Andrade ED. Prevenção e controle da dor. In: Andrade ED (ed.). Terapêutica medicamentosa em odontologia. 3.ed. São Paulo: Artes Médicas; 2014. p.54-77.
3. Fu JY, Masferrer JL, Seibert K, Raz A, Needleman P. The induction and suppression of prostaglandin H2 synthase (cyclooxygenase) in human monocytes. J Biol Chem. 1990;265(28):16737-40.
4. Chandrasekharan NV, Dai H, Roos KL, Evanson NK, Tomsik J, Elton TS et al. COX-3, a cyclooxygenase-1 variant inhibited by acetaminophen and other analgesic/antipyretic drugs: cloning, structure, and expression. Proc Natl Acad Sci USA. 2002;99(21):13926-31.
5. Pairet M, Engelhardt G. Distinct isoforms (COX-1, COX-2) of cyclooxygenase, possible physiologic and therapeutic implications. Fundam Clin Pharmacol. 1996;10(1):1-17.
6. Hilário MOE, Terreri MT, Len CA. Anti-inflamatórios não hormonais: inibidores da ciclo-oxigenase 2. J Pediatr 2006;82(5):206-12.
7. Vane JR, Botting RM. Mechanism of action of non-steroidal anti-inflammatory drugs. Am J Med. 1998;104(3A):2S-8S.
8. Vane JR, Bakhle YS, Botting RM. Cyclooxygenase 1 and 2. Annu Rev Pharmacol Toxicol. 1998;38:97-120.
9. Simon AM, Manigrasso MB, O'Connor JP. Cyclooxygenase-2 function is essential for bone fracture healing. J Bone Miner Res. 2002;17(6):963-76.
10. Dionne RA, Gordon SM, Dubner R. Relationship of prostaglandin E2 to acute pain and analgesia. J Dent Res 1996;75(spec issue):137.
11. Ferreira SH. A classification of peripheral analgesics based upon their mode of action. In: Sandler M, Collins GM (eds.). Migraine: spectrum of ideas. London: Oxford University;1990. p.59-72.
12. Derry S, Faura C, Edwards J, McQuay HJ, Moore RA. Single dose dipyrone for acute postoperative pain. Cochrane Database Syst Rev. 2013(11):CD003227.
13. Reist L, Erlenwein J, Meissner W, Stammschulte T, Stüber F, Stamer UM. Dipyrone is the preferred nonopioid analgesic for the treatment of acute and chronic pain. A survey of clinical practice in German-speaking countries. Eur J Pain. 2018;22(6):1103-12.
14. Wehling M. Non-steroidal anti-inflammatory drug use in chronic pain conditions with special emphasis on the elderly and patients with relevant comorbidities: Management and mitigation of risks and adverse effects. Eur J Clin Pharmacol. 2014;70(10):1159-72.

15. Fieler M, Eich C, Becke K, Badelt G, Leimkuhler K, Messroghli L et al. Metamizole for postoperative pain therapy in 1177 children: A prospective, multicentre, observational, postauthorisation safety study. Eur J Anaesthesiol. 2015;32(12):839-43.
16. Sumpelmann R, Fieler M, Eich C, Becke K, Badelt G, Leimkuhler K et al. Metamizole for postoperative pain therapy in infants younger than 1 year. Eur J Pediatr Surg. 2016;27(3):269-73.
17. Schulze J, Freitag MH, Glaeske G, Schmiemann G, Hoffmann F. Pain medication in nursing home residents with and without cancer. Most frequently with metamizole. Schmerz. 2015;29(3):276-84.
18. Arrais PSD, Fernandes MEP, Pizzol TSD, Ramos LR, Mengue SS, Luiza VL et al. Prevalência da automedicação no Brasil e fatores associados. Rev. Saúde Pública 2016;50(2):13s.
19. Edwards J, Meseguer F, Faura C, Moore RA, McQuay HJ, Derry S. Single-dose dipyrone for acute postoperative pain. Cochrane Database Syst Rev 2010;9:CD003227.
20. Diogenes AR, Hargreaves KM. Analgésicos em endodontia. In: Lopes HP, Siqueira Júnior JF. Endodontia: biologia e técnica. 3.ed. Rio de Janeiro: Guanabara Koogan; 2015.
21. Derry C, Derry S, Moore RA, McQuay HJ. Single dose oral ibuprofen for acute postoperative pain in adults. Cochrane Database of Syst Rev. 2009(3):CD001548.
22. Vallano A, Aguilera C, Arnau JM, Baños JE, Laporte JR. Management of postoperative pain in abdominal surgery in Spain. A multicenter drug utilization study. Br J Clin Pharmacol. 1999;47(6):667-73.
23. Stammschulte T, Ludwig WD, Muhlbauer B, Bronder E, Gundert-Remy U. Metamizole (dipyrone) -associated agranulocytosis. An analysis of German spontaneous reports 1990–2012. Eur J Clin Pharmacol. 2015;71(9):1129-38.
24. Mathias Lutz MD. Metamizole (dipyrone) and the liver: a review of the literature. The Journal of Clinical Pharmacology 2019;59(11):1433-42.
25. Hedenmalm K, Spigset O. Agranulocytosis and other blood dyscrasias associated with dipyrone (metamizole). Eur J Clin Pharmacol. 2002;58(4):265-74.
26. Merida Rodrigo L, Faus Felipe V, Poveda Gomez F, Garcia Alegria J. Agranulocytosis from metamizole: a potential problem for the British population. Rev Clin Esp. 2009;209(4):176-9.
27. Zukowski M, Kotfis K. Safety of metamizole and paracetamol for acute pain treatment. Anestezjol Intens Ter. 2009;41(3):170-5.
28. Brune K, Renner B, Tiegs G. Acetaminophen/paracetamol: a history of errors, failures and false decisions. Eur J Pain 2015;19(7):953-65.
29. Courtney P, Doherty M. Key questions concerning paracetamol and NSAIDs for osteoarthritis. Ann Rheum Dis. 2002;61(9):767-73.
30. Schwab JM, Schluesener HJ, Meyermann R, Serhan CN. COX3 the enzyme and the concept: steps towards highly specialized pathways and precision therapeutics? Prostaglandins Leukot Essent Fatty Acids. 2003;69(5):339-43.
31. Anderson B. Paracetamol (acetaminophen): mechanisms of action. Paediatr Anaesth. 2008;18(10):915-21.
32. Kerckhove N, Mallet C, François A, Boudes M, Chemin J, Voets T et al. Cav3.2 calcium channels: the key protagonist in the supraspinal effect of paracetamol. Pain 2014;155(4):764-72.
33. Reader A, Nusstein J, Khan A. Controle da dor. In: Hargreaves KM, Berman LH. Cohen. Caminhos da polpa. 11.ed. Rio de Janeiro: Elsevier; 2017.
34. Mattia C, Coluzzi F. What anesthesiologists should know about paracetamol (acetaminophen). Minerva Anestesiol. 2009;75(11):644-53.
35. McBride JT. The association of acetaminophen and asthma prevalence and severity. Pediatrics. 2011;128(6):1181-5.
36. Hinz B, Cheremina O, Brune K. Acetaminophen (paracetamol) is a selective cyclooxygenase-2 inhibitor in man. FASEB J. 2008;22(2):383-90.
37. Chan AT, Manson JE, Albert CM, Chae CU, Rexrode KM. Nonsteroidal antiinflammatory drugs, acetaminophen, and the risk of cardiovascular events. Circulation. 2006;113:1578-87.
38. Rahme E, Barkun A, Nedjar H, Gaugris S, Watson D. Hospitalizations for upper and lower GI events associated with traditional NSAIDs and acetaminophen among the elderly in Quebec, Canada. Am J Gastroenterol. 2008;103(4):872-82.

39. Sudano I, Flammer AJ, Periat D, Enseleit F, Hermann M, Wolfrum M et al. Acetaminophen increases blood pressure in patients with coronary artery disease. Circulation. 2010;122(18):1789-96.
40. Bertolini A, Ferrari A, Ottani A, Guerzoni S, Tacchi R, Leone S. Paracetamol: new vistas of an old drug. CNS Drug Reviews. 2006;12(3-4):250-75.
41. Moore PA, Hersh EV. Combining ibuprofen and acetaminophen for acute pain management after third-molar extractions: translating clinical research to dental practice. JADA. 2013;144(8):898-908.
42. Oreskovic Z, Bicanic G, Hrabac P, Tripkovic B, Delimar D. Treatment of postoperative pain after total hip arthroplasty: comparison between metamizol and paracetamol as adjunctive to opioid analgesics -prospective, double-blind, randomised study. Arch Orthop Trauma Surg. 2014;134(5):631-6.
43. Williams CM, Maher CG, Latimer J, Mclachlan AJ, Hancock MJ, Day RO et al. Efficacy of paracetamol for acute low-back pain: a double-blind, randomised controlled trial. Lancet. 2014;384(9954):1586-96.
44. da Costa BR, Reichenbach S, Keller N, Nartey L, Wandel S, Juni P et al. Effectiveness of non-steroidal anti-inflammatory drugs for the treatment of pain in knee and hip osteoarthritis: a network meta-analysis. Lancet. 2017;390(10090):e21-e33.
45. Toms L, Derry S, Moore RA, McQuay HJ. Single dose oral paracetamol (acetaminophen) with codeine for postoperative pain in adults. Cochrane Database Syst Rev. 2009(1):CD001547.
46. Toms L, McQuay HJ, Derry S, Moore RA. Single dose oral paracetamol (acetaminophen) for postoperative pain in adults. Cochrane Database Syst Rev. 2008(4):CD004602.
47. Clarke R, Derry S, Moore RA, McQuay HJ. Single dose oral etoricoxib for acute postoperative pain in adults. Cochrane Database Syst Rev. 2009(2):CD004309.
48. Armonia PL, Tortamano N. Como prescrever em odontologia. 7.ed. São Paulo: Santos; 2006. p.167.
49. Fuchs FD, Wannmacher L, Ferreira MBC. Farmacologia clínica: fundamentos da terapêutica racional. 3.ed. Rio de Janeiro: Guanabarra Koogan; 2006.
50. Galliard-Grigioni KS, Fehr M, Reinhart WH. Influence of combinations of acetylsalicilic acid, acetaminophen, and diclofenac on platelet aggregation. Eur J Pharmacol. 2008;595(1-3):65-8.
51. Silvanto M, Munsterhjelm E, Savolainen S, Tiainen P, Niemi T, Ylikorkala O et al. Effect of 3 g of intravenous paracetamol on post-operative analgesia, platelet function and liver enzymes in patients undergoing tonsillectomy under local anaesthesia. Acta Anaesthesiol Scand. 2007;51(9):1147-54.
52. Seymour RA, Meechan JG, Blair GS. An investigation into post-operative pain after third molar surgery under local anesthesia. Br J Oral Maxillofac Surg. 1985;23(6):410-8.
53. Derry S, Moore RA, McQuay HJ. Single dose oral codeine, as a single agent, for acute postoperative pain in adults. Cochrane Database Syst Rev. 2010;(4):CD008099.
54. Santini MF, Rosa RA, Ferreira MB, Fischer MI, Souza EM, Só MV. Comparison of two combinations of opioid and non-opioid analgesics for acute periradicular abscess: a randomized clinical trial. J Appl Oral Sci. 2017;25(5):551-8.
55. Lino PA, Sohn W, Singhal A, Martins MAP, Silva MES, Nogueira MH et al. A national study on the use of opioid analgesics in dentistry. Braz Oral Res. 2019;33:e76.
56. Morin KA, Eibl JK, Franklyn AM, Marsh DC. The opioid crisis: past, present and future policy climate in Ontario, Canada. Subst Abuse Treat Prev Policy. 2017;12(1):45.
57. Moore PA, Ziegler KM, Lipman RD, Aminoshariae A, Carrasco-Labra A, Mariotti A. Benefits and harms associated with analgesic medications used in the management of acute dental pain. An overview of systematic reviews. 2018;149(4):256-68.
58. Hargreaves KM, Seltzer S. Pharmacological control of dental pain. In: Hargreaves KM, Goodis E (eds.). Seltzer and Bender's Dental Pulp. Chicago: Quintessence; 2002. p.205-26.
59. Holstein A, Hargreaves KM, Niederman R. Evaluation of NSAID's for treating post-endodontic pain. A systematic review. Endod Top. 2002;3:3-13.
60. Fored MC, Ejerblad E, Lindblad P, Fryzek JP, Dickman PW, Signorello LB et al. Acetaminophen, aspirin, and chronic renal failure. N Engl J Med. 2001;345(25):1801-8.
61. Nagi R, Devi Y, Rakesh N, Reddy SS, Patil DJ. Clinical implications of prescribing nonsteroidal anti -inflammatory drugs in oral health care-a review. Oral Surg Oral Med Oarl Pathol Oral Radiol. 2015;119(3):264-71.

62. Moore PA, Deuben RR. Oral analgesic drug combinations. Dent Clin North Am. 1984;28(3):413-22.
63. Altman RD. A rationale for combining acetaminophen and NSAIDs for mild-to-moderate pain. Clin Exp Rheumatol 2004;22(1):110-7.
64. Hersh EV, Pinto A, Moore PA. Adverse drug interactions involving common prescription and over-the-counter analgesic agents. Clin Ther. 2007;29(11, suppl 1):2477-97.
65. Denisco RC, Kenna GA, O'Neill MG, Kulich RJ, Moore PA, Kane WT et al. Prevention of prescription opioid abuse: the role of the dentist. JADA. 2011(7);142;800-10.
66. Hersh EV, Desjardin PJ, Trummel CL, Cooper SA. Nonopioid analgesics, nonsteroidal anti-inflammatory drugs, and antirheumatic and antigout drugs. In: Yagiela JA, Dowd FJ, Johnson BS, Mariotti AJ, Neidle EA (eds.). Pharmacology and therapeutics for dentistry. 6.ed. St. Louis: Mosby Elsevier; 2011. p.346-8.
67. Moore PA, Nahouraii HS, Zovko JG, Wisniewski SR. Dental therapeutic practice patterns in the U.S, II: analgesics, corticosteroids, and antibiotics. Gen Dent. 2006;54(3):201-7.
68. Hersh EV, Moore PA, Ross GL. Over-the-counter analgesics and antipyretics: a critical assessment. Clin Ther. 2000;22(5):500-48.
69. Moore RA, Derry S, McQuay HJ, Wiffen PJ. Single dose oral analgesics for acute postoperative pain in adults. Cochrane Database Syst Rev. 2011;(9):CD008659.
70. Smith EA, Marshall JG, Selph SS, Barker DR, Sedgley CM. Nonsteroidal anti-inflammatory drugs for managing postoperative endodontic pain in patients who present with preoperative pain: a systematic review and meta-analysis. J Endod. 2017;43(1):7-15.
71. Beaver WT. Combination analgesics. Am J Med. 1984;77(3A):38-53.
72. Hepsö HU, Lökken P, Björnson J, Godal HC. Double-blind crossover study of the effect of acetylsalicylic acid on bleeding and postoperative course after bilateral oral surgery. Eur J Clin Pharmacol. 1976;10(3-4):217-25.
73. Skjelbred P, Album D, Lokken P. Acetylsalicylic acid vs paracetamol: effects on post-operative course. Eur J Clin Pharmacol. 1977;12(4):257-64.
74. Schafer AI. Effects of nonsteroidal anti-inflammatory therapy on platelets. Am J Med. 1999;106(Suppl 5B):25S-36S.
75. Small RE. Diclofenac sodium. Clin Pharm. 1989;8(8):545-58.
76. Breivik EK, Barkvoll P, Skovlund E. Combining diclofenac with acetaminophen or acetaminophen-codeine after oral surgery: a randomized, double-blind single-dose study. Clin Pharmacol Ther. 1999;66(6):625-35.
77. Mason L, Edwards JE, Moore RA, McQuay HJ. Single dose oral naproxen and naproxen sodium for acute postoperative pain (Review). Cochrane Database Sys Rev. 2014;(4):CD004234.
78. Segre EJ. Naproxen sodium (Anaprox): pharmacology, pharmacokinetics and drug interactions. J Reprod Med. 1980;25(4):222-5.
79. BMJ. Non-steroidal anti-inflammatory drugs. In: Mehta, DK (ed.). British National Formulary. v.43. London: British Medical Journal, 2002. p.482.
80. Parfitt K (ed.). Analgesics anti-inflammatory drugs and antipyretics. Martindale, The Complete Drug Reference. V. 32. London: Pharmaceutical Press; 1999. p.61-2.
81. Rasmussen S, Thomsen S, Madsen SN, Rasmussen PJS, Simonsen O. The clinical effect of naproxen sodium after arthroscopy of the knee: a randomized, double-blind, prospective study. Arthroscopy. 1993;9:375-80.
82. Derry C, Derry S, Moore RA, McQuay HJ. Single dose oral naproxen and naproxen sodium for acute postoperative pain in adults. Cochrane Database Syst Rev. 2009;(1):CD004234.
83. Ray WA, Varas-Lorenzo C, Chung CP, Castellsague J, Murray KT, Stein CM et al. Cardiovascular risks of nonsteroidal antiinflammatory drugs in patients after hospitalization for serious coronary heart disease. Circ Cardiovasc Qual Outcomes. 2009;2(3):155-63.
84. Trelle S, Reichenbach S, Wandel S, Hildebrand P, Tschannen B, Villiger PM et al. Cardiovascular safety of non-steroidal anti-inflammatory drugs: network meta-analysis. BMJ. 2011;342:c7086.
85. Angiolillo DJ, Weisman SM. Clinical pharmacology and cardiovascular safety of naproxen. Am J Cardiovasc Drugs. 2017;17(2):97-107.

86. Samad TA, Moore KA, Sapirstein A, Billet S, Allchorne A, Poole S et al. Interleukin-1beta-mediated induction of COX-2 in the CNS contributes to inflammatory pain hypersensitivity. Nature. 2001;410(6827):471-5.
87. Cicconetti A, Bartoli A, Ripari F, Ripari A. Cox-2 selective inhibitors: a literature review of analgesic efficacy and safety in oral-maxillofacial surgery. Oral Surg Oral Med Oral Pathol Oral Radiol Endod. 2004;97(2):139-46.
88. Giercksky KE, Huseby G, Rugstad HE. Epidemiology of NSAID-related gastrointestinal side effects. Scand J Gastroenterol. 1989;163:3-8.
89. Fitzgerald GA. Coxibs and cardiovascular disease. N Engl J Med. 2004;351(17):1709-11.
90. Katzung BG. Farmacologia básica e clínica. Tradução: Carlos Henrique Cosendey et al. 10. ed. Porto Alegre: AMGH; 2010.
91. Warner TD, Ginliano T, Vojnovic I, Bukasa A, Mitchell JA, Vane JR. Nonsteroidal drug selectivities for cyclooxygenase-1 rather than cyclooxygenase-2 are associated with human gastrointestinal toxicity: a full in vitro analysis. Proc Natl Acad Sci USA. 1999;96(13):7563-8.
92. Caiazzo E, Ialenti A, Cicala C. The relatively selective cyclooxygenase-2 inhibitor nimesulide: What's going on? EUR J Pharmacol. 2019;848:105-11.
93. Doyle G, Jayawardena S, Ashraf E, Cooper SA. Efficacy and tolerability of non-prescription ibuprofen versus celecoxib for dental pain. J Clin Pharmacol. 2002;42(8):912-9.
94. Khan AA, Brahim JS, Rowan JS, Dionne RA. In vivo selectivity of a selective cyclooxygenase 2 inhibitor in the oral surgery model. Clin Pharmacol Ther. 2002;72(1):44-9.
95. Cochrane DJ, Jarvis B, Keating GM. Etoricoxib. Drugs 2002;62(18):2637-51.
96. Harris RC Jr. Cyclooxygenase-2 inhibition and renal physiology. Am J Cardiol. 2002;89(6A):10D-7D.
97. Medsafe Editorial Team. Interaction between COX-2 inhibitors and warfarin. Disponível em: http://www.medsafe.govt.nz/Profs/Puarticles/cox2warf.htm. Acessado em: outubro de 2020.
98. Kapugi M, Cunningham J. Corticosteroids. Orthop Nurs. 2019;38(5):336-9.
99. Kim K, Brar P, Jakubowski J, Kaltman S, Lopez E. The use of corticosteroids and nonsteroidal antiinflammatory medication for the management of pain and inflammation after third molar surgery: a review of the literature. Oral Surg Oral Med Oral Pathol Oral Radiol Endod 2009;107(5):630-40.
100. Ong CK, Lirk P, Seymour RA, Jenkins BJ. The efficacy of preemptive analgesia for acute postoperative pain management: a meta-analysis. Anesth Analg. 2005;100(3):757-73.
101. Hargreaves K, Abbott PV. Drugs for pain management in dentistry. Aust Dent J. 2005;50(4 suppl 2):S14-22.
102. Almeida RAC, Lemos CAA, de Moraes SLD, Pellizzer EP, Vasconcelos BC. Efficacy of corticosteroids versus placebo in impacted third molar surgery: systematic review and meta-analysis of randomized controlled trials. Int J Oral Maxillofac Surg. 2019;48(1):118-31.
103. Ilhan O, Agacayak KS, Gulsun B, Koparal M, Gunes N. A comparison of the effects of methylprednisolone and tenoxicam on pain, edema, and trismus after impacted lower third molar extraction. Med Sci Monit. 2014;20:147-52.
104. Prashar DV, Pahwa D, Kalia V, Jindal G, Kaur R. A comparative evaluation of the effect of diclofenac sodium with and without per-orally administered methylprednisolone on the sequelae of impacted mandibular third molar removal: a cohort randomized doubleblind clinical trial. Indian J Dent. 2016;7(1):11-6.
105. Chopra D, Rehan HS, Mehra P, Kakkar AK. A randomized, double-blind, placebo-controlled study comparing the efficacy and safety of paracetamol, serratiopeptidase, ibuprofen and betamethasone using the dental impaction pain model. Int J Oral Maxillofac Surg. 2009;38(4):350-5.
106. Ouanounou A, Haas DA. Drug therapy during pregnancy: implications for dental practice. Br Dent J. 2016;220(8):413-7.
107. Haas DA, Pynn BR, Sands TD. Drug use for the pregnant or lactating patient. Gen Dent. 2000;48(1):54-60.
108. US Food and Drug Administration. Drug safety and availability. Disponível em: https://www.fda.gov/Drugs/DrugSafety/default.htm; acessado em: outubro 2020.

109. Giglio JA, Lanni SM, Laskin DM, Giglio NW. Oral health care for the pregnant patient. Todays FDA. 2011;23(5):47-53.
110. Brandlistuen R E, Ystrom E, Nulman I, Koren G, Nordeng H. Prenatal paracetamol exposure and child neurodevelopment: a sibling-controlled cohort study. Int J Epidemiol. 2013;42(6):1702-13.
111. Liew Z, Ritz B, Rebordosa C, Lee PC, Olsen j. Acetaminophen use during pregnancy, behavioral problems, and hyperkinetic disorders. JAMA Pediatr. 2014;168(4):313-20.
112. Donaldson M, Goodchild JH. Pregnancy, breast-feeding and drugs used in dentistry. JADA. 2012;143(8):858-71.
113. Collins E, Turner G. Maternal effects of regularly salicylate ingestion in pregnancy. Lancet. 1975;2(7930):335-7.
114. Stuart MJ. Aspirin and maternal or neonatal haemostasis. N Eng J Med. 1983;308:281-2.
115. Cengiz SB. The pregnant patient: considerations for dental management and drug use. Quintessence Int. 2007;38(3):e133-42.
116. Li DK, Liu L, Odouli R. Exposure to non-steroidal anti-inflammatory drugs during pregnancy and risk of miscarriage: population based cohort study. BMJ. 2003;327(7411):368.
117. Dailey YM, Martin MV. Are antibiotics being used appropriately for emergency dental treatment? Br Dent J. 2001;191(7):391-3.
118. Salako NO, Rotimi VO, Adib SM, Al-Mutawa S. Pattern of antibiotic prescription in the management of oral diseases among dentists in Kuwait. J Dent. 2004;32(5):503-9.
119. Chate RA, White S, Hale LRO, Howat AP, Bottomley J, Barnet-Lamb J et al. The impact of clinical audit on antibiotic prescribing in general dental practice. Br Dent J. 2006;201(10):635-41.
120. Mainjot A, D'Hoore W, Vanheusden A, Van Nieuwenhuysen JP. Antibiotic prescribing in dental practice in Belgium. Int Endod J. 2009;42(12):1112-7.
121. Greenberg F. Possible metronidazole teratogenicity and clefting. Am J Med Genet. 1985;22(4):825.
122. Andrews WW, Sibai BM, Thom EA, Dudley D, Ernest JM, McNellis D et al. Randomized clinical trial of metronidazole plus erythromycin to prevent spontaneous preterm delivery in fetal fibronectinpositive women. National Institute of Child Health & Human Development Maternal-Foetal Medicine Units Network. Obstet Gynecol. 2003;101(5 pt 1):847-55.
123. Burtin P, Taddio A, Ariburnu O, Einarson T R, Koren G. Safety of metronidazole in pregnancy: a meta-analysis. Am J Obstet Gynecol. 1995;172(2 pt 1):525-9.
124. Koss CA, Baras DC, Lane SD, Aubry R, Marcus M, Markowitz LE et al. Investigation of metronidazole use during pregnancy and adverse birth outcomes. Anti Agen Chemothe. 2012;56(9):4800-5.

Índice remissivo